全国中等卫生职业教育规划教材

供护理、助产及其他医学相关专业使用

妇产科护理

（修订版）

主　编　王春先　刘胜霞

副主编　张建红　梁　静　韩桂芬

编　者　（以姓氏笔画为序）

王小雪　江苏省宿迁卫生中等专业学校

王春先　新疆伊宁卫生学校

尹　霞　包头医学院职业技术学院

刘胜霞　郑州市卫生学校

杨　丽　淄博职业学院护理学院

杨　洋　桐乡市卫生学校

吴　芳　南昌市卫生学校

张英艳　齐齐哈尔医学院

张建红　首都医科大学附属卫生学校

常　燕　西安市卫生学校

梁　静　新乡卫生学校

韩桂芬　黑河市卫生学校

科学出版社

北　京

内 容 简 介

本书内容充分考虑护理专业特点,以护理程序为主线,进行护理评估,做出护理诊断,制定护理措施,并强调健康指导和心理护理;充分考虑当前护士执业资格考试的要求以及中专生的学习特点,在章节前设有学习要点,重点章节前设置病例导入,内容中设有重点提示,配套光盘中涵盖了教学大纲、与教材配套的习题和课件,便于学生自学及复习。全书课程分为理论学习和毕业实习两个阶段。在理论学习过程中强调理论联系实际,注重职业素质、实践能力和执业行为规范的培养,使学生的知识结构与临床工作要求相适应。全书按照 72 学时编写,其中理论 54 学时,实践 18 学时。

本书供全国中等卫生职业学院护理、助产及其他医学相关专业使用。

图书在版编目(CIP)数据

妇产科护理/王春先,刘胜霞主编.—修订本.—北京:科学出版社,2016
全国中等卫生职业教育规划教材
ISBN 978-7-03-048647-9

Ⅰ.妇… Ⅱ.①王…②刘… Ⅲ.妇产科学-护理学-中等专业学校-教材 Ⅳ.R473.71

中国版本图书馆 CIP 数据核字(2016)第 127591 号

责任编辑:郝文娜 杨小玲/责任校对:赵桂芬
责任印制:赵 博/封面设计:黄华斌

科 学 出 版 社 出版
北京东黄城根北街 16 号
邮政编码:100717
http://www.sciencep.com

保定市中画美凯印刷有限公司 印刷
科学出版社发行 各地新华书店经销

*

2016 年 6 月第 一 版 开本:787×1092 1/16
2016 年 6 月第一次印刷 印张:14 1/2
字数:340 000

定价:29.00 元
(如有印装质量问题,我社负责调换)

全国中等卫生职业教育规划教材
编审委员会
（修订版）

全国中等卫生职业教育规划教材

教 材 目 录

（修订版）

全国中等卫生职业教育规划教材
修 订 说 明

　　《全国中等卫生职业教育规划教材(护理、助产专业)》在编委会的组织下,在全国各个卫生职业院校的支持下,从2009年发行至今,已经走过了8个不平凡的春秋。在8年的教学实践中,教材作为传播知识的有效载体,遵照其实用性、针对性和先进性的创新编写宗旨,落实了《国务院关于大力发展职业教育的决定》精神,贯彻了《护士条例》,受到了卫生职业院校及学生的赞誉和厚爱,实现了编写精品教材的目的。

　　这次修订再版是在前两版的基础上进行的。编委会全面审视前两版教材后,讨论制定了一系列相关的修订方针。

　　1. 修订的指导思想　实践卫生职业教育改革与创新,突出职业教育特点,紧贴护理、助产专业,有利于执业资格获取和就业市场。在教学方法上,提倡自主和网络互动学习,引导和鼓励学生亲身经历和体验。

　　2. 修订的基本思路　首先,调整知识体系与教学内容,使基础课更侧重于对专业课知识点的支持、利于知识扩展和学生继续学习的需要,专业课则紧贴护理、助产专业的岗位需求、职业考试的导向;其次,纠正前两版教材在教学实践中发现的问题;最后,调整教学内容的呈现方式,根据年龄特点、接受知识的能力和学习兴趣,注意纸质、电子、网络的结合,文字、图像、动画和视频的结合。

　　3. 修订的基本原则　继续保持前两版教材内容的稳定性和知识结构的连续性,同时对部分内容进行修订和补充,避免教材之间出现重复及知识的栅架现象。修订重点放在四个方面:①根据近几年新颁布的卫生法规和卫生事业发展规划及人民健康标准,补充学科的新知识、新理论等内容;②根据卫生技术应用型人才今后的发展方向,人才市场需求标准,结合执业考试大纲要求增补针对性、实用性内容;③根据近几年的使用中读者的建议,修正、完善学科内容,保持其先进性;④根据学生的年龄和认知能力及态度,进一步创新编写形式和内容呈现方式,以更有效地服务于教学。

　　现在,经过全体编者的努力,新版教材正式出版了。教材共涉及33门课程,可供护理、助产及其他相关医学类专业的教学和执业考试选用,从2016年秋季开始向全国卫生职业院校供应。修订的教材面目一新,具有以下创新特色。

1. 编写形式创新　在保留"重点提示,适时点拨"的同时,增加了对重要知识点/考点的强化和提醒。对内容中所有重要的知识点/考点均做了统一提取,标列在相关数字化辅助教材中以引起学生重视,帮助学生拓展、加固所学的课程知识。原有的"讨论与思考"栏目也根据历年护士执业考试知识点的出现频度和教学要求做了重新设计,写出了许多思考性强的问题,以促进学生理论联系实际和提高独立思考的能力。

2. 内容呈现方式创新　为方便学生自学和网络交互学习,也为今后方便开展慕课、微课等学习,除了纸质教材外,本版教材创新性提供了手机版 APP 数字化辅助教材和网络教学资源。其中网络教学资源是通过网站形式提供教学大纲和学时分配以及讲课所需的 PPT 课件(包含图表、影像等),手机版数字化教辅则通过扫描二维码下载 APP,帮助学生复习各章节的知识点/考点,并收集了大量针对性强的各类练习题(每章不低于 10 题,每考点 1~5 题,选择题占 60% 以上,专业考试科目中的案例题不低于 30%,并有一定数量的综合题),还有根据历年护士执业考试调研后组成的模拟试卷等,极大地提高了教材内涵,丰富了学习实践活动。

我们希望通过本次修订使新版教材更上一层楼,不仅继承发扬该套教材的针对性、实用性和先进性,而且确保其能够真正成为医学教材中的精品,为卫生职教的教学改革和人才培养做出应有的贡献。

本套教材第 1 版和第 2 版由军队的医学专业出版社出版。为了配合当前实际情况,使教材不间断地向各地方院校供应,根据编委会的要求,修订版由科学出版社出版,以便为各相关地方院校做好持续的出版服务。

感谢本系列教材修订中全国各卫生职业院校的大力支持和付出,希望各院校在使用过程中继续总结经验,使教材不断得到完善和提高,打造真正的精品,更好地服务于学生。

编委会
2016 年 6 月

修订版前言

为适应现代护理学发展的需要，以最新教学大纲为基准，结合院校改革成果，在《妇产科护理》前两版基础上编写了此教材。教材编写坚持"必需为准、够用为度""就业为导向、能力为本位"等基本原则，结合岗位需求对教学内容进行优化创新，提高教材的实用性和可读性，体现了中等卫生职业教育教材的鲜明特色。

《妇产科护理》是研究妇女一生中不同时期生殖系统的生理和病理变化，提供相应身体护理和心理护理的一门学科，是临床护理的主干课程之一。其内容包括女性生殖系统解剖和生理、孕产妇的护理、妇科疾病患者的护理、计划生育指导和妇女保健，目的是确保妇女在整个生命周期的不同生理阶段的健康、安全和幸福，保证胎儿、新生儿的生存及健康成长。在教材的编写上，我们充分考虑了学生学习特点和临床工作的需要；在内容设计上，充分考虑了护理专业特点，以护理程序为主线，进行护理评估，做出护理诊断，制定护理措施，并强调健康指导和心理护理，将护理程序中的护理目标和评价部分删去，避免了内容冗余，便于学生融会贯通地理解和掌握护理知识。

妇产科护理课程分为理论学习和毕业实习两个阶段。在理论学习过程中强调理论联系实际，注重职业素质、实践能力和执业行为规范的培养，使学生的知识结构与临床工作要求相适应。本教材按照72学时编写，其中理论54学时，实践18学时。在教材编写过程中，我们参鉴相关教材的特点，充分考虑当前护士执业资格考试的要求及中专生的学习特点，在章节前设有学习要点，重点章节前设置病例导入，内容中设有重点提示，同时提供了数字化教辅资料，其中教学大纲和PPT课件收入出版社网站，可供下载参考；另有手机版APP，可扫描二维码进入，内容配套的考点提示、习题和模拟试卷，便于学生自学及复习。

本教材在编写过程中，参阅了许多同行的经验和成果，在全体参编人员的共同努力下完成了编写任务，各参编学校给予了大力支持，在此一并表示诚挚的谢意。由于时间紧迫，在本书内容与编排上的疏漏及不当之处，敬请专家和读者批评指正。

编　者

2016 年 6 月

目　录

第 1 章

绪　论

学习要点
1. 妇产科护理的学习内容和方法。
2. 妇产科护理人员应具备的基本素质。

一、妇产科护理的历史和发展趋向

妇产科护理最早源于产科护理,公元前 1500 年古埃及就有关于妇产科学的专论,记录了古埃及民间对缓解产科阵痛的处理,胎儿性别的判断及妊娠诊断方法,也有对分娩、流产、一些妇科疾病的描述。公元前 1300~1200 年,我国的甲骨文中就有王妃分娩时染疾的记载,此为我国关于妇产科疾病的最早记录。中医古典巨著《黄帝内经·素问》里有对女子成长、发育、月经疾病、妊娠的诊断及相关疾病治疗的认识和解释。晋朝太医王叔和(公元 210~285 年)所著《脉经》有不少关于妇科疾病病因和诊断的描述。隋朝巢元方著《诸病源候论》对妇人杂病、妊娠病、产病、难产及产后病等病因病理做了进一步解释。唐代孙思邈(公元 581~682 年)《千金要方》对种子、恶阻、养胎、妊娠等疾病的治疗、临产注意事项、产后护理及崩漏诸症都有详尽的分析和论述。唐朝昝殷(公元 8 世纪中叶)著《经效产宝》为我国现存最早的一部中医妇产科专著,产科和内科从此分立,至宋朝嘉祐年间(公元 1060 年)产科正式确立为独立学科,为当时规定的九科之一。从宋朝到清朝的大约 1000 年间,随着中医学的发展,妇产科学也发展到一定规模,期间不乏妇产科专著,尤以宋代陈子明的《妇人大全良方》和清代乾隆御纂的《医宗金鉴·妇科心法要诀》的内容系统、详尽,反映了当时中医妇产科学的发展水平。

现代医学模式的转变和社会发展过程使人们对生育、健康及医疗保健的需求发生了变化,妇产科护理也从"护理疾病"向保障人类健康的整体化护理转变,妇产科护理的工作场所也由医院扩大到家庭、社区,工作内容由被动地执行医嘱扩大到提供整体化护理。"以家庭为中心的产科护理"代表了妇产科护理的发展趋势。"爱婴医院""导乐陪伴分娩"以及开展纯母乳喂养活动中的"母婴同室",是实现"以家庭为中心的产科护理"的具体表现。妊娠是妇女生命过程中一个特殊生理阶段,正常的孕产妇应该摆脱"患者"的角色,承担相应的自我护理活动。

二、妇产科护理的学习目的和方法

通过本课程的学习,明确妇女妊娠、分娩、产后的正常过程并提供相应的护理。在此基础上学习异常过程及患病妇女的护理、计划生育和妇女保健指导,突出"以人的健康为中心"的护理宗旨,学会在临床实践中正确运用护理程序的科学方法管理妇产科患者,充分发挥主观能动性,结合护理对象的实际情况,制订相应的护理计划。

妇产科护理教学以学生职业能力培养为重点,重视学生在校学习和实际工作的一致性,教师可采用不同教学方法及合理教学评价达到教学目标。学生在学习中应注意理论知识的积累和实践的锻炼,对课堂中教师展示的教学案例进行深入分析,提出护理问题及护理措施,建构其对妇产科护理核心内容的理解和把握;在技能型人才培养的要求下,学生根据相应的职业情境,积极参与角色扮演、情景模拟、角色互换,开展护理评估、健康指导等,锻炼临床操作能力,建立爱伤观念,培养其根据不同人群、不同需要灵活应用的护理技术,加强对妇产科护理内容的理解。

三、学习目标

1. **知识目标** 掌握运用护理程序的工作方法满足妇产科护理对象各项需求的护理知识,熟练运用所学知识为护理对象实施病情观察、护患沟通、健康指导及心理护理,履行护理人员"促进健康、预防疾病、恢复健康和减轻痛苦"的重要职责。

2. **技能目标** 掌握妇产科护理学的基本技能,运用护理程序为不同健康需求的妇女提供妇产科的专业护理;能运用有效沟通技术促进护患关系,加强医护合作、护护合作。在实践中学会学习、主动学习,并将所学知识和技能灵活地运用于临床护理实践。

3. **职业素质目标** 培养良好的心理素质和人际沟通能力。培养热爱护理专业、不断进取、刻苦学习的精神,具有坚定的职业信仰,良好的职业道德和珍爱生命的职业情感。通过实践操作,培养严谨求实、一丝不苟的工作态度,养成正确的护理行为意识。

讨论与思考

1. 通过学习,谈谈你对妇产科护理的认识。

2. 妇产科护理人员应具备哪些基本素质?

（王春先）

第 2 章

女性生殖系统解剖和生理

学习要点

1. 女性内、外生殖器解剖结构与功能,内生殖器的邻近器官。
2. 骨盆的组成及分界,骨盆平面及径线。
3. 卵巢周期性变化及卵巢功能。
4. 子宫内膜周期性变化及月经的临床表现。

第一节 女性生殖系统解剖

女性生殖系统包括内、外生殖器官与邻近器官。骨盆为生殖器官所在,且与分娩有密切的关系。

一、外 生 殖 器

(一)范围

女性外生殖器又称外阴,系指耻骨联合到会阴和两股内侧之间的组织(图 2-1)。

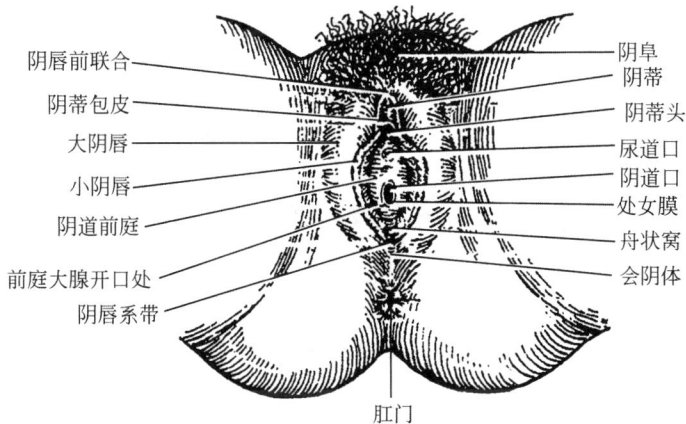

左侧标注(从上到下):阴唇前联合、阴蒂包皮、大阴唇、小阴唇、阴道前庭、前庭大腺开口处、阴唇系带

右侧标注(从上到下):阴阜、阴蒂、阴蒂头、尿道口、阴道口、处女膜、舟状窝、会阴体

底部标注:肛门

图 2-1 女性外生殖器官

(二)组成

1. 阴阜 指耻骨联合前面隆起的脂肪垫。青春期开始生长阴毛(女性第二性征之一)。

2. 大阴唇 指两股内侧一对隆起的皮肤皱襞,起自阴阜,止于会阴。外侧面皮层内有皮脂腺和汗腺,青春期长出阴毛;内侧面皮肤湿润,似黏膜。大阴唇皮下含大量脂肪,有丰富的静脉丛,损伤后易形成血肿。未婚妇女的两侧大阴唇自然合拢,遮盖阴道口及尿道口;分娩后两侧大阴唇分开;绝经后呈萎缩状,阴毛稀少。

3. 小阴唇 位于大阴唇内侧的一对皮肤皱襞,富含神经末梢,较为敏感。

4. 阴蒂 位于小阴唇顶端的联合处,为海绵体组织,富含神经末梢,极敏感,能勃起。

5. 阴道前庭 两侧小阴唇间的菱形区,前为阴蒂,后为阴唇系带。在此区域内,前部有尿道口,后有阴道口,阴道口覆盖有一层薄膜为处女膜,中间有一小孔,月经血由此流出。处女膜口未婚者呈圆形,初次性交时破裂有少量出血,产后仅留处女膜痕。在大阴唇后下方有一对黄豆大小的腺体,为前庭大腺,又称巴氏腺,性兴奋时分泌黏液润滑阴道口,感染时可形成囊肿或脓肿。

重点提示

①大阴唇皮下脂肪内含丰富血管,当局部受伤时,易形成阴唇血肿。②前庭大腺位于大阴唇的后方,性兴奋时,分泌黄白色黏液润滑阴道口,易感染,可形成囊肿或脓肿。

二、内生殖器

女性内生殖器由阴道、子宫、输卵管及卵巢组成,后二者称子宫附件(图2-2)。

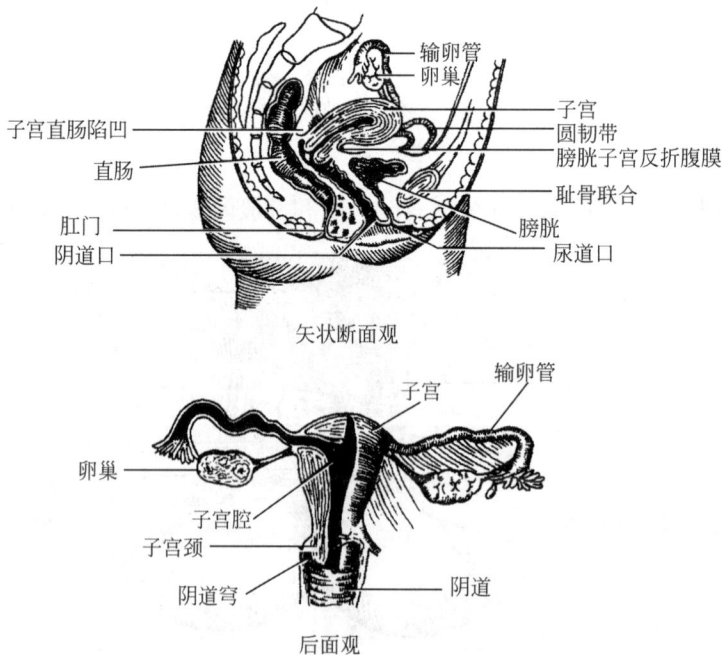

矢状断面观

后面观

图2-2 女性内生殖器

(一)阴道

1. 功能　为性交器官、月经血排出与胎儿娩出的通道。

2. 解剖结构　位于膀胱、尿道和直肠之间。上宽下窄,下端开口于阴道前庭,上端环绕子宫颈形成前、后、左、右阴道穹隆,其中后穹隆最深,与直肠子宫陷凹紧密相邻,为盆腔最低部位,若有盆腔积液或积血时,临床上可经此处穿刺或引流。

3. 组织学结构　阴道壁由黏膜、肌层、弹性纤维组成,有很多横纹皱襞,故有较大伸展性。阴道壁因富有静脉丛,故局部受损伤易出血或形成血肿,阴道黏膜受性激素影响有周期性变化。阴道黏膜为复层鳞状上皮。幼女及绝经后妇女的阴道黏膜上皮甚薄,皱襞少,伸展性小,容易损伤并感染。

(二)子宫

1. 功能　产生月经;精子到达输卵管的通道;孕卵着床发育的场所;分娩时子宫收缩将胎儿及其附属物娩出。

2. 解剖结构　位于盆腔中央,站立时呈前倾前屈位,呈倒置的扁梨形。成年妇女子宫长 7~8cm,宽 4~5cm,厚 2~3cm,重 50~70g,宫腔容积约 5ml。子宫上部较宽称宫体,上端隆突部为宫底,宫底两侧为宫角与输卵管相通。子宫腔为上宽下窄的倒三角形。子宫体与宫颈之间最狭窄的部分为子宫峡部,在非妊娠期长约 1cm。子宫下部较窄称宫颈,宫颈内腔称宫颈管,成年妇女长 2.5~3.0cm,其下端称宫颈外口,开口于阴道(图 2-3)。未产妇的宫颈外口呈圆形;经产妇的宫颈外口受分娩影响分为前唇和后唇,形成横裂状。子宫直肠陷凹为盆腔最低部位,临床上经后穹隆穿刺可判断盆腔积液或积血的性质。

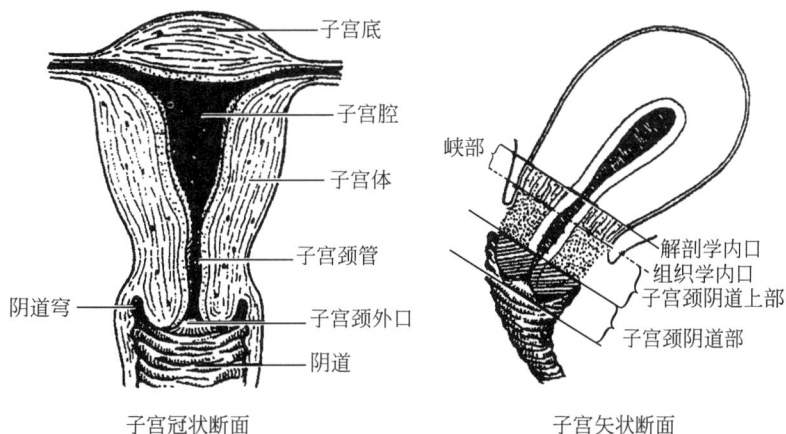

图 2-3　子宫各部位

3. 组织学结构

(1)子宫体:宫体壁分 3 层,从外向内由浆膜层、肌层、黏膜层构成。浆膜为覆盖宫体底部及子宫前后面的腹膜。肌层由平滑肌束及弹性纤维所组成,子宫收缩时可压缩肌层中的血管,能有效制止产后子宫出血。黏膜层又称子宫内膜,其表面 2/3 从青春期开始受卵巢激素影响发生周期性变化称功能层,余下 1/3 靠近子宫肌层的内膜,无周期性变化称基底层。

(2)子宫颈:主要由结缔组织构成,也含有少量平滑肌纤维、血管及弹性纤维。宫颈管黏膜为单层高柱状上皮,受性激素影响发生周期性变化;宫颈阴道部由复层鳞状上皮覆盖,表面光滑;宫颈外口柱状上皮与鳞状上皮交界处为宫颈癌的好发部位。

4. 子宫韧带 维持子宫正常位置的韧带有 4 对(图 2-4)。

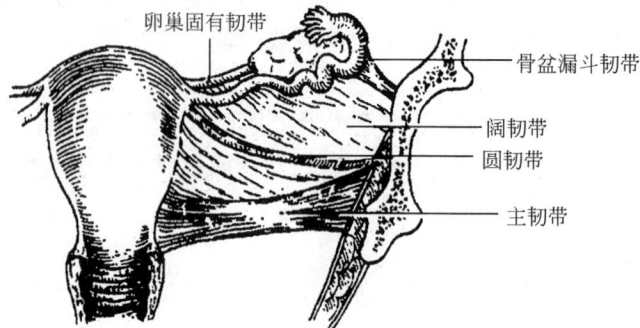

图 2-4 子宫韧带

(1)圆韧带:起于子宫角的前面,输卵管近端的下方,向前下行,再穿过腹股沟管终于大阴唇前端。维持子宫前倾位置。

(2)阔韧带:是子宫两侧腹膜延伸到骨盆壁的一对双层腹膜壁,维持子宫在盆腔正中位。阔韧带中有丰富的血管、神经、淋巴管。

(3)主韧带:在阔韧带的下部,横行于宫颈两侧和骨盆侧壁之间,固定子宫颈的位置。

(4)子宫骶骨韧带:从宫颈侧后方,向两侧绕过直肠到达第 2、第 3 骶椎前面。将宫颈向后、向上牵引,间接维持子宫呈前倾位置。

重点提示

①圆韧带维持子宫的前倾位,子宫骶骨韧带间接维持子宫前倾位,阔韧带维持子宫正中位,主韧带固定子宫颈的位置。4 对韧带与骨盆底肌肉和筋膜共同维持子宫的位置。②女性内生殖器包括阴道、子宫、输卵管及卵巢。

(三)输卵管

1. 功能 输卵管壶腹部是受精的场所,输卵管肌肉收缩和纤毛摆动有输送孕卵到达子宫腔的功能。

2. 解剖结构 输卵管长 8~14cm,由内向外分为间质部、峡部、壶腹部、伞部;管壁由外向内分为浆膜层、肌层、黏膜层。

(四)卵巢

1. 功能 卵巢是产生卵子和分泌性激素的器官。

2. 解剖结构 位于子宫的两侧,输卵管的下方,附着于阔韧带后叶。成年妇女卵巢约 4cm×3cm×1cm,重 5~6g,分皮质和髓质两部分。皮质内有数以万计的原始卵泡和发育不同阶段的卵泡;髓质内含有丰富的血管、淋巴管、神经和疏松的结缔组织(图 2-5)。

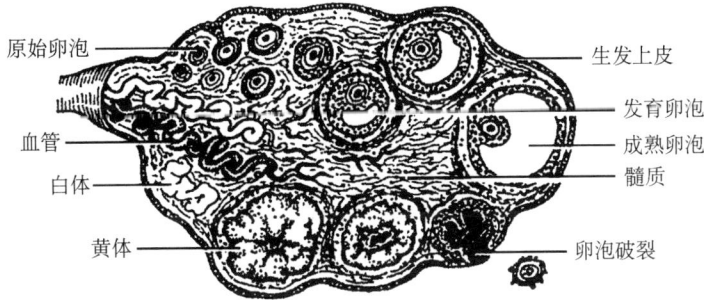

图 2-5　卵巢的结构

三、女性内生殖器官的邻近器官

1. 尿道　位于阴道前面,耻骨联合后面,长 4~5cm,开口于阴道前庭,与肛门邻近,易发生泌尿系统感染。

2. 膀胱　位于子宫及阴道上部的前面,充盈时可越过耻骨联合凸向腹腔,影响子宫位置,故妇科检查及手术前应排空膀胱。

3. 输尿管　长约 30cm,在腹膜后从肾盂开始沿腰大肌向下,在髂外动脉的前方进入盆腔,下行穿过阔韧带底部,向前、向内,在距离子宫颈约 2cm 处,从子宫动脉下方穿过,与子宫动脉交叉后进入膀胱。妇产科手术时应高度警惕以免损伤输尿管。

4. 直肠　直肠前壁与阴道后壁相贴,因此阴道后壁损伤可累及直肠,易发生直肠、阴道瘘。肛门距阴道外口很近,易引起上行感染。肛管长 2~3cm,其周围有肛门内、外括约肌,妇科手术及分娩时均应避免损伤。

5. 阑尾　位于右髂窝内,与右侧附件相邻,妇女患阑尾炎时可能累及到输卵管和卵巢,两者的感染可相互影响。妊娠期阑尾的位置随子宫的增大而逐渐向外上方移位。

四、骨　　盆

女性骨盆是胎儿经阴道娩出时必经通道,也称骨产道,其大小、形态对分娩有直接影响。

(一)骨盆的组成与分界

1. 组成

(1)骨骼:骨盆由骶骨、尾骨、左右两块髋骨组成。每块髋骨又由髂骨、坐骨及耻骨融合而成;骶骨由 5~6 块骶椎融合而成;尾骨由 4~5 块尾椎融合而成(图 2-6)。

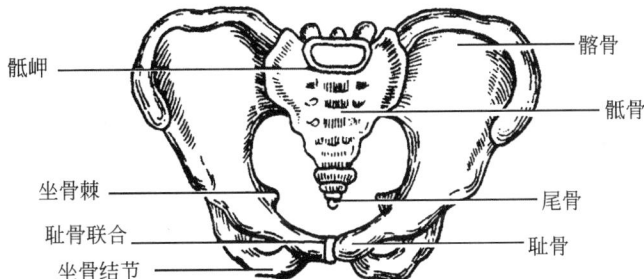

图 2-6　正常女性骨盆(前上观)

（2）关节与韧带：骨盆的关节有耻骨联合、骶髂关节、骶尾关节。骨盆的韧带有骶棘韧带、骶结节韧带（图2-7）。妊娠期受激素影响，韧带较松弛，各关节的活动度稍有增加，有利于分娩时胎儿通过骨产道。

图 2-7　骨盆的韧带和分界

2. 分界　以耻骨联合上缘、两侧髂耻线及骶骨岬上缘为连线将骨盆分为上、下两部分。分界线以上称假骨盆（大骨盆），分界线以下称真骨盆（小骨盆）。真骨盆即骨产道，是胎儿娩出的通道。测量假骨盆的径线可间接了解真骨盆的大小。坐骨结节、坐骨棘、骶骨岬、耻骨弓、髂前上棘、髂峰是骨盆测量的标志。

（二）骨盆的平面和径线

1. 骨盆入口平面　为横椭圆形，此平面有4条径线（图2-8）。

（1）前后径（真结合径）：从耻骨联合上缘中点至骶骨岬前缘中点的距离，平均值约11cm，是入口平面的重要径线。

（2）横径：为左右髂耻缘间的最大距离，平均值约13cm。

（3）斜径：左、右骶髂关节至右、左髂耻隆突间的距离，平均值约12.75cm。

2. 中骨盆平面　为纵椭圆形，是骨盆腔最小的平面，有2条径线（图2-9）。

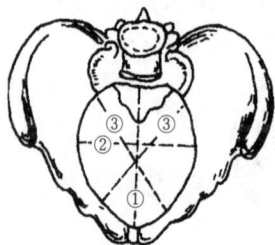

图 2-8　骨盆入口平面及径线
①入口前后径；②入口横径；③入口斜径

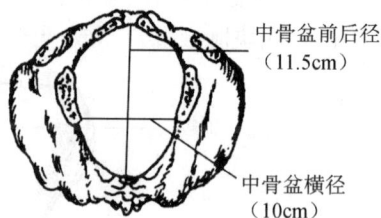

图 2-9　中骨盆平面及径线

（1）前后径：耻骨联合下缘中点至第 4、5 骶椎间的距离，平均值约 11.5cm。

（2）横径：为坐骨棘间径。两坐骨棘之间的距离，平均值约 10cm，是中骨盆平面的重要径线。

3. 骨盆出口平面　由两个不在同一平面的三角形组成。有 4 条径线（图 2-10）。

（1）前后径：耻骨联合下缘中点至骶尾关节的距离，平均值约 11.5cm。

图 2-10　骨盆出口平面及径线
①出口横径；②出口前矢状径；③出口后矢状径

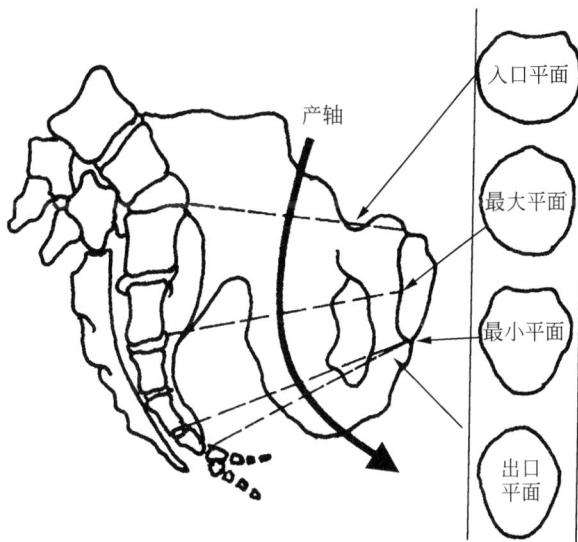

（2）横径：又称坐骨结节间径，两坐骨结节内缘间的距离，平均值约 9cm。

（3）前矢状径：耻骨联合下缘中点至坐骨结节间径中点的垂直线，平均值约 6cm。

（4）后矢状径：骶尾关节至坐骨结节间径中点的垂直线，平均值约 8.5cm。

（三）骨盆轴、骨盆倾斜度和骨盆类型

1. 骨盆轴　是连接骨盆各假想平面中心点的曲线，又称产轴（图 2-11）。此轴上段向下向后，中段向下，下段向下向前，分娩时胎儿沿此轴娩出。

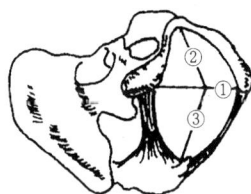

图 2-11　骨盆轴

2. 骨盆倾斜度　妇女直立时，骨盆入口平面与地平面所形成的角度，一般为 60°。倾斜度过大会影响胎头衔接。

3. 骨盆类型　根据骨盆形状分为女型、男型、类人猿型、扁平型 4 种（图 2-12），其中女型骨盆为正常骨盆，具有骨盆宽、盆腔浅的特点，有利于胎儿娩出。

（四）骨盆底组织

1. 作用　具有封闭骨盆出口，承载盆腔脏器使之保持正常位置的作用。如骨盆底结构和功能发生异常，可影响盆腔脏器的位置与功能，甚至引起分娩障碍；分娩处理不当，亦可损伤骨盆底。

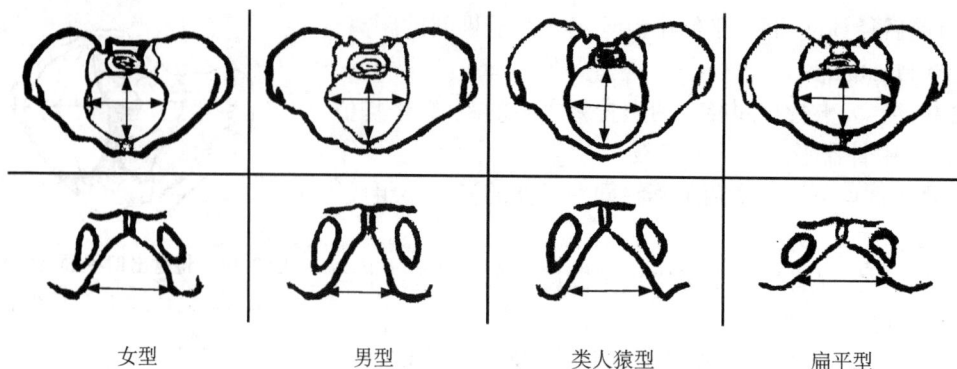

女型　　　　　　　男型　　　　　　类人猿型　　　　　　扁平型

图 2-12　骨盆类型

2. **组成**　骨盆底由多层肌肉和筋膜所组成,由外向内分为3层(图2-13)。

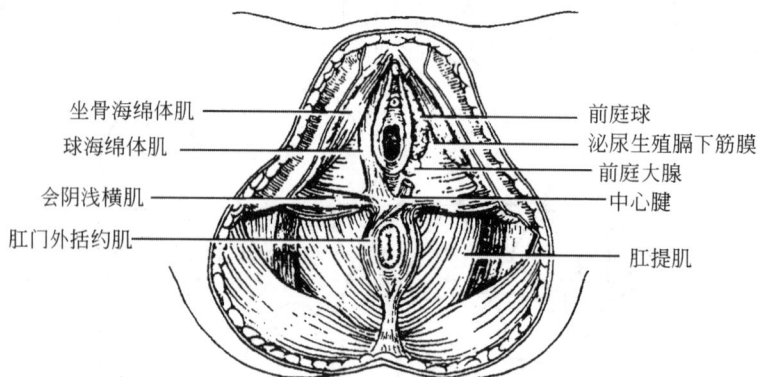

坐骨海绵体肌 —— 前庭球
球海绵体肌 —— 泌尿生殖膈下筋膜
—— 前庭大腺
会阴浅横肌 —— 中心腱
肛门外括约肌 —— 肛提肌

图 2-13　骨盆底

(1)浅层:位于外生殖器、会阴皮肤及皮下组织的下面,由会阴浅筋膜、球海绵体肌、坐骨海绵体肌、会阴浅横肌和肛门外括约肌组成,汇合形成中心腱。

(2)中层(泌尿生殖膈):由上、下两层坚韧的筋膜及尿道括约肌、会阴深横肌组成。

(3)深层(盆膈):由肛提肌及其筋膜组成,强有力地承托盆腔内脏器。

(4)会阴:指阴道口与肛门之间的软组织,也是骨盆底的一部分,又称会阴体。由外向内逐渐变窄呈楔形,厚3~4cm,包括皮肤、筋膜、部分肛提肌及中心腱,分娩时伸展性很大,如不注意保护容易发生撕裂伤。

(**重点提示**)

①骨盆由骶骨、尾骨及左右两块髋骨组成;②以耻骨联合上缘、髂耻缘及骶骨岬上缘的连线为界,将骨盆分为假骨盆和真骨盆;③中骨盆平面是骨盆最狭窄的平面;④连接骨盆各平面中心点的假想曲线为骨盆轴;⑤会阴是指阴道口与肛门之间的软组织。

第二节　女性生殖系统生理

一、妇女一生各阶段的分期及生理特点

1. 新生儿期　出生后4周内称新生儿期。胎儿受母体胎盘产生的性激素影响,子宫内膜和乳房均有一定程度发育,出生后数日内可出现乳房略大甚至有少量乳汁分泌、少量阴道出血等,属生理现象,短期内可消失。

2. 儿童期　出生4周至12岁左右。8岁以前体格生长发育很快,生殖器呈幼稚型。8岁以后,卵巢有少量卵泡发育,并分泌性激素,但不排卵。乳房和内外生殖器开始发育,女性特征开始出现。

3. 青春期　从月经初潮至生殖器官逐渐发育成熟的时期,为10~19岁。全身发育迅速,第一性征明显,第二性征形成。月经来潮是青春期重要的标志。

4. 性成熟期(生育期)　从18岁开始,历时30年左右。卵巢有周期性排卵,形成规律月经,具有旺盛的生殖能力。

5. 围绝经期(绝经过渡期)　是由性成熟期进入老年期的一个过度阶段,始于40岁,历时10~20年。出现月经不规律,直至绝经。卵巢功能逐渐衰退,生殖器官逐渐萎缩。

6. 老年期(绝经后期)　指60岁以后的妇女,卵巢功能衰竭,雌激素水平低落,生殖器官萎缩,易患萎缩性阴道炎;骨代谢异常,易致骨折;机体老化,易患心血管及其他疾病。

二、卵巢的周期性变化

从青春期开始到绝经前,卵巢在形态和功能上发生周期性变化称卵巢周期,其主要变化如下。

1. 卵泡的发育及成熟　新生儿出生时卵巢内有原始卵泡5万~50万个,生育期仅有400~500个卵泡发育成熟并排卵,其余的卵泡发育到一定程度自行退化形成闭锁卵泡。

2. 排卵　临近青春期,每个月经周期有1个卵泡发育成熟称成熟卵泡,并排出卵子。排卵多发生在下次月经来潮前14d。

3. 黄体形成及退化　排卵后,卵泡壁塌陷,卵泡膜血管破裂出血流入腔内形成血体。在垂体分泌的黄体生成素作用下,残留在卵泡腔的颗粒细胞增大形成黄体。黄体可分泌孕激素和少量的雌激素,在排卵后7~8d发育达高峰。若卵子未受精,黄体在排卵后9~10d开始退化(黄体寿命平均14d左右),形成白体。若卵子受精,黄体继续发育成为妊娠黄体,到妊娠10周后开始萎缩。

(重点提示)

①卵巢的周期性变化包括卵泡的发育和成熟、排卵、黄体形成和退化。②排卵常发生在下次月经来潮前14d左右。③卵巢的主要功能是产生卵子,合成并分泌雌激素、孕激素和少量的雄激素,这些激素有着十分重要的生理作用(表2-1)。

表 2-1 雌激素、孕激素的生理功能

部位	雌激素(E)	孕激素(P)
子宫	促进子宫发育,提高子宫肌对缩宫素的敏感性;使内膜增生,使宫颈黏液分泌增多,质变稀薄	使子宫肌松弛,降低子宫肌对缩宫素的敏感性,使内膜变为分泌期,宫颈黏液减少、变稠
输卵管	促进输卵管发育,增强其蠕动,利于孕卵输送	抑制输卵管蠕动
卵巢	促进卵泡的发育	
阴道	使阴道上皮增生、角化、糖原合成增加,阴道酸度增加	使阴道上皮脱落加快
其他	促进乳腺腺管增生,大剂量雌激素可抑制泌乳;促进女性第二性征发育;促进水钠潴留、钙盐沉积;对下丘脑和垂体产生正、负反馈调节	促进乳腺腺泡增生,对下丘脑和垂体有负反馈调节作用,使排卵后基础体温升高0.3~0.5℃,促进水钠排出

三、子宫内膜的周期性变化及月经

随卵巢的周期性变化,子宫内膜在性激素的影响下,有规律地每隔28d左右出现1次剥脱、出血和修复,称月经周期。

(一)子宫内膜的周期性变化

1. 增生期 月经周期的第5~14天。在雌激素作用下子宫内膜基底层增生修复,内膜逐渐变厚、腺体增多、血管上皮与间质细胞呈增生状态,称增生期。

2. 分泌期 月经周期的第15~28天。增生期的子宫内膜在卵巢黄体分泌孕激素和雌激素作用下,出现分泌现象。子宫内膜继续增厚,腺体增大,血管进一步增生,间质疏松水肿,有利于孕卵着床。

3. 月经期 月经周期的第1~4天。由于黄体萎缩、退化,孕激素和雌激素水平下降,子宫内膜螺旋小动脉血管痉挛性收缩,导致子宫内膜缺血性坏死,坏死的内膜剥脱出血,表现为月经来潮。

(二)月经

1. 月经的临床表现 在内分泌激素的调节下,子宫内膜周期性脱落及出血,称为月经。第1次月经来潮称初潮。两次月经第1天的间隔时间为1个月经周期,一般为28~30d,提前或者延后3d左右仍属正常。月经期一般为2~8d,平均4~6d,月经量20~60ml。月经血呈碱性、色暗红、无臭味,黏稠而不凝固,除血液成分外还含有子宫内膜碎片、宫颈黏液。月经期时,多数妇女腰骶部有酸胀不适。

2. 月经期健康教育 指导女性认识月经是一种生理现象,解除不必要的思想忧虑;保持外阴清洁,勤换卫生垫及内裤;避免淋雨、冷水浴、游泳及性生活;注意劳逸结合,加强营养及保持大小便通畅;月经期可正常工作,但不宜剧烈运动和重体力劳动。

四、性周期的调节

女性生殖系统的周期性变化称性周期。在中枢神经系统的控制下,性周期的调节是通过下丘脑-垂体-卵巢轴(又称性腺轴)三者之间的相互作用(图 2-14),控制女性发育、正常月经和性功能,也参与机体内环境和物质代谢的调节。

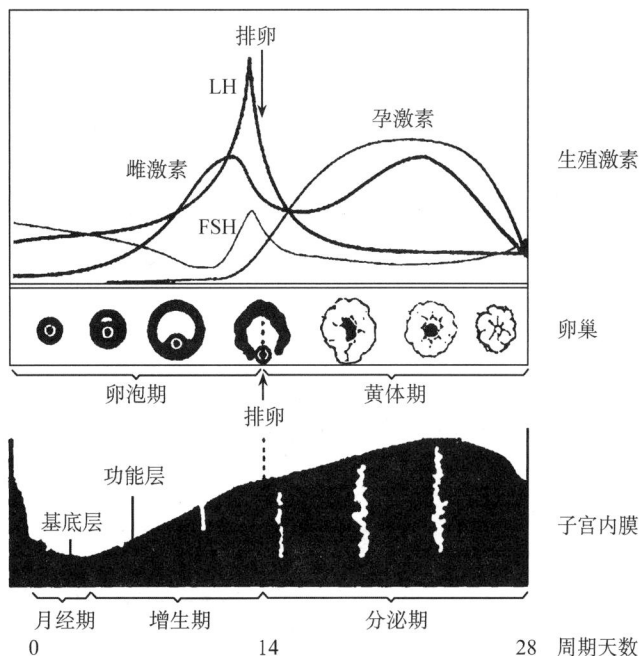

图 2-14　性周期的调节

1. **下丘脑分泌的激素**　促性腺激素释放激素(GnRH),有 2 种。

(1)卵泡刺激素释放激素(FSH-RH):促进垂体合成和分泌卵泡刺激素(FSH)。

(2)黄体生成素释放激素(LH-RH):促进垂体合成和分泌黄体生成素(LH)。

2. **垂体分泌的激素**　促性腺激素(Gn),有 2 种。

(1)卵泡刺激素(FSH):促使卵泡生长、发育、成熟。

(2)黄体生成素(LH):促使成熟卵泡排卵,黄体形成,并分泌雌激素(E)、孕激素(P)。

3. **三者的相互作用**

性腺轴(HPOA)的神经内分泌活动受到大脑高级中枢的调控(图 2-15)。在下丘脑促性腺激素释放激素(GnRH)的控制下,腺垂体分泌 FSH 和 LH,卵巢性激素依赖于 FSH 和 LH 的调节,而子宫膜的周期性变化又受卵巢分泌的性激素调控。卵巢所产生的性激素对下丘脑-垂体分泌活动又具有调节作用(反馈性调节作用)。

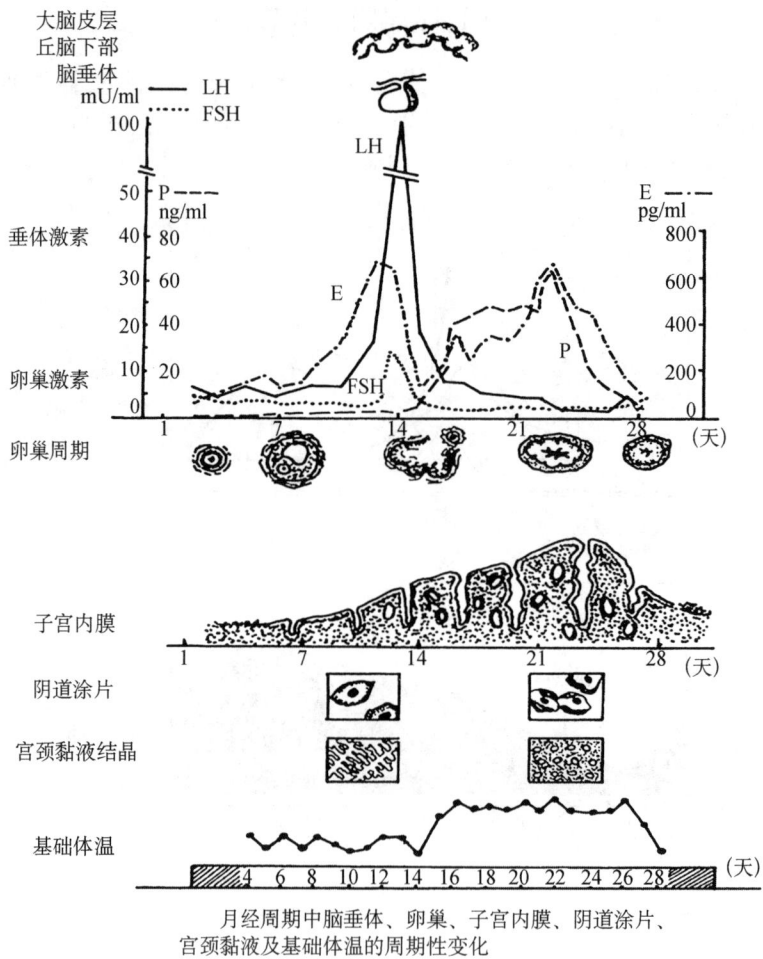

月经周期中脑垂体、卵巢、子宫内膜、阴道涂片、
宫颈黏液及基础体温的周期性变化

图 2-15　下丘脑、垂体、卵巢三者的相互作用

讨论与思考

1. 女性内、外生殖器由哪些器官组成？
2. 维持子宫正常位置的韧带有哪几对？各起什么作用？
3. 叙述骨盆的分界及各平面的径线。
4. 雌激素、孕激素的生理作用是什么？
5. 简述卵巢和子宫内膜的周期性变化。

（杨　洋）

第 **3** 章

妊娠期妇女的护理

第一节 妊娠生理

妊娠是胚胎和胎儿在母体内生长发育的过程。受精是妊娠的开始,胎儿及其附属物由母体排出是妊娠的终止。临床上以末次月经的第 1 日作为妊娠的开始,妊娠过程一般为 40 周,约 280d。

一、受精、受精卵的植入与发育

(一)受精

精子与卵子结合的过程称受精。受精通常发生在排卵后的 12h 内,约 24h 完成。已受精的卵子称为受精卵或孕卵。精子穿过卵子的放射冠、透明带是受精的开始,精原核和卵原核融合是受精的结束。受精卵的形成,标志着新生命的诞生。

(二)受精卵的输送与发育

受精卵借助输卵管平滑肌的蠕动和纤毛摆动,向宫腔方向边移动边分裂,大约在受精后第 3 天分裂为由 16 个细胞组成的实心细胞团,称桑椹胚,也称早期囊胚。受精后第 4 天进入宫腔,在宫腔内继续发育成晚期囊胚。

(三)着床

晚期囊胚侵入到子宫内膜的过程称受精卵植入,也称着床。着床在受精后的 6~7d 开始,

11~12d 结束(图 3-1)。植入的部位通常在子宫体的前壁或后壁,多位于子宫后壁。植入的囊胚在子宫内膜中继续生长发育。

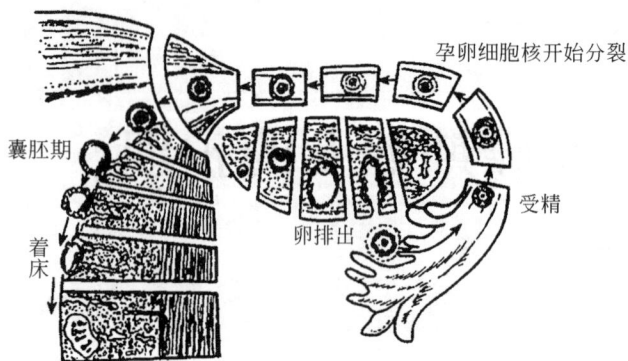

图 3-1　卵子受精及受精卵的植入

(四)蜕膜

受精卵着床后,子宫内膜迅速发生蜕膜样改变,此时子宫内膜的血液循环更加丰富,腺体分泌旺盛,内膜增厚形成蜕膜(图 3-2)。按囊胚与蜕膜的位置关系分为 3 部分。

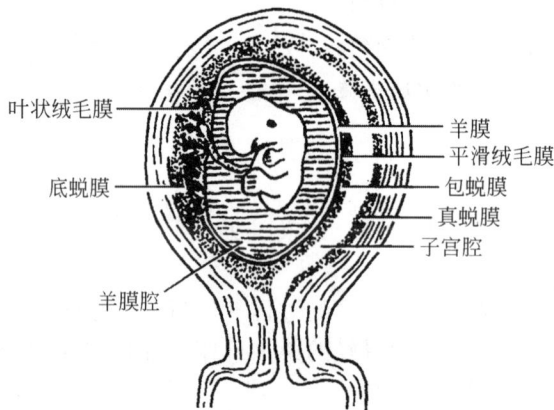

图 3-2　子宫蜕膜、绒毛膜、羊膜

1. **底蜕膜**　即与囊胚内细胞团滋养层接触的蜕膜,将来发育成胎盘的母体部分,分娩时胎盘由此剥离。

2. **包蜕膜**　覆盖在囊胚表面的蜕膜,随着囊胚发育逐渐凸向宫腔,在妊娠 14~16 周时,包蜕膜与真蜕膜逐渐融合。

3. **真蜕膜**　指除底蜕膜和包蜕膜以外的子宫蜕膜,因其覆盖在子宫腔表面,故又称壁蜕膜。

(五)绒毛膜

受精卵植入子宫内膜后,约在受精后 12d,滋养层表面长出许多毛状突起称绒毛膜。在绒毛发育过程中,开始各个绒毛发育均匀,后来与底蜕膜相接触的绒毛因血液供应良好,营养丰富,绒毛高度发展呈树枝样分枝,称叶状绒毛膜,是构成胎盘的主要部分。与包蜕膜接触的绒毛,因血液供应不足,逐渐退化而变得光滑,称平滑绒毛膜,是构成胎膜的一部分。

(六)羊膜

羊膜附着在绒毛膜板的表面,是一层光滑、无血管、神经及淋巴的具有一定弹性的半透明薄膜,是胎盘与胎膜的最内层。

二、胎儿附属物的形成及功能

胎儿附属物包括胎盘、胎膜、脐带和羊水。

(一)胎盘

1. 胎盘的形成　胎盘由羊膜、叶状绒毛膜和底蜕膜构成。

2. 胎盘的结构　妊娠约12周胎盘基本形成。足月妊娠时胎盘呈盘状,多为圆形或椭圆形,中间厚边缘薄,直径16~20cm,厚约2.5cm,重450~650g。胎盘分为母体面与胎儿面,母体面呈暗红色、粗糙,由18~20个胎盘小叶组成(图3-3)。胎儿面呈灰白色、光滑、半透明,表面为羊膜,脐带附着在中央或稍偏处,脐带动静脉从附着处分支向四周呈放射状分布直达胎盘边缘(图3-4)。

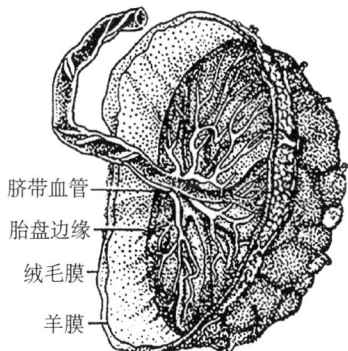

图3-3　足月胎盘

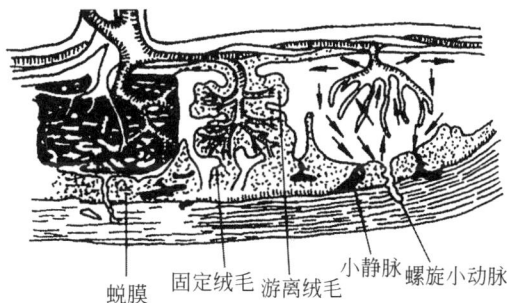

图3-4　胎盘模式

3. 胎盘的血液循环　胎盘绒毛内血管逐渐形成,建立起母体-胎盘、胎盘-胎儿血液循环。胎儿血液循环与母体血液循环不直接相通,而是通过绒毛间隙,隔着绒毛毛细血管壁、绒毛间隙及绒毛表面细胞层,靠渗透、扩散以及细胞的选择力进行物质交换。

4. 胎盘的功能

(1)气体交换:即替代胎儿呼吸系统的功能。氧气是维持胎儿生命最重要的物质,需要从母体血液循环中获得,胎儿产生的二氧化碳需要经母血排出。在母体和胎儿之间,氧气和二氧化碳在胎盘中以简单扩散的方式进行交换。任何原因使胎盘血液循环受阻,均可导致胎儿因缺氧而发生宫内窘迫甚至死亡。

(2)营养物质供应:即替代胎儿消化系统的功能。胎儿生长发育所需要的葡萄糖、氨基酸、脂肪酸、电解质和维生素等均由母体经胎盘输送给胎儿,这些物质主要是以简单扩散、易化扩散及主动转运的方式供给胎儿。

(3)排出胎儿代谢产物:即替代胎儿泌尿系统的功能。胎儿的代谢产物如尿素、尿酸、肌酐、肌酸等经胎盘进入母体血液循环,由母体排出。

(4)防御功能:胎盘有一定的屏障功能,但是胎盘的防御功能是有限的,可防止一般细菌及病原体的通过,一些病毒(如流感病毒、风疹病毒、巨细胞病毒、肝炎病毒等)可通过胎盘侵袭胎儿,引起胎儿畸形、流产;细菌、弓形虫、衣原体、支原体等可在胎盘形成病灶,破坏胎盘结构后进入胎体感染胎儿;某些药物也可以通过胎盘作用于胎儿,导致胎儿畸形甚至死亡,故妊娠期用药应慎重。母血中的免疫抗体 IgG 可以通过胎盘进入胎儿体内,使胎儿在出生后短时间内获得被动免疫力,对胎儿起保护作用。

(5)合成功能:主要合成激素和酶。如人绒毛膜促性腺激素(hCG)、人胎盘生乳素(HPL)、雌激素和孕激素、酶等。①人绒毛膜促性腺激素(hCG)在受精后的第 6d 开始分泌,在受精后 10d 左右,孕妇血清和尿中可检测出 hCG,是诊断早孕最敏感的方法之一。妊娠第8~10 周 hCG 分泌达到高峰,约 12 周以后逐渐下降,一般产后 2 周内消失。hCG 的主要功能是促使月经黄体发育为妊娠黄体,促进雌激素和孕激素的分泌,维持妊娠。②于妊娠 5~6 周用放射免疫法可在母体血浆中测出人胎盘生乳素(HPL),主要功能是促进母体乳腺腺泡发育,为产后泌乳做准备。③雌激素和孕激素在妊娠早期由卵巢妊娠黄体产生,自妊娠 8~10 周起,由胎盘合成。主要生理功能是共同参与妊娠期母体各系统的生理变化。④酶包括缩宫素酶、耐热性碱性磷酸酶。

> **重点提示**
>
> 胎盘的防御功能是有限的,一些病毒可以通过胎盘传递给胎儿,母体血液中的 IgG 可以通过胎盘,使胎儿在出生后短时间内获得被动免疫力,其他免疫物质不能通过胎盘。

(二)胎膜

1. 组成及结构　胎膜由绒毛膜和羊膜组成。胎膜外层为绒毛膜,在发育过程中因缺乏营养供应逐渐退化萎缩变为平滑绒毛膜,至妊娠晚期与羊膜紧贴,但能与羊膜分开。胎膜内层为羊膜,与覆盖胎盘、脐带的羊膜层相连。

2. 功能　胎膜可以阻止细菌进入宫腔,有防止感染的功能。

(三)脐带

1. 结构　脐带为连接胎儿与胎盘的条索状结构。一端连于胎儿腹壁脐轮,另一端附着于胎盘胎儿面。足月胎儿脐带长 30~100cm,平均长 55cm。脐带表面有羊膜覆盖,内有 1 条脐静脉,2 条脐动脉,周围有华通胶保护。

2. 功能　脐带是母体与胎儿之间气体交换、营养物质供应和代谢产物排出的重要通道,一旦脐带受压,就会导致胎儿缺氧甚至危及胎儿生命。

(四)羊水

1. 来源及特性　充满羊膜腔内的液体称羊水。妊娠早期的羊水主要来自母体血清经胎膜进入羊膜腔的透析液;妊娠中期以后,胎儿尿液成为羊水的主要来源。羊水通过胎膜、胎儿不断循环更新,保持羊水量的动态平衡。妊娠足月时羊水量 800~1 000ml,羊水呈弱碱性,pH 约为 7.20,内含胎儿脱落的毳毛、胎脂、毛发、上皮细胞而略显混浊,不透明。

2. 功能

(1)保护胎儿:使胎儿在宫腔内有一定活动度,防止胎儿受到挤压和粘连;保持羊膜腔内恒温;临产时羊水能缓解宫缩压力,避免胎儿局部受压。此外,通过羊水检查可检测胎儿的成熟度、性别及某些遗传性疾病。

(2)保护母体:羊水能减轻胎动所致的不适感;临产后,羊水囊可扩张宫口及阴道;胎膜破裂后羊水可润滑和冲洗产道,减少感染的机会。

三、胎儿的发育特征

胚胎和胎儿发育是以 4 周为 1 个孕龄单位,妊娠前 8 周是胎体的主要器官分化发育形成的时期,称胚胎;第 9 周起称胎儿,是各个器官进一步发育成熟的时期。胎儿的发育特征如下。

8 周末:胚胎初具人形,头约占整个胎体一半,能够分辨出眼、耳、鼻、口,四肢已具雏形,通过 B 型超声检查可见早期心脏形成并有搏动。

12 周末:外生殖器已发育,部分可辨别出性别,胎儿四肢可活动。

16 周末:从外生殖器可确定胎儿性别,头皮已长出毛发,皮肤菲薄呈深红色,部分孕妇已能自觉胎动。

20 周末:在孕妇腹壁可听到胎心音和自觉胎动。皮肤暗红色,出现胎脂,全身覆盖毳毛,开始出现吞咽和排尿功能。

24 周末:各脏器均已发育,皮下脂肪开始沉积,皮肤呈皱缩状。

28 周末:皮下脂肪沉积不多,皮肤粉红色,身长约 35cm,体重约 1 000g。此时出生后能啼哭及吞咽,可呼吸,生后易患特发性呼吸窘迫综合征,若加强护理可存活。

32 周末:面部毳毛已脱落,长出指(趾)甲,身长约 40cm,体重约 1 700g。生活能力尚可,出生后注意护理,可以存活。

36 周末:皮下脂肪发育好,毳毛明显减少,面部皱褶消失,指(趾)甲已超出指(趾)端。身长约 45cm,体重约 2 500g。出生后能啼哭及吸吮,生活能力良好,此时出生基本可存活。

40 周末:胎儿发育成熟,身长约 50cm,体重约 3 000g。外观体型丰满,皮肤粉红色,男性睾丸已下降,女性大、小阴唇发育良好,足底皮肤有纹理,出生后哭声响亮,吸吮能力强,能很好存活。

第二节　妊娠期妇女的变化

> **案例分析**
>
> 某女士,28 岁,已婚,现停经 34 周,妊娠期间无异常发现,近一周感觉心率快,胃部有胀满感,检查血压 130/80mmHg,心率 90 次/分。实验室检查:红细胞 3.8×10^{12}/L,白细胞 0.6×10^9/L,血红蛋白 115g/L。
>
> 分析:该孕妇妊娠经过是否正常? 主要变化是什么?

妊娠期间,为满足胎儿生长发育和分娩的需要,在胎盘产生激素的参与和神经内分泌的影响下,孕妇全身各系统均发生了一系列适应性生理和心理变化。

一、生 理 变 化

(一)生殖系统

1. 子宫

(1)子宫体:妊娠早期子宫增大、变软,呈球形,妊娠12周时,增大的子宫超出盆腔。妊娠晚期子宫多呈不同程度的右旋,与盆腔左侧有乙状结肠占据有关。宫腔容量由非妊娠期的5ml增加至足月妊娠时的5 000ml,子宫大小由非妊娠期的7cm×5cm×3cm增大至足月妊娠时的35cm×22cm×25cm,子宫重量由非妊娠时的50g增至足月妊娠时的1 000g。子宫体积及重量的增加,为临产后子宫收缩提供了基础。

(2)子宫峡部:非妊娠期长约1cm,随着妊娠进展,子宫峡部逐渐被拉长变薄,成为子宫腔的一部分,临产时长7~10cm,形成子宫下段,成为软产道的一部分。

(3)子宫颈:妊娠早期因充血、水肿,致使子宫颈外观肥大、呈现紫蓝色,子宫颈变软。宫颈管内腺体增生肥大,宫颈黏液分泌量增多,形成黏稠的黏液栓,堵塞宫颈口,保护宫腔不受感染。

2. 卵巢

妊娠期卵巢略增大,排卵侧卵巢可见妊娠黄体,分泌雌激素及孕激素以维持妊娠,妊娠10周以后,黄体功能由胎盘取代,妊娠黄体开始萎缩。妊娠期卵巢中的卵泡不再活动而停止排卵。

3. 输卵管

妊娠期输卵管伸长,管壁充血,黏膜可见到蜕膜样变,但肌层无明显肥厚。

4. 外阴、阴道

外阴局部充血,皮肤增厚,大、小阴唇有色素沉着。阴道黏膜变软,水肿呈紫蓝色,皱襞增多,分泌物增多,阴道上皮细胞含糖原增加,使阴道酸度增高,不利于致病菌生长,有利于防止感染。

(二)乳房

妊娠早期乳房开始增大,充血明显,孕妇自觉乳房发胀。乳头、乳晕着色,乳晕周围皮脂腺肥大形成散在的结节状隆起,称为蒙氏结节。妊娠末期乳头可挤出少许稀薄淡黄色乳汁,乳汁的正式分泌在分娩后。

(三)血液循环系统

1. 心脏及排血量

妊娠期由于子宫增大,使膈肌上升,心脏向左前上方移位并使大血管扭曲;心脏容量增加,血流加速,心尖部左移和浊音界稍大,在心尖区可听到柔和的吹风样收缩期杂音。由于血容量和新陈代谢增加,心排血量增加,心率每分钟可增加10~15次。

2. 血容量

血容量于妊娠6~8周开始增加,至妊娠32~34周达高峰,此时心脏负荷重,心脏病孕妇易发生心力衰竭。血容量增加约35%,平均增加1 500ml,维持此水平至分娩。其中血浆增加多于红细胞,血液被稀释,因此孕妇可出现生理性贫血。

3. 血液成分

红细胞计数约为 $3.6×10^{12}/L$(非孕期妇女约为 $4.2×10^{12}/L$),血红蛋白约为110g/L(非孕期妇女约为130g/L)。妊娠后期白细胞可增至 $(10~15)×10^9/L$,主要是中性粒细胞的增加。妊娠期纤维蛋白原和各种凝血因子增加,血液黏稠度增加,孕妇血液呈高凝状态。

4. 血流动力学

妊娠期舒张压因外周血管扩张稍下降,收缩压不变,脉压稍增大。随着血容量的增加,盆腔及下肢回流至下腔静脉的血量增加,再加上右旋增大的子宫压迫下腔静脉使血液回流受阻,导致孕妇下肢、外阴及直肠静脉压增高,容易发生痔及外阴和下肢静脉曲张。如果孕妇长时间仰卧位,可引起回心血量减少,心排血量降低,血压下降,称仰卧位低血压综合征。

(四)泌尿系统

妊娠期因孕妇和胎儿代谢产物增多,肾的负担加重,肾血流量及肾小球滤过率均增加,而肾小管对葡萄糖的再吸收能力不能相应增加,约 15% 孕妇饭后可出现生理性糖尿。妊娠早期,增大的子宫压迫膀胱,可出现尿频;妊娠 12 周以后,子宫体高出盆腔,压迫症状消失;妊娠末期,胎儿先露部进入盆腔,孕妇再次出现尿频。妊娠中晚期肾盂、输尿管轻度扩张,蠕动减弱,尿流缓慢,加之子宫的压迫,尿液的潴留,孕妇易发生肾盂肾炎,以右侧多见。

重点提示

妊娠期间孕妇的血容量增加达高峰的时间是 32~34 周,有心脏病的孕妇此时易发生心力衰竭;妊娠期间孕妇的血液处于高凝状态;孕妇长时间仰卧位易发生低血压综合征,应及时改为左侧卧位。

(五)呼吸系统

妊娠中期孕妇有过度通气现象,有利于给孕妇及胎儿提供所需的氧气。妊娠期孕妇需氧量增加,呼吸稍加快,妊娠后期以胸式呼吸为主。另外,妊娠期呼吸道黏膜充血、水肿、增厚,局部抵抗力下降,易发生呼吸道感染。

(六)消化系统

妊娠早期约 50% 妇女出现不同程度的恶心、呕吐、食欲减退、厌油腻、偏食等,尤其在清晨起床时更为明显,称为早孕反应,一般于妊娠 12 周左右消失。妊娠中晚期肠道平滑肌张力降低,肠蠕动减弱,容易发生上腹部饱满、肠胀气和便秘。

(七)内分泌系统

妊娠期大量雌激素、孕激素,对下丘脑和垂体起负反馈作用,致促性腺激素分泌减少,卵巢无卵泡发育成熟及排卵。妊娠期脑垂体、肾上腺、甲状腺等均有不同程度增大,分泌量增多,但无功能亢进表现。

(八)其他

1. 体重　在 13 周以前体重无明显变化,13 周以后平均每周增加 350g,正常不应超过 500g。至妊娠足月时,体重平均增加 12.5kg。

2. 皮肤　妊娠期因黑色素和雌激素的明显增加,使孕妇面部、乳晕、乳头、(腹)白线、外阴等处出现色素沉着,面部出现蝴蝶状褐色斑,称妊娠斑,于产后逐渐消退。随着妊娠子宫增大,孕妇腹壁、大腿内侧的皮肤弹性纤维因过度伸展而断裂,出现紫色或淡红色不规则平行裂纹,称妊娠纹。产后变为银白色,持久不退。

3. 矿物质　胎儿生长发育需要大量的钙、磷、铁等矿物质。足月胎儿体内含的钙和磷绝大部分是在妊娠末期 2 个月内积累的,因此应在妊娠后 3 个月补充维生素及钙,提高血钙含量。

二、心　理　变　化

妊娠期孕妇及家庭成员的心理会随妊娠的进展而有不同的变化。对孕妇来说,虽然妊娠是一种生理现象,但它是女性一生中重要的事情,是家庭生活的转折点,因而孕妇会产生不同的心理反应。

1. 惊讶和震惊 妊娠初期,绝大部分孕妇会产生惊讶和震惊反应,特别是对于没有计划怀孕的女性更明显。

2. 矛盾心理 在惊讶和震惊的同时,孕妇又享受妊娠带来的喜悦,但可能会因工作、学习、经济等原因感到目前妊娠不是时候,出现矛盾心理,持续下去会导致孕妇情绪低落。

3. 接受 随着妊娠的进展,特别是胎动的出现,让孕妇真正感觉到胎儿的存在,孕妇开始逐渐接受孩子,出现"筑巢反应",并开始关注孩子,计划为孩子购买衣服、睡床等用物,关心孩子喂养和生活护理的知识。

4. 情绪波动 妊娠期由于体内激素的作用,多数孕妇的心理反应都不稳定,情绪波动较大,易激动。往往表现出激动或抑郁,这种情况常常使家人不知所措,严重者影响夫妻感情。妊娠晚期,随着子宫越来越大,孕妇感觉身体越来越沉重,行动不便,出现腰酸背痛等症状,大多数孕妇渴望怀孕赶快结束。随着预产期的临近,孕妇常因担心分娩是否顺利、分娩中母儿的安危、胎儿有无畸形等,而产生焦虑。

5. 内省 妊娠期孕妇往往表现为以自我为中心,专注自己的饮食、休息、身体等,这种专注有利于孕妇调节和适应新生儿的降生。而内省可使家庭成员受冷落而影响关系。

第三节 妊娠诊断

> ✚ **案例分析**
>
> 某女士,25 岁,已婚,平时月经周期规律,现停经 46d,恶心、呕吐 1 周,妇科检查:子宫较正常稍大,软,宫颈着色。
>
> 分析:该病人发生了什么状况,此时可以确诊的辅助检查是什么?

妊娠全过程平均为 40 周,临床上根据妊娠不同时期的特点,将妊娠分为 3 个时期:妊娠 13 周末以前称早期妊娠;第 14~27 周末称中期妊娠;第 28 周及以后称晚期妊娠。

一、早期妊娠诊断

(一)临床表现

1. 停经 是早期妊娠最早最重要的症状。平时月经周期规律,有性生活史的育龄妇女,一旦出现月经过期,应考虑妊娠,停经 10d 以上,妊娠的可能性更大。但是停经不一定都是妊娠,应注意鉴别。

2. 早孕反应 约有半数的妇女在停经 6 周左右出现头晕、畏寒、嗜睡、乏力,晨起恶心、呕吐,食欲减退、厌油腻及偏食等症状,称早孕反应。多于妊娠 12 周左右自然消失。

3. 尿频 妊娠早期由于增大的子宫压迫膀胱而引起,妊娠 12 周后,当增大的子宫进入腹腔,尿频症状自然消失。

4. 乳房变化 自妊娠 8 周起,在雌孕激素的作用下,乳房逐渐增大,乳头及乳晕着色,乳晕周围有深褐色蒙氏结节出现。孕妇自觉乳房轻度胀痛。

5. 妇科检查 在妊娠6~8周时,阴道黏膜和子宫颈充血呈紫蓝色,子宫增大变软,子宫颈更软,双合诊检查时子宫峡部极软,感觉子宫体与子宫颈似不相连,称"黑加征",是妊娠早期特有的变化。妊娠8周时,子宫约为非妊娠时的2倍;妊娠12周时,子宫约为非妊娠时的3倍,可在耻骨联合上方扪及子宫底。

(二)辅助检查

1. 妊娠试验 孕卵着床后滋养细胞分泌绒毛膜促性腺激素(hCG),孕妇尿液及血清中含有hCG,可用放射免疫法检测受检者体内的hCG含量,协助诊断早期妊娠,最早在停经35d即可测出。

2. 超声检查 B型超声显像法是诊断早期妊娠快速、准确的方法,最早在妊娠5周时子宫内可见妊娠囊,8周可见胎心搏动;超声多普勒法在增大的子宫区内,能听到胎心音。

重点提示

停经是早期妊娠最早最重要的症状,妊娠试验是检查孕妇血或尿中的hCG,可协助诊断早期妊娠,确诊早期妊娠最准确的方法是B型超声检查。

二、中、晚期妊娠诊断

(一)临床表现

1. 子宫增大 随着妊娠进展,子宫逐渐增大,检查腹部时,手测子宫底高度或尺测耻上子宫长度,可判断子宫大小与妊娠周数是否相符(表3-1,图3-5)。

表 3-1 不同妊娠周数子宫底高度及子宫长度

妊娠周数(妊娠月份)	手测子宫底高度	尺测耻骨联合上子宫长度(cm)
满 12 周末(3 个月末)	耻骨联合上 2~3 横指	
满 16 周末(4 个月末)	脐耻之间	
满 20 周末(5 个月末)	脐下 1 横指	18(15.3~21.4)
满 24 周末(6 个月末)	脐上 1 横指	24(22.0~25.1)
满 28 周末(7 个月末)	脐上 3 横指	26(22.4~29.0)
满 32 周末(8 个月末)	脐与剑突之间	29(25.3~32.0)
满 36 周末(9 个月末)	剑突下 2 横指	32(29.8~34.5)
满 40 周末(10 个月末)	脐与剑突之间或略高	33(30.0~35.3)

2. 胎动 胎儿在子宫内的活动简称胎动。妊娠18~20周孕妇可感觉到胎动,每小时3~5次。随妊娠周数的增加,胎动越来越活跃,妊娠28~32周达高峰,至妊娠37周后胎动逐渐减少,但仍在正常范围内。

3. 胎心音 妊娠18~20周,用听诊器在孕妇腹壁可听到胎心音,似钟表的"滴答"声,每分钟110~160次。胎心音应注意与子宫杂音、腹主动脉音及脐带杂音相鉴别。脐带杂音与胎心率一致,呈吹风样,子宫动脉音与孕妇脉搏一致。

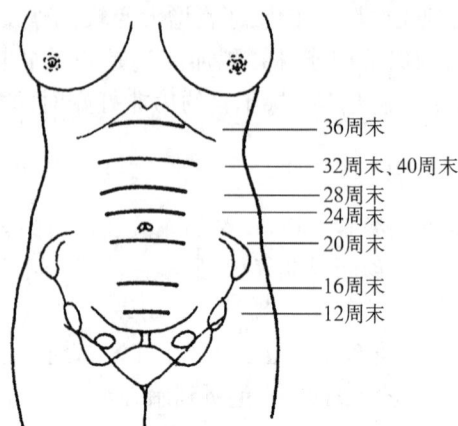

图 3-5 孕周与宫底高度的关系

4. **胎体** 妊娠 20 周后经孕妇腹壁可触到子宫内的胎体。妊娠 24 周以后,通过四步触诊法可区分胎头、胎背、胎臀和胎儿肢体,从而判断胎产式、胎先露和胎方位。

(二)辅助检查

1. **超声检查** B 型超声检查不仅能显示胎儿数目、胎方位、有无胎心搏动和胎盘位置及分级,还能测量胎头双顶径、股骨长度,了解胎儿生长发育情况,并观察胎儿有无畸形。

2. **胎儿心电图** 目前常用间接法检查胎儿心电图,通常于妊娠 12 周后可显示较规律的图形,妊娠 20 周后成功率更高。

三、胎产式、胎先露、胎方位

1. **胎产式** 胎儿身体纵轴与母体身体纵轴之间的关系称胎产式。两轴平行称纵产式;两轴垂直称横产式;两轴交叉称斜产式,斜产式为暂时的,在分娩过程中,多转为纵产式,偶尔转为横产式(图 3-6)。

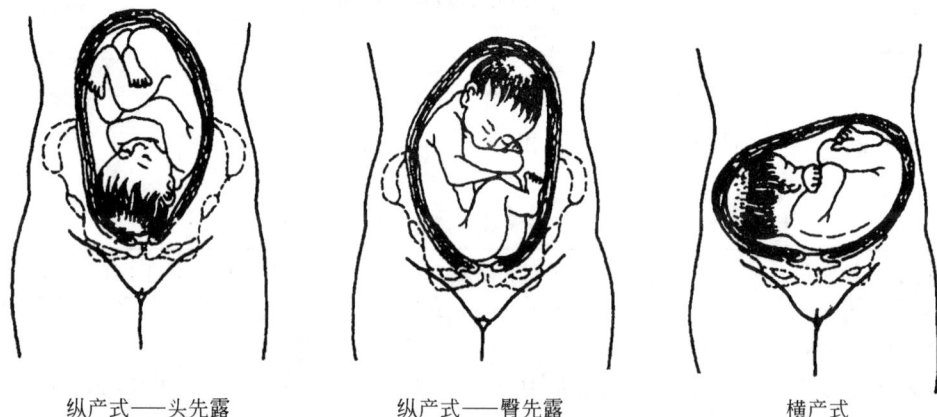

纵产式——头先露　　　　纵产式——臀先露　　　　横产式

图 3-6 胎产式

2. **胎先露** 最先进入母体骨盆入口的胎儿部分称胎先露。纵产式有头先露及臀先露,横产式有肩先露。头先露因胎头俯屈或仰伸的程度不同,又可分为枕先露、前囟先露、额先露、面先露(图 3-7),临床上最多见的是枕先露。臀先露又分为混合臀先露(完全臀先露)、单臀先露和足先露(图 3-8)。偶见胎儿头先露或臀先露与胎手或胎足同时入盆,称为复合先露。

3. **胎方位** 胎先露的指示点与母体骨盆的位置关系称胎方位,简称胎位。枕先露以枕骨为指示点;面先露以颏骨为指示点;臀先露以骶骨为指示点;肩先露以肩胛骨为指示点。依指示点与母体骨盆入口前、后、左、右、横的关系而有不同的胎位。如枕先露时,枕骨位于母体骨盆左前方,为枕左前位。其中枕左前(LOA)、枕右前(ROA)为正常胎方位(表 3-2)。

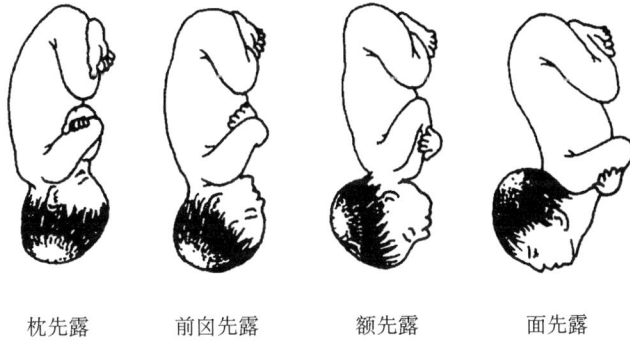

枕先露　　　　前囟先露　　　　额先露　　　　面先露

图 3-7　胎先露——头先露的种类

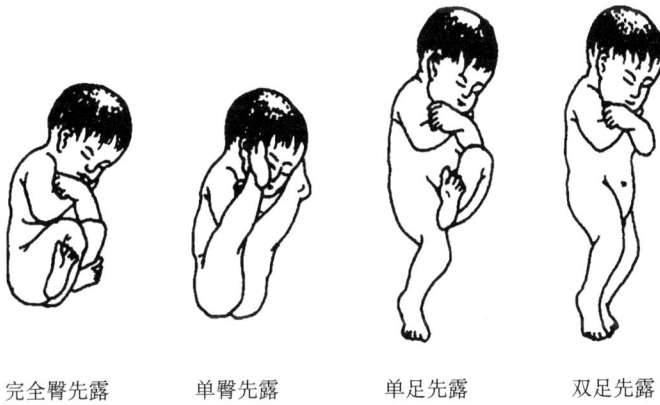

完全臀先露　　　单臀先露　　　　单足先露　　　　双足先露

图 3-8　胎先露——臀先露的种类

表 3-2　胎产式、胎先露、胎方位的关系及种类

胎产式	胎先露		胎方位
纵产式 (99.75%)	头先露 (95.75%~97.75%)	枕先露 (95.55%~97.55%)	枕左前(LOA)枕左横(LOT)枕左后(LOP) 枕右前(ROA)枕右横(ROT)枕右后(ROP)
		面先露 (0.2%)	颏左前(LMA)颏左横(LMT)颏左后(LMP) 颏右前(RMA)颏右横(RMT)颏右后(RMP)
	臀先露 (2%~4%)		骶左前(LSA)骶左横(LST)骶左后(LSP) 骶右前(RSA)骶右横(RST)骶右后(RSP)
横产式 (0.25%)	肩先露 (0.25%)		肩左前(LScA)肩左后(LScP) 肩右前(RScA)肩右后(RScP)

第四节　妊娠期妇女的护理

　　某女士妊娠32周,近来偶尔有小腿抽筋,便秘及痔疮加重,有时踝部水肿,休息后可好转。产前检查:血压120/86mmHg,宫底高度耻上30cm,腹部四步触诊宫底部的胎儿部分圆而硬、有浮球感,腹部右侧平坦饱满,左侧大小不等易变形,耻骨联合上方的先露部软而宽、不规则,胎心音在脐右上方最清楚,心率150次/分。骨盆测量:髂棘间径25cm,髂嵴间径27cm,骶耻外径18cm,坐骨结节间径8cm,坐骨棘间径9cm。实验室检查:血红蛋白100g/L,尿蛋白阴性。

　　分析:该孕妇是什么胎产式、胎先露和胎方位? 该孕妇的检查结果哪些正常? 哪些异常? 如何对该孕妇进行护理和健康指导? 应让孕妇何时再来检查?

　　通过定期产前检查,可以了解母儿的健康状况和需求,并及早发现、治疗和护理异常情况。产前检查从确诊早孕开始,首次产前检查时间在6~8周为宜。妊娠20~36周每4周查1次,妊娠37周以后每周检查1次,共9~11次。凡属高危妊娠者,应酌情增加产前检查次数。

【护理评估】

(一)病史

1. 个人资料　首次产前检查应询问孕妇的姓名、年龄、婚龄、职业、籍贯、地址及联系方式等。

　　(1)年龄:年龄过小容易发生难产;年龄大于35岁的高龄初产妇,容易并发妊娠期高血压疾病、产力异常、产道异常等,先天缺陷儿的发生率也明显增高,应予以重视。

　　(2)职业:了解是否接触过可导致流产或胎儿畸形的放射线或毒性物质(如铅、汞、苯、有机磷农药及一氧化碳中毒等)。

2. 月经史及婚育史　询问月经初潮年龄、月经周期、经期。婚育史包括初婚年龄,丈夫健康状况,既往妊娠、分娩情况,了解有无流产、早产、死胎、死产史,有无产后出血史等。

3. 既往病史　重点了解有无高血压、糖尿病、心脏病、肝、肾疾病、血液病、传染病等病史;有无剖宫产和其他手术史,了解家族中有无遗传性疾病史和精神病史。

4. 本次妊娠经过　了解本次妊娠早孕反应出现的时间、严重程度,有无病毒感染史及用药情况,胎动开始时间,妊娠过程中有无头痛、头晕、心悸、气短、阴道流血及下肢水肿等症状。

5. 推算预产期(EDC)　询问平时月经情况和末次月经日期(LMP)。从末次月经第1天算起,月份减3或加9,日期加7即为预产期(EDC)。如末次月经第1天是2013年12月15日,预产期应为2014年9月22日。实际分娩日期与推算的预产期相差1~2周。如孕妇只知农历日期,应先换算成公历再推算预产期。如记不清末次月经的日期或平时月经不规则,可根据早孕反应出现的时间、初感胎动时间以及子宫底高度和胎儿大小等加以估计。

(二)全身检查

　　观察发育、营养、精神状态、身高及步态;检查心、肺等重要脏器有无异常;检查乳房发育情况及乳头有无平坦、凹陷;注意检查脊柱及下肢有无畸形;腹壁及下肢有无水肿;每次产前检查均应测量孕妇的体重和血压并记录。正常孕妇血压不应超过 140/90mmHg。妊娠晚期孕妇每周体重增加不超过 500g,超过者应注意有无隐性水肿。

(三)产科检查

包括腹部检查、骨盆测量、阴道检查、肛查及绘制妊娠图。

1. **腹部检查**　孕妇排尿后,仰卧于检查床上,头部稍抬高露出腹部,双腿略屈曲外展,腹肌放松。检查者站在孕妇右侧。

(1)视诊:观察腹形及大小,腹壁有无妊娠纹、手术瘢痕和水肿。若有羊水过多、巨大儿、双胎等可致腹部过大。腹部过小、子宫底过低者,应考虑胎儿生长受限、孕周是否推算错误。若有骨盆狭窄时孕妇腹形为尖腹,多见于初产妇,或为悬垂腹,多见于经产妇。

(2)触诊:注意腹壁肌肉的紧张度、羊水量的多少及子宫肌的敏感度。

①测量宫底高度和腹围:用手测子宫底高度,也可用软尺测耻骨联合上方至子宫底的弧形长度;腹围测量是用软尺过脐或腹部最膨隆处绕腹一周的长度。

②四步触诊法(图 3-9):通过四步触诊检查了解子宫大小、胎产式、胎先露、胎方位及胎先露是否衔接。

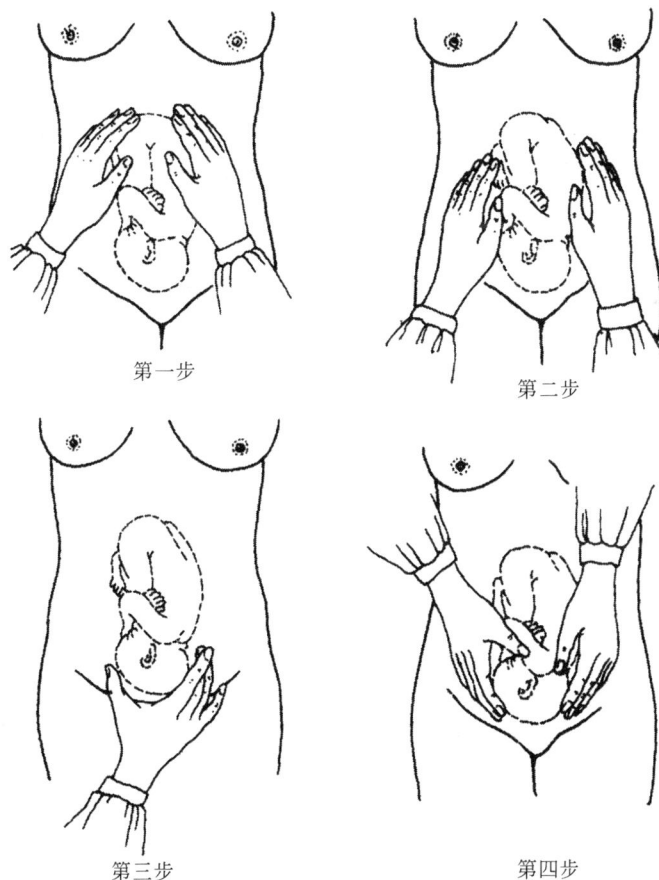

第一步　　　　　　第二步

第三步　　　　　　第四步

图 3-9　产科四步触诊法

第一步：检查者双手置于孕妇的子宫底部，了解子宫外形，手测宫底高度，估计宫底高度与孕周是否相符，再以双手指腹交替轻推，分辨宫底处的胎儿部分，圆而硬有浮球感的为胎头，宽而软且形状不规则为胎臀。判断宫底的高度及宫底部的胎儿部分。

第二步：检查者两手分别置于孕妇的腹部左右两侧，一手固定，另一手轻轻深按检查，两手交替进行触诊，若触及平坦饱满的部分为胎背，高低不平的部分为胎儿的肢体。分辨胎背及四肢的位置。

第三步：检查者右手拇指与其余四指分开，置于孕妇的耻骨联合上方握住胎先露部，进一步查清是胎头或胎臀，并左右推动确定胎先露是否衔接，若胎先露部仍可以左右移动，表示尚未衔接入盆；若已衔接，则胎先露部不能被推动。了解胎先露及先露是否衔接。

第四步：检查者面向孕妇的足端，两手分别置于胎先露部的两侧，向骨盆入口方向轻轻摇晃并向下深按，复核先露部的诊断是否正确，并确定先露部入盆的程度。核对先露部及其入盆程度。

（3）听诊：妊娠18～20周可在孕妇腹壁听到胎心音，胎心音在靠近胎背侧上方的孕妇腹壁听得最清楚。妊娠24周前胎心音多在脐下正中或略偏左（右）处听到，24周后根据胎方位选择不同部位听取：枕先露胎心音听诊部位在脐下左或右侧；臀先露胎心音听诊部位在脐上方左或右侧；肩先露在脐下方听诊最清晰（图3-10）。

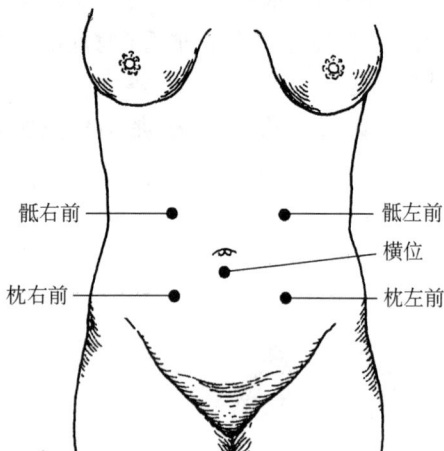

图3-10　胎心音听诊的位置

骶右前　　骶左前　　横位　　枕右前　　枕左前

2. 骨盆测量　包括外测量和内测量，可了解骨产道情况，以判断胎儿能否经阴道分娩。

（1）骨盆外测量：于首次产前检查时进行。

①髂棘间径：孕妇取伸腿仰卧位，测量两侧髂前上棘外缘间的距离（图3-11），正常值为23～26cm。

②髂嵴间径：孕妇取伸腿仰卧位，测量两侧髂嵴外缘间最宽的距离（图3-12），正常值为25～28cm。

以上两径线可以间接推测骨盆入口横径的长度。

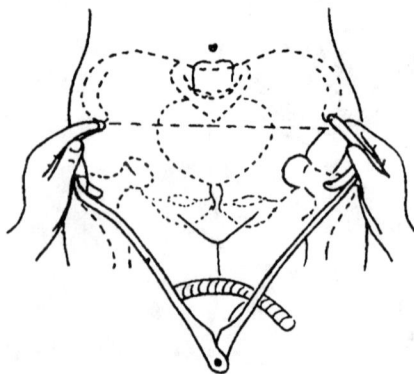

图3-11　测量髂棘间径

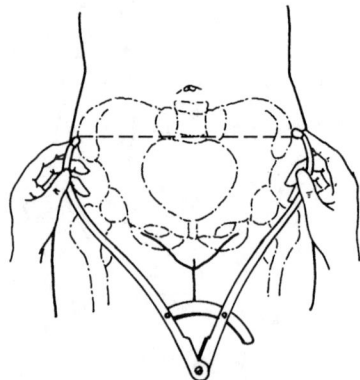

图3-12　测量髂嵴间径

③骶耻外径:孕妇取左侧卧位,右腿伸直左腿屈曲,测量耻骨联合上缘中点至第 5 腰椎棘突下(相当于腰骶部米氏菱形窝的上角或髂嵴最高点与脊柱交点下 1.5cm 处)的距离(图 3-13),正常值为 18~20cm。此径线可间接推测骨盆入口前后径长度,是骨盆外测量中最重要的径线。

④坐骨结节间径:又称出口横径。孕妇取仰卧位,两腿屈曲双手抱膝。测量两侧坐骨结节内侧缘间的距离(图 3-14),正常值为 8.5~9.5cm,平均 9cm。

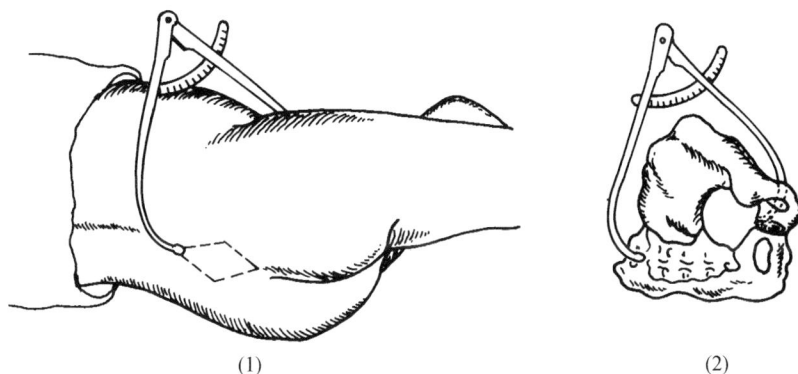

（1）　　　　　　　　　　　　　　（2）

图 3-13　测量骶耻外径

⑤耻骨弓角度:用两手拇指尖斜着对拢,放于耻骨联合下缘,左、右两手拇指平放在耻骨降支的上面,测量两拇指之间的角度即为耻骨弓角度。正常为 90°,<80°为异常(图 3-15)。耻骨弓角度可反映骨盆出口横径的宽度。

(2)骨盆内测量:适用于骨盆外测量有狭窄者。在妊娠 24~36 周会阴较松弛且不易引起感染时进行。检查时孕妇取膀胱截石位,常规消毒外阴,检查者须戴无菌手套并涂以润滑剂。

①骶耻内径:又称对角径,为耻骨联合下缘中点至骶骨岬上缘中点的距离,正常为 12.5~13cm,可间接推测骨盆入口前后径长度,此值减去 1.5~2cm 称为真结合径长度。测量方法是检查者将一手的示指、中指伸入阴道,用中指指尖触到骶岬上缘中点,示指上缘紧贴耻骨联合下缘,用另一手标记接触点,抽出阴道内的手指,测量中指尖至此接触点的距离即为骶耻内径。若测量时阴道内的中指尖触不到骶骨岬表示此径线>12.5cm(图 3-16)。

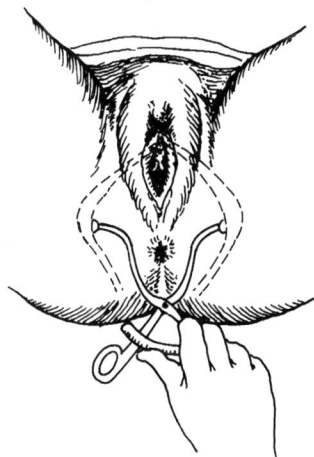

图 3-14　测量坐骨结节间径

②坐骨棘间径:测量两侧坐骨棘间的距离,正常值为 10cm。测量方法是检查者将一手示指、中指伸入阴道内,分别触及两侧坐骨棘,估计其间的距离。

3. 阴道检查　妊娠早期孕妇初诊时应行双合诊检查,了解软产道及内生殖器有无异常。在妊娠最后 1 个月以及临产后,应避免不必要的阴道检查。如需要阴道检查,应严格消毒外阴、阴道后进行,以防发生感染。

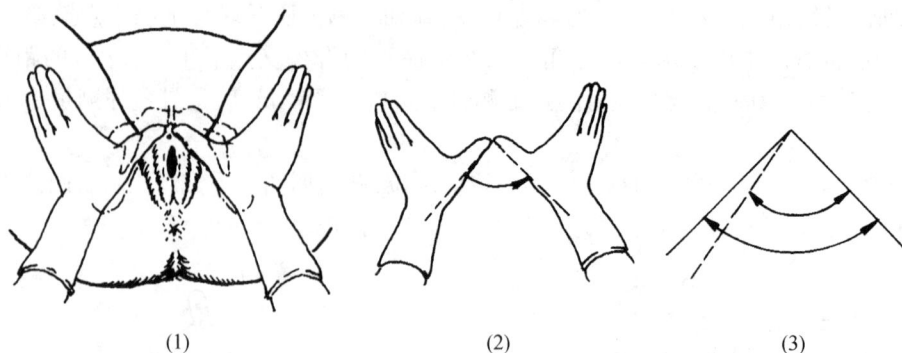

(1)　　　　　　　　　(2)　　　　　　　　　(3)

图 3-15　测量耻骨弓角度

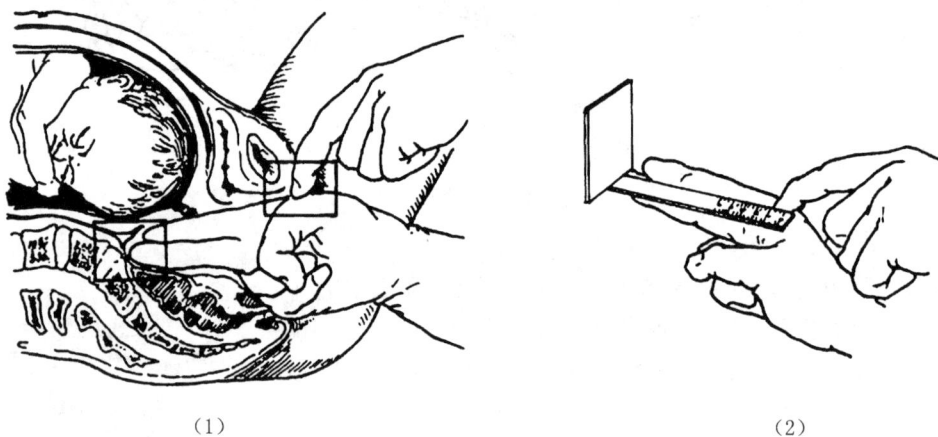

（1）　　　　　　　　　　　　　　（2）

图 3-16　测量骶耻内径

重点提示

　　首次产前检查的时间是确诊早孕时。预产期的计算方法是依据末次月经的第 1 天按公式计算;骶耻外径<18cm 提示骨盆入口平面狭窄,坐骨棘间径<10cm、坐骨结节间径<8cm、耻骨弓角度<90 度,提示中骨盆及出口平面狭窄。

　　4. 肛门检查　必要时可通过肛门检查了解胎先露、坐骨棘间径、坐骨切迹宽度、骶骨前面弯曲度及骶尾关节活动度等情况。

　　5. 绘制妊娠图　将各项检查结果如血压、体重、宫高、腹围、胎位、胎心率等检查结果,绘成曲线图,即为妊娠图,其中宫高曲线是妊娠图中最重要的曲线,观察其动态变化,及早发现及处理孕妇或胎儿的异常情况。

　　(四)辅助检查

　　妊娠期间应做血常规、尿常规、血型、血糖、肝功能、心电图、B 型超声、胎心监护等,如有异常按需要进行其他相关检查。

(五) 心理状况

重点评估孕妇对妊娠的态度及接受程度,随着预产期的到来,密切注意孕妇对分娩的态度及看法,有无过分担心分娩将产生的痛苦、分娩过程母儿的安危,担心婴儿的性别是否被家人所接受。同时还要评估其丈夫对此次妊娠的态度,家庭经济情况及支持程度,孕妇在家庭的角色等。

【护理诊断/问题】

1. **焦虑**　与担忧自身及胎儿的安全和健康,害怕不能胜任母亲角色等因素有关。

2. **知识缺乏**　缺乏妊娠期保健知识。

【护理措施】

1. **心理护理**　孕妇良好的心理有助于产后母亲角色的完善,护理人员应及时了解妊娠期孕妇及家庭成员的心理变化,提供心理支持,帮助孕妇清除不良情绪。为确保孕妇及胎儿安全地度过妊娠期及分娩期,指导孕妇学习产科护理方面的知识,阅读有关书籍,使整个妊娠期保持最佳的健康状况。在妊娠过程中,孕妇必须及时调整自己,以适应胎儿的成长。指导孕妇经常抚摸腹部并与胎儿讲话,保持心情舒畅,丈夫及家庭成员要多关心、帮助、宽慰孕妇。

2. **加强孕期保健知识教育**

(1)合理营养:孕妇膳食要多样化,以易消化吸收、清淡为宜,避免吃辛辣刺激性食物。以普通米、面、优质蛋白、新鲜水果及各种蔬菜为主,保证胎儿发育、分娩及哺乳的需要。注意摄取足够的钙、铁、磷、锌、碘及维生素。

(2)活动与休息:一般孕妇可正常工作到妊娠 28 周,28 周后应适当减轻工作,避免重体力劳动和值夜班,每日保证 8~9h 睡眠及 1~2h 午休。妊娠中、晚期卧床休息时应多取左侧卧位。

(3)衣着与卫生:衣着要宽松舒适,避免穿高跟鞋,以免引起身体重心前移腰椎过度前凸而导致腰背疼痛。妊娠期间汗腺、皮脂腺分泌旺盛,应勤洗澡,以淋浴为宜,避免盆浴,以防污水进入阴道而引起感染。

3. **症状护理**

(1)早孕反应:出现早孕反应时,应少量多餐,避免油腻或有特殊气味的食物。严重者应及时去医院就诊,遵医嘱服用维生素 B_1、B_6 等药物。

(2)尿频、尿急:于妊娠前 3 个月和妊娠后 3 个月明显,为妊娠期的生理变化,无需特殊处理,但需排除泌尿、生殖道感染。

(3)白带增多:若排除生殖道感染,即为妊娠期生理现象,可嘱孕妇每日用温开水清洗外阴,勤换内裤,保持外阴清洁,禁忌阴道灌洗。

(4)下肢静脉曲张及水肿:嘱孕妇注意休息,抬高下肢,避免两腿交叉和站立过久,以促进静脉回流。如下肢水肿明显或经休息后不消退,应及时检查,警惕妊娠高血压综合征的发生。

(5)便秘:嘱孕妇养成每日定时排便的习惯,每日清晨饮一杯温开水,注意多摄取含水分和纤维素高的食物,适当运动。不能随意使用泻药,以免引起流产或早产。

(6)下肢痉挛:妊娠后期孕妇常发生腓肠肌痉挛,夜间发作较重。指导孕妇增加钙和维生素 D 的摄入。注意腿部保暖,避免疲劳。发生下肢肌肉痉挛时,嘱孕妇做腿部的背屈动作以伸展痉挛的肌肉,并给予局部热敷、按摩,以缓解痉挛。

(7)腰背痛:指导孕妇保持正确的站、走、坐的姿势,穿平底鞋,睡硬板床,尽量避免弯腰工作,定期做产前运动。若腰背痛明显者,应及时查找原因。

(8)仰卧位低血压综合征:指导孕妇取左侧卧位休息,避免长时间仰卧位睡眠,一旦发生,立即改成左侧卧位,症状可自然消失。

(9)生理性贫血:孕妇应适当增加含铁丰富的食物,如动物的肝脏、瘦肉、蛋黄、豆类等。如铁的摄入量不足,易导致缺铁性贫血。如病情需要补充铁剂时,最好用水果汁送服,以促进铁的吸收。

(10)失眠:坚持每天户外活动,如散步。睡前梳头,温水洗足,喝热牛奶帮助入睡。

4. 健康指导

(1)乳房护理:妊娠24周后用温水清洗乳头,用软毛巾擦干,在乳头上涂上油脂,以防产后哺乳时发生乳头皲裂。乳头内陷者应尽早经常捏起乳头向外牵拉,以免日后婴儿吸奶困难。

(2)性生活指导:整个妊娠期间应节制性生活,在妊娠12周以前和32周以后应避免性生活,以免引起流产、早产、胎盘早剥、胎膜早破及感染等。

(3)避免感染,合理用药:孕妇所居环境应清洁卫生,妊娠期间少去公共场所,不与患者接触,家中避免养猫、狗等动物,防止弓形虫病及病毒感染的机会。避免接触放射线、汞、铅等有害物质。禁忌烟酒、吸毒,避免被动吸烟。妊娠期间用药应慎重,特别是妊娠初期的8周是胚胎组织器官分化、发育的关键时期,若必须用药时,应在医生指导下选择对胚胎、胎儿无害的药物。

(4)妊娠期自我监护:胎动、胎心变化是孕妇自我监护胎儿宫内情况的一种重要手段。若2h的胎动数在6次或以上,说明胎儿情况良好,若2h内胎动数<6次,或下降超过50%而不能恢复者,应考虑胎儿宫内缺氧,须及时就医。教会家庭成员听胎心音及进行胎心率计数,正常胎心率为110~160次/分,若胎心率<110次/分或>160次/分,提示胎儿缺氧,须立即左侧卧位、吸氧,及时就诊。

(5)识别异常症状:孕妇如出现阴道流血,寒战发热,头痛、头晕、眼花、胸闷、心悸、气短,阴道突然流水,胎动突然减少等症状时,应及时到医院就诊。

(6)胎教:胎教是为孕妇创造良好的内、外环境,有计划、有目的地促进胎儿身心健康成长所采取的各项保健措施。孕妇在妊娠期可抚摸腹部与胎儿交谈,听优美、轻松、愉快的音乐,进行"母子对话"等,通过母体促进胎儿大脑和神经系统功能尽早地成熟,为出生后的继续教育奠定下良好基础。

(7)分娩准备指导:向孕妇介绍分娩的临床经过、所需时间、配合要求等知识,使孕妇掌握分娩的一般知识,做好分娩前的心理、身体准备。指导孕妇及其家庭成员于妊娠后期备齐孕妇及新生儿所需物品,选择好分娩医院和到达医院的交通工具以及联络方式。如出现腹痛或阴道流水,应立即平卧,迅速送往医院。

讨论与思考

1. 说出胎儿的附属物,简述胎盘的结构和功能。

2. 某女士,妊娠28周,妊娠期间无异常情况出现,请问该孕妇在妊娠期生殖系统和血液循环系统各发生了哪些主要的变化?

3. 某女士28岁,已婚,平时月经规律,现停经42d,体温37.4℃,主诉晨起恶心,呕吐,尿频,考虑最大可能是什么?依据有哪些?此时最有价值的辅助检查是什么?

4. 某女士 29 岁,月经 5~6/40~45d,末次月经 2014 年 4 月 9 日,现妊娠 32 周,超声检查,胎儿较孕龄小 2 周左右。腹部四步触诊子宫呈纵椭圆形,在子宫底部触及圆而硬的胎头,胎背在母体右侧,在脐上右侧听诊胎心音最清楚,145 次/分。怎样推算她的预产期? 该孕妇的预产期是什么时候? 是哪种胎位?

5. 妊娠期常见的症状有哪些? 如何护理?

（韩桂芬）

第 **4** 章

分娩期妇女的护理

学习要点

1. 影响分娩的四因素。
2. 枕先露的分娩机制。
3. 先兆临产、临产诊断与产程分期。
4. 分娩期各产程的临床经过与护理措施。

第一节　影响分娩的因素

妊娠满28周及以后，胎儿及其附属物由母体娩出的过程称分娩。妊娠满28周至不满37周间分娩称为早产；妊娠满37周至不满42周间分娩，称为足月产；妊娠满42周及其以后分娩，称为过期产。

影响分娩的因素为产力、产道、胎儿及产妇的精神心理因素。四个因素均正常且相互适应协调，胎儿能顺利经阴道自然娩出，称为正常分娩。

一、产　　力

将胎儿及其附属物从子宫腔内逼出的力量称产力。产力包括子宫收缩力、腹肌及膈肌收缩力和肛提肌收缩力。

(一)子宫收缩力

子宫收缩力(简称宫缩)是分娩的主要力量，贯穿于分娩全过程。临产后规律的宫缩能促使子宫颈管缩短消失、子宫颈口扩张、胎先露下降及胎儿胎盘娩出。正常宫缩具有节律性、对称性和极性、缩复作用3个特点。

1. 节律性　宫缩的节律性是临产的主要标志。临产后子宫呈规律性收缩并伴有疼痛，故有"阵痛"之称。每次收缩由弱逐渐增强(进行期)，维持一定时间(极期)，再由强逐渐减弱(退行期)，最后消失(间歇期)，再出现下一次宫缩(图4-1)。宫缩反复交替，直至分娩结束。临产后随着产程的进展，宫缩由弱到强，宫缩持续时间由临产开始30s逐渐延长达1min，间歇期由5~6min缩短至1~2min。子宫腔的压力在临产初期升至25~30mmHg，进入第一产程末达 40~60mmHg,第二产程时高达 100~150mmHg,间歇期子宫腔压力仅 6~12mmHg。

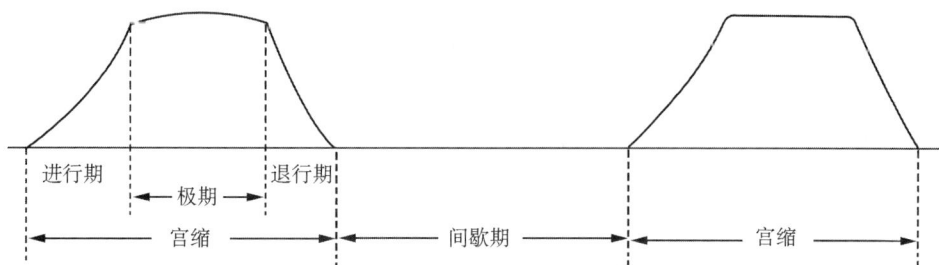

图 4-1　节律性宫缩

宫缩时子宫肌壁血管受压,子宫胎盘血液循环暂时受阻,使胎儿血液循环供应减少,胎心率变慢;间歇时子宫肌纤维松弛,胎盘绒毛间隙血流恢复正常,宫缩的节律性使胎儿、母体血液循环得以恢复,有利于气体和营养物质的交换。

2. 对称性和极性　正常宫缩起自两侧子宫角部(起搏点),以微波形式迅速向子宫底中线集中,左右对称,再以 2cm/s 速度向子宫下段扩散,约 15s 均匀达到整个子宫,此为子宫收缩的对称性。宫缩以子宫底部最强、最持久,向下逐渐减弱,子宫底部宫缩的强度约为子宫下段的 2 倍,此为子宫收缩的极性(图 4-2)。

3. 缩复作用　宫缩时,子宫体部肌纤维缩短变宽,间歇时肌纤维松弛,但不能完全恢复到原来的长度,较前略短,称为缩复作用。此作用使子宫上段肌层逐渐增厚变短,子宫下段拉长变薄,子宫腔容积逐渐缩小,迫使胎先露不断下降及子宫颈管缩短直至消失。

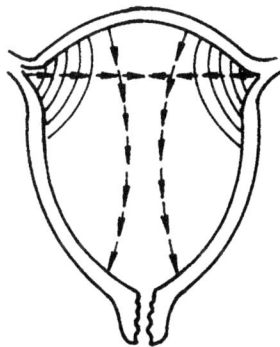

图 4-2　子宫收缩的对称性和极性

(二)腹肌及膈肌收缩力(统称腹压)

腹肌及膈肌收缩力是第二产程时娩出胎儿的主要辅助力量。子宫颈口开全后,随宫缩前羊水囊或胎先露下降,压迫盆底组织和直肠,反射性引起产妇排便动作,产妇表现主动用力向下屏气,腹肌、膈肌强力收缩使腹压增加,协同宫缩促使胎儿娩出。在第三产程可迫使剥离后的胎盘娩出。腹压应在第二产程并配以宫缩运用最有效,过早使用易引起子宫颈水肿甚至发生产妇体力衰竭,出现产程延长。

(三)肛提肌收缩力

第二产程中,肛提肌收缩力能协助胎头在盆腔完成内旋转,当胎头枕部露于耻骨弓下时能协助胎头完成仰伸及娩出;第三产程协助胎盘由阴道娩出。

重点提示

子宫收缩力是临产后的主要产力;正常宫缩具有节律性、对称性和极性、缩复作用;腹肌及膈肌收缩力是第二产程时娩出胎儿的主要辅助力量。肛提肌收缩力能协助胎头在盆腔完成内旋转及仰伸。

二、产　道

产道是胎儿娩出的通道,分骨产道和软产道两部分。

(一)骨产道

见第 2 章第一节女性生殖系统解剖。

(二)软产道

由子宫下段、子宫颈、阴道及骨盆底软组织所构成的弯曲通道。

1. **子宫下段的形成**　子宫峡部非孕时长约 1cm,在妊娠 12 周后向下扩展,妊娠晚期被逐渐伸展、拉长形成子宫下段。临产后规律宫缩使子宫下段拉长达 7~10cm,肌壁变薄成为软产道的一部分(图 4-3)。由于子宫肌纤维的缩复作用,子宫上段的肌壁越来越厚,子宫下段的肌壁被牵拉而伸展变薄,使子宫上、下段的肌肉厚薄不同,在两者间的子宫腔面形成一环状隆起,称为生理缩复环。此环正常情况下腹部不易见到。

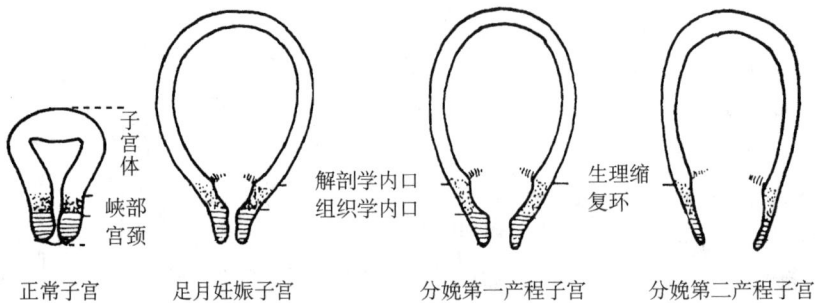

正常子宫　　足月妊娠子宫　　分娩第一产程子宫　　分娩第二产程子宫

图 4-3　子宫下段形成和子宫颈口扩张

2. **子宫颈的变化**

(1)子宫颈管消失:临产前子宫颈管长 2~3cm,临产后由于规律宫缩牵拉及前羊膜囊对子宫颈的压力,使子宫颈内口的肌纤维向上牵拉,子宫颈管形如漏斗状,此时子宫颈外口变化不大,随之子宫颈管逐渐变短、消失而展平。初产妇多是子宫颈管先消失,子宫颈口再扩张;经产妇多是子宫颈管消失与子宫颈口扩张同时进行,所以临床产程初、经产妇所需时间不同(图 4-4)。

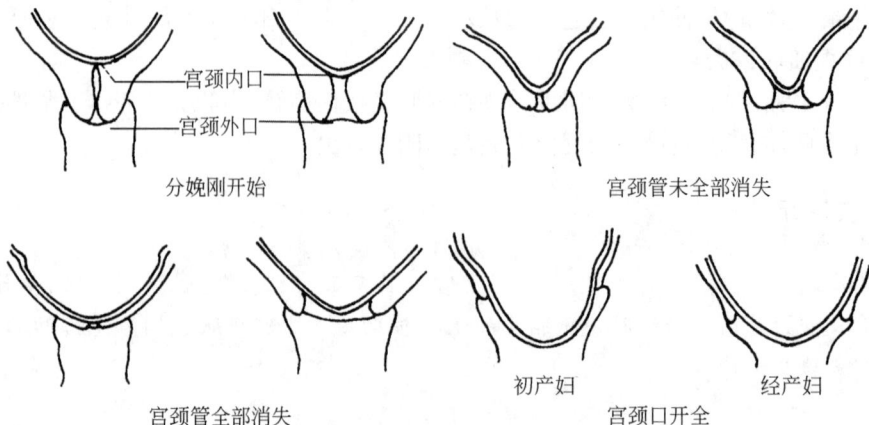

分娩刚开始　　　　　　　　宫颈管未全部消失

宫颈管全部消失　　　　初产妇　　　　经产妇
　　　　　　　　　宫颈口开全

图 4-4　子宫颈管消失与子宫颈口扩张

（2）子宫颈口扩张：临产前，初产妇的子宫颈外口仅容一指尖，经产妇能容一指。临产后在宫缩作用下，前羊膜囊及破膜后胎先露共同协助对子宫颈的压迫，向上牵拉使子宫颈外口逐渐扩张，直径达 10cm 时即子宫颈口开全，足月胎头方能通过。

> **重点提示**
>
> 　　子宫峡部妊娠 12 周后逐渐伸展拉长，妊娠末期达 7~10cm，形成子宫下段；初产妇子宫颈管先消失宫颈口后扩张，经产妇子宫颈管消失与宫颈口扩张同时进行。

　　3. 阴道、骨盆底及会阴的变化　临产后前羊膜囊及胎先露下降先将阴道上部撑开，破膜后胎先露部下降直接压迫骨盆底和扩张阴道，使软产道下段形成一个向前弯曲的管道，前壁短后壁长（图 4-5）。阴道黏膜皱襞展平使腔道加宽，会阴被胎先露扩张，会阴体由 5cm 变薄到 2~4mm，以利于胎儿通过，分娩时若保护会阴不当，易造成会阴裂伤。

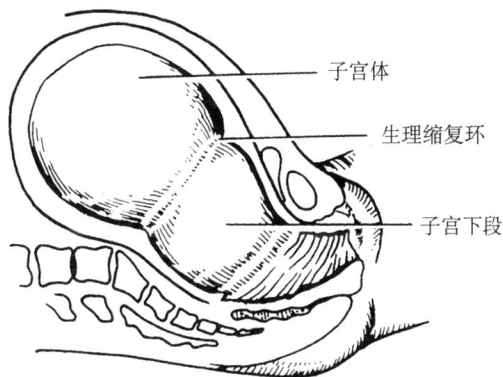

图 4-5　软产道在临产后的变化

三、胎　儿

胎儿能否顺利通过产道，取决于胎儿的大小、胎位及有无造成分娩困难的胎儿畸形。

（一）胎头颅骨

胎头是胎体的最大部分，也是胎儿通过产道最困难的部分。胎头由 2 块额骨、颞骨、顶骨及 1 块枕骨构成。颅骨间缝隙称颅缝，两顶骨之间为矢状缝，顶骨与额骨之间为冠状缝，枕骨与顶骨之间为人字缝，颞骨与顶骨之间为颞缝，两额骨间为额缝。胎头前方颅缝汇合处菱形空隙称前囟门（大囟门），胎头后方三角形空隙称后囟门（小囟门）（图 4-6）。

（二）胎头径线

1. 双顶径　是胎头最大横径，为两顶骨隆突间的距离。妊娠足月时平均 9.3cm，临床常用 B 超检测判断胎儿大小。

2. 枕额径　为鼻根至枕骨隆突间的距离。妊娠足月时平均 11.3cm。枕先露以此径线衔接。

重点提示

胎头颅缝与囟门均有软组织覆盖,使骨板有一定活动余地,使胎头具有一定可塑性,在分娩过程中,胎儿通过产道受到挤压时,颅骨轻度重叠,使头颅变形,缩小头颅体积,有利于胎头的娩出。矢状缝和囟门可判断胎方位。

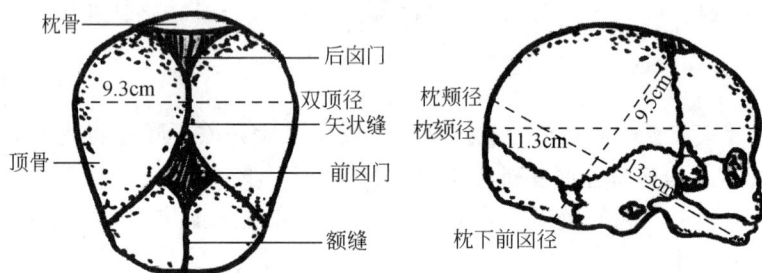

图4-6 胎头颅骨、颅缝、囟门及径线

3. 枕下前囟径 又称小斜径。为前囟中央至枕骨隆突下方的距离。妊娠足月时平均9.5cm。胎头俯屈后以此径线通过产道。

4. 枕额径 又称大斜径。为颏骨下方中央至后囟顶部的距离,妊娠足月时平均13.3cm。

重点提示

B型超声测量双顶径可估计胎儿大小;分娩时胎头以枕额径衔接,完成俯屈后以枕下前囟径通过骨盆出口娩出。

(三)胎位

纵产式时,胎体纵轴与骨盆轴相一致,胎儿可通过产道。头先露时,由于分娩过程中胎头颅骨轻度重叠,使胎头变形,头颅体积缩小,容易通过产道;臀先露时,小且软的臀部先娩出,阴道扩张不充分,使后出胎头无变形机会致娩出困难;肩先露时,胎体纵轴与骨盆轴垂直,足月胎儿不能通过产道。

(四)胎儿畸形

即使产力及产道因素均正常,胎儿畸形或胎体过大如脑积水、联体儿、巨大儿等,也有可能发生难产。

四、精神心理因素

临产后的产妇,对医护人员、医院环境陌生、孤独,担心胎儿畸形、对胎儿性别不理想,出血、疼痛、难产是否有生命危险等原因而焦虑、恐惧,极易影响到正常宫缩。分娩虽是生理现象,但对于产妇确实是一种持久而强烈的应激源,产妇不良精神心理因素能使机体产生一系列变化,如心率加快,呼吸急促,过度换气等导致宫缩乏力、胎先露下降及子宫颈口扩张缓慢,使产妇体力衰竭、产程延长,引起子宫胎盘缺血缺氧,同时也促使产妇内分泌发生变化使血压升高,出现胎儿宫内窘迫。目前开展的导乐陪伴分娩,允许丈夫、家人或有经验的人员在分娩全程陪护,可使产妇解除紧张恐惧心理,保持良好的精神状态,顺利度过分娩期。导乐陪伴分娩能缩短产程,降低剖宫产率,减少围生期母儿患病率等。

第二节　枕先露的分娩机制

分娩机制是指胎儿先露部随着骨盆各平面的不同形态,被动地进行一系列适应性转动,以其最小径线通过产道的过程。临床上以枕左前位最多见,故以枕左前位为例阐述分娩机制。

(一) 衔接

胎头双顶径进入骨盆入口平面,颅骨最低点接近或达到坐骨棘水平,称为衔接或入盆。初产妇在预产期前1~2周内衔接,经产妇在分娩开始后衔接。正常情况下,胎头呈半俯屈状态,以枕额径衔接,由于枕额径大于骨盆入口前后径,骨盆腔左后方有乙状结肠占据,故胎头矢状缝多衔接于骨盆入口右斜径上,胎头枕骨在骨盆左前方(图4-7),临床以枕左前位多见。

(二) 下降

胎头沿骨盆轴前进的动作称下降,贯穿于分娩的全过程,呈间歇性。宫缩时胎头下降,间歇时胎头又稍回缩。临床上以观察胎头下降的程度作为判断产程进展的重要标志。

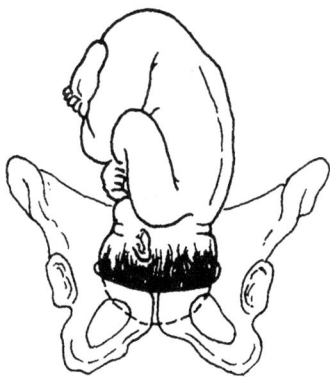

图4-7　胎头衔接

(三) 俯屈

胎头继续下降至骨盆底时,遇到肛提肌阻力,借杠杆作用胎头即发生俯屈,使下颏靠近前胸,由胎头衔接时的枕额径(11.3cm)变成枕下前囟径(9.5cm),以最小径线适应产道继续下降。

(四) 内旋转

胎头围绕骨盆纵轴旋转,使矢状缝与中骨盆及骨盆出口前后径相一致的动作称为内旋转。当胎头下降到达骨盆底时,为适应中骨盆及出口平面前后径大于横径的特点,枕部因肛提肌的收缩被推向阻力小、部位宽的骨盆前方,枕左前位的胎头向前旋转45°,后囟转到耻骨弓下。胎头在第一产程末完成内旋转动作。

(五) 仰伸

完成内旋转后,当胎头到阴道外口时,宫缩和腹压的力量迫使胎头继续下降,肛提肌反射性收缩又将胎头向前推进,两者的协力作用使胎头枕部达耻骨联合下缘时,以耻骨弓为支点,使胎头逐渐仰伸,胎头的顶、额、鼻、口及颏相继由会阴前缘娩出。

(六) 复位及外旋转

胎头娩出后,为使胎头与胎肩恢复正常解剖关系,胎头枕部向左旋转45°,称为复位。胎头娩出时,胎儿双肩径沿左斜径进入骨盆入口,胎肩在盆腔内继续下降,前肩向前向中线旋转45°,使胎儿双肩径与骨盆出口前后径一致,胎头枕部在胎肩内旋转的带动下继续向左旋转45°,以保持胎头与胎肩的正常关系称外旋转。

(七)胎肩及胎体娩出

胎头完成外旋转后,胎儿前肩在耻骨弓下先娩出,随即后肩从会阴前缘娩出,然后胎体、臀部、下肢全部娩出(图4-8),完成分娩全过程。

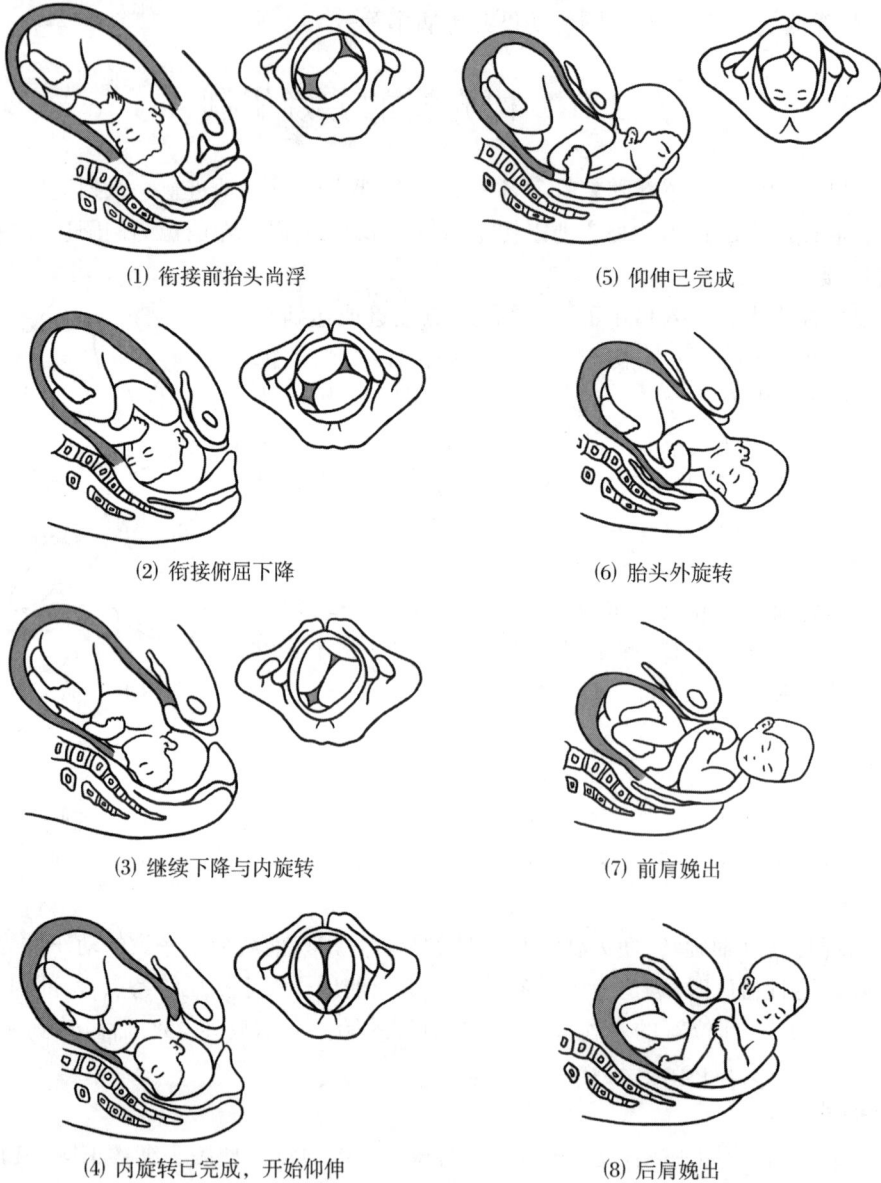

(1) 衔接前抬头尚浮

(5) 仰伸已完成

(2) 衔接俯屈下降

(6) 胎头外旋转

(3) 继续下降与内旋转

(7) 前肩娩出

(4) 内旋转已完成,开始仰伸

(8) 后肩娩出

图4-8 枕左前位分娩机制

第三节　先兆临产、临产的诊断与产程分期

(一)先兆临产

分娩发动之前,孕妇出现预示不久将临产的症状,称为先兆临产。

1. **假临产**　在分娩前 1~2 周,孕妇自觉腰酸伴有不规则宫缩,持续时间短(<30s),间歇期长且不规律,宫缩强度不增加;子宫颈管无缩短及子宫颈口不扩张;常在夜间出现,清晨消失;给予强镇静药物能抑制宫缩。

2. **胎儿下降感**　又称轻松感。多数初产妇在分娩前 2~4 周有胎儿下降感,自觉上腹部受压感消失,进食量增多、呼吸轻快,系因胎先露入盆,宫底下降的缘故。此时子宫底降至妊娠 32 周高度。

3. **见红**　在临产前 24~48h,因子宫不规则收缩牵拉子宫下段引起子宫颈内口附近的胎膜与该处的子宫壁分离,毛细血管破裂,有少量出血与子宫颈管黏液混合排出,称"见红"。是分娩即将开始比较可靠的征象。

(二)临产的诊断

临产开始的标志为规律且逐渐增强的子宫收缩,持续约 30s,间歇 5~6min,并伴有子宫颈管消失、子宫颈口扩张和胎先露下降。

(三)总产程及产程分期

分娩全过程是从规律宫缩开始至胎儿、胎盘娩出,称为总产程。临床分为 3 个产程。

1. **第一产程(子宫颈扩张期)**　从规律宫缩开始至子宫颈口开全。初产妇需 11~12h,经产妇需 6~8h。

2. **第二产程(胎儿娩出期)**　从子宫颈口开全至胎儿娩出。初产妇需 1~2h,经产妇需数分钟或 1h。

3. **第三产程(胎盘娩出期)**　从胎儿娩出至胎盘娩出。需 5~15min,一般不超过 30min。

第四节　分娩的临床经过及护理

> ⊞ **案例分析**
>
> 26 岁,G_1P_0,妊娠 39 周,阵发性腹痛 2h 入院待产。检查:宫缩 40s/5~6min,枕左前位,胎心率 140 次/分,宫口开大 2cm,胎膜未破,骨盆外测量正常。
>
> 分析:该产妇进入到了第几产程? 产程进展是否顺利? 如何进行护理?

一、第一产程的临床经过与护理

【临床经过】

1. **规律宫缩**　产程开始时,宫缩持续时间短(约 30s)且弱,间歇期较长(5~6min)。随着产程进展,持续时间逐渐变长(50~60s),且强度不断增加,间歇期缩短(2~3min)。当子宫颈口近开全时,宫缩持续时间可长达 1min 或以上,间歇期仅 1~2min。

2. **子宫颈口扩张** 不断增强的宫缩迫使子宫颈口扩张与胎先露下降。初产妇宫颈口扩张的规律是先慢后快,可分为潜伏期和活跃期。

(1)潜伏期:从规律性宫缩开始至宫颈口开大3cm,初产妇约需8h,最大时限为16h。此期特点为宫颈口扩张慢,胎先露下降不明显。

(2)活跃期:从宫颈口开大3cm至宫颈口开全,初产妇约需4h,最大时限为8h。此期特点为宫颈口扩张迅速,胎先露下降明显加快。

3. **胎先露下降** 伴随宫缩和宫颈口扩张,胎先露逐渐下降。临床上以坐骨棘作为判断胎先露下降的标志。胎头颅骨最低点平坐骨棘时,用"0"表示;在坐骨棘上1cm时,用"-1"表示;在坐骨棘下1cm时,用"+1"表示,以此类推(图4-9)。

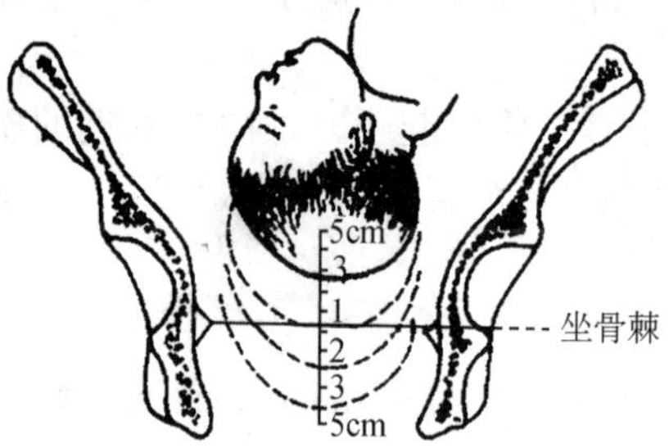

图4-9 胎先露下降程度判断

4. **胎膜破裂** 宫缩时,子宫腔压力增高,胎先露部下降将羊水阻断为前、后两部,在先露部前面的羊水不多,约为100ml,称为前羊水,形成的前羊水囊有助于扩张子宫颈口。宫缩继续加强,当羊膜腔内压力增加到一定程度时胎膜自然破裂。正常破膜多发生在子宫颈口近开全时,如临产前胎膜破裂则为胎膜早破。

【护理评估】

1. **健康史** 重点了解本次妊娠情况,有无妊娠合并症或并发症,有无阴道流血或胎膜破裂等。记录规律宫缩开始的时间,了解宫缩的强度与频率、骨盆大小、胎先露、胎方位及胎心音等。

2. **身体状况** 观察生命体征,听诊心肺有无异常,评估皮肤有无水肿。了解宫缩持续时间、间歇时间及强度;宫颈口扩张及胎先露下降情况;破膜与否及羊水颜色及性状;胎心率变化。正确评估产妇对疼痛的耐受性,有利于无痛分娩技术的实施。

3. **辅助检查** 用胎儿监护仪了解胎心率的变化与宫缩、胎动的关系,可判断胎儿在宫内的安危状态。

4. **心理状况** 注意评估产妇对住院环境陌生、面临分娩能否顺利、新生儿的性别及健康状况等问题时的态度及应对方式,家庭和社会的支持程度,产妇紧张和焦虑的程度,能否听从护理人员解释、指导、安排及配合分娩护理。

【护理诊断/问题】

1. **知识缺乏** 缺乏分娩的相关知识。

2. **疼痛** 与子宫收缩及宫颈扩张有关。

3. **潜在并发症** 产力异常、胎儿窘迫。

【护理措施】

1. **一般护理**

(1)减轻疼痛,促进舒适:①提供良好的环境,减少不良刺激,向产妇及家属耐心讲解分娩的生理经过,增强产妇对自然分娩的信心;②提供分娩过程中的相关信息,促使产妇在分娩过程中密切配合,顺利完成分娩;③指导产妇在宫缩时深呼吸,若产妇腰骶部疼痛时,可用手拳压迫腰骶部,也可听音乐或谈话,以转移注意力,减轻其疼痛感。

(2)生活护理:①清洁卫生,协助产妇擦汗、沐浴、保持外阴干燥;②补充能量,鼓励少量多餐,进食高热量、易消化、清淡饮食,注意补充足够水分,保持水、电解质平衡;③活动与休息,胎膜未破、宫缩不强者,鼓励在室内适当活动,以促进宫缩,利于宫口扩张和胎先露下降。提供良好的环境,取左侧卧位休息;④排尿与排便,鼓励产妇 2～4h 排尿 1 次,排尿困难者可给予导尿,以免膀胱过度充盈,影响宫缩及胎头下降。

(3)灌肠:初产妇子宫颈口扩张<4cm、经产妇子宫颈口扩张<2cm,可给予温肥皂水灌肠,防止分娩时排便污染产道,同时可反射性刺激子宫收缩有助产程的进展。

重点提示

对有异常情况如阴道流血、胎头未衔接、胎位异常、胎膜早破、有剖宫产史、胎儿窘迫、妊娠期高血压疾病及妊娠合并心脏病,初产妇宫口扩张>4cm、经产妇宫口扩张>2cm、宫缩过强估计 1h 内分娩等应禁忌灌肠。

2. 严密观察产程

(1)观察生命体征:临产后宫缩时血压升高 5～10mmHg,间歇时恢复原状,产程中每隔4～6h 测量 1 次;体温达到 37.5℃以上、脉搏>100 次/分、血压升高等应及时报告医生给予处理。

(2)观察宫缩:护理人员将一手放在产妇腹壁上,感觉宫缩时子宫体隆起变硬,间歇时宫体松弛变软。定时连续观察并记录宫缩持续时间、间歇时间及强度,有条件者也可用胎儿监护仪描记宫缩曲线。

(3)勤听胎心音:胎心听诊器包括普通听诊器、木制胎心听诊器和电子胎心听诊器。胎心音听取应在宫缩间歇时,潜伏期每 1～2h,活跃期每 15～30min 听 1 次,每次听诊 1min,并记录在产程记录单上。也可进行胎心音监护,将测量胎心率的探头置于胎心音最响亮的部位,固定于腹壁上,观察胎心率的变异及其与宫缩、胎动的关系。正常胎心率 110～160/min,子宫收缩时胎心率变慢,宫缩后胎心率迅速恢复。若宫缩后胎心率不能恢复或胎心率<110 次/分或>160 次/分,均提示胎儿窘迫,应给予及时处理。

(4)观察宫口扩张与胎先露下降:临产后在宫缩时进行肛查,临产初期每 4h 检查 1 次,宫缩较频者或经产妇一般 2h 检查 1 次。若肛查不清楚,在严格消毒下行阴道检查,次数不宜过多。

(5)绘制产程图:将肛查或阴道检查的宫口扩张与胎先露下降情况绘制成产程图(图 4-10),以便及时记录检查结果,观察产程进展,及早处理异常情况。产程图的横坐标为临产的时间(h),左侧纵坐标为宫口扩张程度(cm),右侧纵坐标为胎先露下降程度(cm)。

3. 胎膜破裂的护理　一旦胎膜破裂,立即听胎心音,观察羊水的性状、颜色和量,记录胎膜破裂时间。若为头先露,羊水颜色呈黄绿色或棕黄色,提示胎儿窘迫,应给予及时处理。胎膜破裂超过 12h 未分娩者,应遵医嘱给予抗生素预防感染。

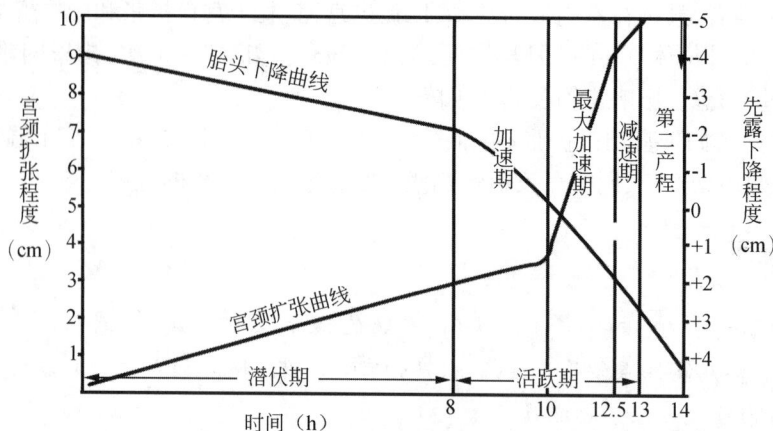

图 4-10 产程图

二、第二产程的临床经过与护理

【临床经过】

宫口开全后,胎膜多已自然破裂,宫缩频率和强度加强,每次持续时间1min或以上,间歇期仅 1~2min,当胎先露降至骨盆出口压迫盆底组织时,产妇出现向下屏气用力、排便感。随着产程进展,会阴渐膨隆变薄,肛门括约肌松弛。宫缩时胎头露出阴道口,间歇期又缩回阴道内,称胎头拨露。当胎头双顶径越过骨盆出口,宫缩间歇时胎头不再回缩称胎头着冠。着冠后胎头枕骨于耻骨弓下开始仰伸,胎儿额、鼻、口、颏部相继娩出,随之胎头复位、外旋转、胎肩、胎体顺利娩出,羊水随之涌出,宫底下降至脐平(图4-11)。

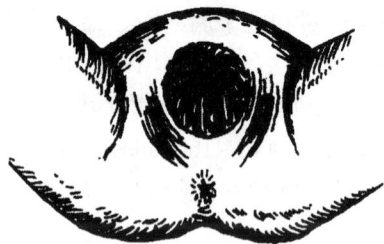

图 4-11 胎头着冠

【护理评估】

1. 健康史 了解产妇的生命体征、产程进展情况、胎儿宫内情况及第一产程的经过、处理及护理。

2. 身体状况 了解宫颈口开全的时间,宫缩持续时间、间歇时间,胎心率及羊水的性状与颜色,询问产妇有无排便感,观察胎头拨露情况,评估会阴条件,根据胎儿大小,判断是否需行会阴切开术。

3. 辅助检查 用胎儿监护仪监测胎心率,及时发现异常情况并处理。

4. 心理状况 产妇常因体力消耗过大而感到恐惧和无助,因腹痛和担心胎儿安危急于结束分娩而焦虑不安,家属也常表现出紧张不安的情绪。

【护理诊断/问题】

1. 知识缺乏 缺乏正确使用腹压的知识。

2. 急性疼痛 与宫缩及会阴部伤口有关。

3. 有母儿受伤的危险 与会阴裂伤、胎儿窘迫、新生儿窒息或产伤等有关。

【护理措施】

1. 一般护理　安慰和鼓励产妇,协助喂水、擦汗等生活护理,及时提供产程进展信息,以缓解其紧张和恐惧的心理。

2. 指导产妇正确使用腹压　子宫颈口开全后,让产妇取膀胱截石位,双足蹬在产床上,两手紧握产床把手,宫缩时深吸一口气屏住,然后如解大便样向下用力以增加腹压。宫缩间歇期,嘱产妇全身放松安静休息,宫缩再现时,重复同样的屏气动作配合宫缩加速产程进展。

3. 观察产程进展　密切观察宫缩强度及频率;勤听胎心音,每 5~10min 听 1 次,必要时用胎儿监护仪连续监测胎心变化,发现胎心异常应立即处理,尽快娩出胎儿以免发生胎儿宫内窘迫。

4. 做好接产准备

(1)物品准备:包括高压灭菌产包、外阴冲洗和消毒所用器械、消毒液、新生儿吸痰管、衣服、包被等。

(2)产妇外阴准备:初产妇宫口开全,经产妇宫口开大 4cm 且宫缩规律有力时,应将产妇送产房。冲洗消毒方法:①产妇仰卧于产床,两腿屈曲分开露出外阴部,臀下放置便盆,用一把无菌卵圆钳夹消毒纱布一块蘸软肥皂液擦洗外阴,顺序是大阴唇、小阴唇、阴阜、大腿内上 1/3、会阴及肛门周围;②用干纱球盖住阴道口,然后用温开水由上到下,由外向内冲洗;③最后用 0.5% 聚维酮碘消毒。取下阴道口纱球和臀下便盆,臀下铺消毒无菌巾。外阴清洁消毒顺序见图 4-12。

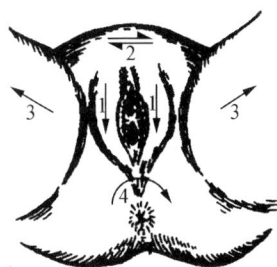

图 4-12　外阴冲洗与消毒顺序

(3)接生人员准备:接生人员按无菌操作常规洗手消毒、穿手术衣和戴无菌手套,打开产包,铺好无菌巾,作好接生准备。

5. 接产方法　有仰卧位接生法、坐位或半坐位接生法、水下接生法。通常采用仰卧位接生法。

(1)评估会阴条件:接产时如发现产妇会阴部水肿、过紧或胎儿过大、急产,估计分娩时会阴撕裂不可避免,或母儿有病理情况急需结束分娩,为缩短第二产程,避免会阴裂伤,应行会阴切开术。

(2)接产要领:保护会阴的同时,协助胎头俯屈,让胎头以最小径线(枕下前囟径)在宫缩间歇期缓慢通过阴道口。

(3)接生步骤:当胎头拨露致阴唇后联合紧张时,开始保护会阴。接生者站在产妇的右侧,用一块无菌巾垫在会阴部,右肘支撑在产床上,右手拇指与其余四指分开,用手掌大鱼际肌托住会阴,宫缩时向上向内方托压,同时左手轻压胎头枕部协助胎头俯屈使胎头缓慢下降。宫缩间歇时放松,以免压迫过久引起会阴水肿。当胎头枕部在耻骨弓下露出时,左手按分娩机制协助胎头仰伸,此时若宫缩过强,应嘱产妇张口哈气解除腹压,让产妇在宫缩间歇期稍向下屏气,使胎头缓慢娩出。胎头娩出后,右手继续保护会阴,左手自胎儿鼻根向下颏挤压,挤出口鼻内的黏液和羊水,然后协助胎头复位、外旋转。继而左手向下轻压胎儿颈部使前肩娩出,再上托胎颈使后肩从会阴前缘缓慢娩出。双肩娩出后,方可松开保护会阴的右手,双手协助胎体及下肢娩出(图 4-13)。

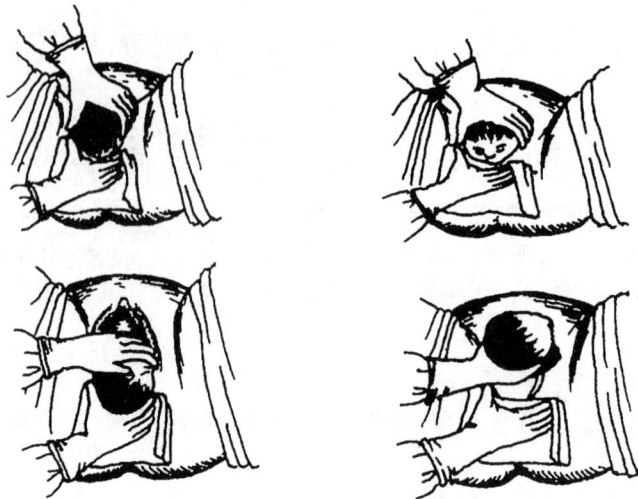

图 4-13　保护会阴协助胎儿娩出

（4）脐带绕颈的处理：当胎头娩出时，若发现脐带绕颈 1 周且较松者，可用手将脐带顺肩上推或沿胎头滑下；若脐带绕颈较紧或绕颈 2 周以上者，可用两把止血钳夹住颈区脐带，在两钳之间剪断脐带，注意勿伤及胎颈（图 4-14）。松解脐带后，再协助胎儿娩出。

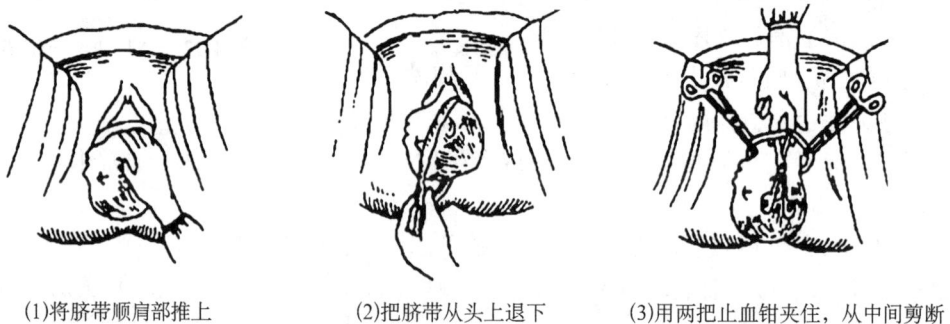

(1)将脐带顺肩部推上　　　(2)把脐带从头上退下　　　(3)用两把止血钳夹住，从中间剪断

图 4-14　脐带绕颈的处理

三、第三产程的临床经过与护理

【临床经过】

1. 胎盘剥离　胎儿娩出后，子宫底降至脐平，宫缩暂停，数分钟后宫缩重现，此时子宫腔容积明显缩小，因胎盘不能相应缩小，与子宫壁发生错位而剥离，随着子宫收缩胎盘完全剥离而娩出。

胎盘剥离的征象：①宫体变硬呈球形，宫底升高达脐上；②阴道口外露的脐带自行延长；③阴道少量流血；④用手掌尺侧在产妇耻骨联合上方轻压子宫下段时，子宫体上升而外露脐带不再回缩（图 4-15）。

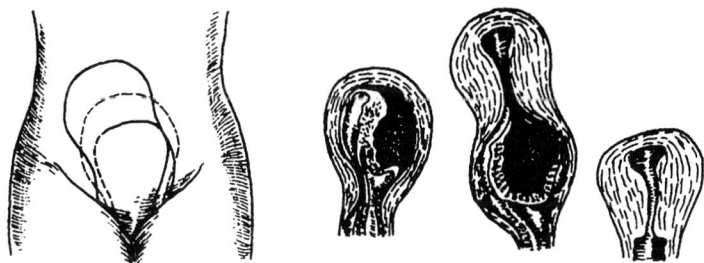

图 4-15 胎盘剥离时子宫的形状

重点提示

胎盘剥离征象未出现之前,切忌用手按揉下压子宫或过早牵拉脐带,以免引起胎盘剥离不全而出血,甚至造成子宫翻出。确定胎盘已完全剥离,方可协助胎盘娩出。

2. 胎盘娩出 有两种方式。①胎儿面先娩出:较多见,胎盘从中央向周围剥离,特点是胎盘先排出,后见阴道流血,出血量少。②母体面先娩出:较少见,胎盘从边缘开始剥离,特点是先有阴道流血,后排出胎盘,出血量较多。

【护理评估】

1. 身体状况

(1)母亲:①了解宫缩的情况,有无出现胎盘剥离征象,有无阴道流血,注意出血量、颜色;②评估胎盘胎膜是否完整,有无胎盘小叶缺损或胎膜残留。评估胎盘边缘有无断裂血管,判断是否有副胎盘;③评估会阴伤口情况,有无切口延伸或软产道裂伤;④分娩结束后产妇留在分娩室内观察 2h,重点评估子宫收缩情况、宫底高度、阴道流血量、生命体征等。

(2)新生儿:①新生儿出生后 1min 内,进行 Apgar 评分,用于判断新生儿有无窒息及窒息的程度(表 4-1);②测新生儿身长、体重,检查体表有无畸形。

2. 辅助检查 根据产妇及新生儿情况选择必要的检查。

3. 心理状况 评估产妇对新生儿性别、健康、外形是否满意,能否接受新生儿,有无进入母亲角色。

【护理诊断/问题】

1. 潜在并发症 新生儿窒息、产后出血。

2. 急性疼痛 与宫缩、会阴损伤有关。

【护理措施】

1. 新生儿护理

(1)清理呼吸道:新生儿娩出后应及时用吸痰管清除口腔和鼻腔的黏液及羊水,以免发生吸入性肺炎。若确认呼吸道通畅而仍未啼哭时,可用手轻拍新生儿足底以刺激啼哭,新生儿大声啼哭后即可处理脐带。

(2)Apgar 评分:根据新生儿出生后 1min 内的心率、呼吸、肌张力、喉反射及皮肤颜色 5 项体征为依据,按新生儿Apgar评分法进行评分(表4-1),判断有无新生儿窒息及窒息程度,每项为0~2分,满分10分。8~10分为正常,4~7分为轻度窒息,0~3分为重度窒息。缺氧严重者应在出生5min、10min再次评分,直至连续两次评分均≥8分。

表4-1 新生儿Apgar评分

体 征	0分	1分	2分
每分钟心率	0	<100次	≥100次
呼吸	0	浅慢且不规则	佳
肌张力	松弛	四肢稍屈曲	四肢活动好
喉反射	无反射	有些动作	咳嗽、恶心
皮肤颜色	全身苍白	躯干红、四肢青紫	全身红润

(3)处理脐带:结扎脐带的方法有气门芯法、棉线结扎法、脐带夹、血管钳等方法。①棉线结扎法。新生儿娩出后,用两把止血钳在距脐轮10~15cm处夹住脐带,两钳相间2~3cm,在其中间剪断。用75%乙醇消毒脐带根部及脐轮周围,用无菌粗棉线在距脐轮0.5cm处结扎第一道,再在结扎线上0.5cm处结扎第二道,注意要扎紧,防止脐带出血,又要避免用力过度造成脐带断裂。在第2道结扎线上0.5cm处剪断脐带,用无菌纱布挤出残余血液。再用5%聚维酮碘溶液或20%高锰酸钾消毒脐带断面,注意药液不可接触新生儿皮肤,以免发生皮肤灼伤。最后脐带断面用无菌纱布覆盖,再用脐绷带包扎。②气门芯法:将栓有丝线的气门芯消毒后套入止血钳,用止血钳距脐根0.5cm处钳夹脐带,在钳夹上端0.5cm处剪掉脐带,牵引气门芯上短线,套于止血钳下的脐带上,取下止血钳,挤出脐带残端血后消毒包扎。处理脐带时应注意新生儿保暖。

(4)新生儿护理:擦净新生儿足底胎脂,在新生儿病历上打上新生儿足印与母亲的指印。对新生儿进行详细体格检查,测量身长及体重,注意有无畸形;在新生儿包被和手腕带上系好手签,写明母亲姓名和床号、住院号及新生儿性别、体重、出生时间、分娩方式等,将新生儿抱给母亲进行母乳喂养,让母亲将新生儿抱在怀中进行早吸吮。

2. 协助胎盘胎膜娩出 确定胎盘已完全剥离后,于宫缩时让产妇向下屏气,接产者以左手拇指置于子宫前壁,其余4指放在子宫后壁,握住子宫底并按压,右手同时轻拉脐带协助胎盘娩出。当胎盘娩出至阴道口时,接生者以双手捧住胎盘,向一个方向旋转并缓慢向外牵拉,协助胎盘胎膜完整剥离娩出(图4-16),在胎膜排出过程中发现胎膜有部分断裂时,可用止血钳夹住断裂上段的胎膜,继续向原方向旋转,直至胎膜完整娩出。胎盘胎膜娩出后,按摩子宫以刺激子宫收缩、减少出血,同时注意观察、测量和记录出血量。

3. 检查胎盘胎膜 将脐带提起先检查胎膜是否完整,再检查胎盘胎儿面边缘有无血管断裂,以便及早发现副胎盘。再将胎盘铺平,观察母体面胎盘小叶有无缺损。若疑有副胎盘、胎盘小叶或大块胎膜残留时,应在无菌操作下徒手入宫腔取出残留组织。如确认仅有少量胎膜残留,可给予宫缩剂待其自然娩出,但应严密观察阴道流血情况。

4. 检查软产道 胎盘娩出后,应仔细检查产妇会阴、小阴唇内侧、尿道口周围、阴道、阴道穹隆及子宫颈有无裂伤,若有裂伤应立即缝合。

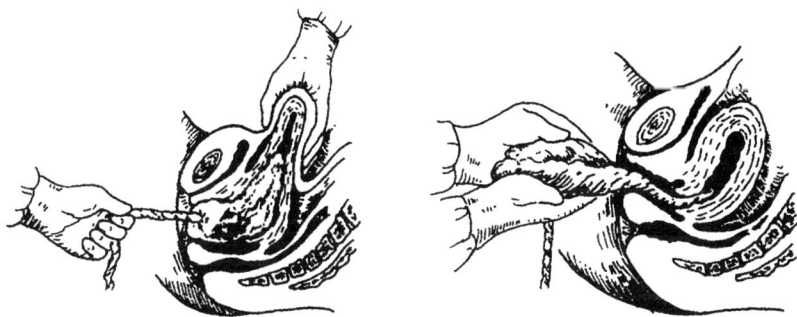

图 4-16　协助胎盘娩出

5. 预防产后出血　正常分娩时出血量一般在 150~300ml, 不超过 300ml。对容易引起宫缩乏力者(如多胎、多产、羊水过多、巨大儿、滞产等)或有产后出血史者,可在胎儿前肩娩出时静脉注射缩宫素 10U, 也可在胎儿前肩娩出后立即肌内注射缩宫素 10U 或缩宫素 10U 加于 0.9%氯化钠注射液 20ml 内静脉注射。如胎盘未完全剥离而出血多时,应行人工剥离胎盘术。胎盘娩出后宫缩不良出血较多时,可用麦角新碱肌内注射 0.2~0.4mg 或经下腹部直接注射入子宫肌壁内,或用缩宫素 10~20U 加入 5% 葡萄糖液 500ml 静脉滴注。若第三产程超过 30min, 胎盘仍未娩出但出血不多时,可排空膀胱后轻压子宫及静脉注射子宫收缩剂,仍不能使胎盘娩出时,应行手取胎盘术。

6. 产后 2h 的护理　留产妇在产房观察 2h, 注意宫缩情况,子宫底高度,膀胱充盈程度,阴道流血量,会阴及阴道有无血肿等,并观察生命体征,无异常者送回病房休息。若产妇自觉肛门坠胀,应进行肛查排除阴道后壁血肿;阴道流血量虽不多,但宫缩不良而宫底上升者,表示宫腔内积血,可挤压子宫底排出积血,并给予宫缩剂;充盈的膀胱可影响宫缩引起产后出血,应鼓励产妇排尿,产后 6h 不能排尿者,要及时处理,必要时导尿。

重点提示

　新生儿的首要护理措施是清理呼吸道;根据新生儿出生后 1min 内的心率、呼吸、肌张力、喉反射及皮肤颜色 5 项体征,按新生儿 Apgar 评分法进行评分,判断有无新生儿窒息及窒息程度;产后出血多发生在产后 2h 内,要注意观察宫缩情况,子宫底高度,膀胱充盈程度,阴道流血量,会阴及阴道有无血肿等。

7. 护送母婴入"母婴同室"　宜及早促进母子间的互动,帮助产妇进入母亲角色,产后 30min 可将新生儿抱给母亲进行第一次哺乳,吸吮乳头,建立母子情感。

讨论与思考

1. 何谓分娩?影响分娩的因素有哪些?
2. 临产的诊断标志是什么?分娩过程是如何分期的?
3. 胎头在分娩机制中为什么要采取俯屈的动作?

4. 接生人员在第一产程如何进行产程的观察？

5. 新生儿 Apgar 评分的体征有哪些？如何判断新生儿窒息的程度？

6. 如何进行产时外阴冲洗和消毒？

7. 胎盘剥离的征象有哪些？

8. 产后 2h 留产房观察的目的和主要内容有哪些？如何预防产后出血？

9. 病例分析。初产妇，妊娠 40 周，临产 10h。肛查：头先露，子宫颈口已开全，S^{+4}，胎膜未破，胎心率 134 次/分，宫缩 60s/min。

(1)对该产妇如何进行产程的观察？

(2)新生儿娩出后如何护理？

(3)产后 2h 观察的内容有哪些？

（梁　静）

第 **5** 章

产褥期妇女的护理

学习要点

1. 产褥期产妇的生理变化。

2. 产褥期产妇的护理评估、护理措施。

第一节　产褥期妇女的生理与心理变化

案例分析

某女士,26 岁。两天前会阴侧切分娩一男活婴,体重3 600g。现偶感下腹阵发性疼痛,阴道有血性分泌物,无异味,会阴伤口红肿,无分泌物,双乳无肿胀。

分析:该产妇可能是什么情况? 应采取哪些护理措施?

产妇全身各器官(除乳腺外)从胎盘娩出至恢复或接近正常非孕状态所需的时间,称为产褥期,一般为 6 周。

产褥期间,产妇身体的每一个系统特别是生殖系统有较大的生理变化,同时,伴随着新生儿的出生,产妇及其家庭也面临着心理和社会的适应过程。了解这些变化对做好产褥期的保健,保障母婴健康极其重要。

一、生 理 变 化

(一)生殖系统

1. 子宫

(1)子宫体:胎盘娩出后子宫体逐渐恢复至非孕状态的过程称为子宫复旧,主要表现为子宫体肌纤维的缩复和子宫内膜的再生。胎盘娩出后,子宫体随肌纤维的缩复逐渐缩小,子宫底每日下降 1~2cm,于产后 1 周缩小至妊娠 12 周大小,产后 10d 降至骨盆腔,产后 6 周左右恢复至非孕期大小;同时,子宫胎盘附着面缩小一半,开放的螺旋小动脉和静脉窦压缩变窄,出血逐渐减少。子宫内膜基底层逐渐再生,约于产后 3 周形成新的功能层,胎盘附着部位的子宫内膜修复则需至产后 6 周。

(2)子宫下段:分娩后,子宫下段逐渐收缩,约于产后 6 周恢复为子宫峡部。

(3)子宫颈:胎儿娩出后,子宫颈皱起如袖口状;于产后 2~3d,宫口可容 2 指;产后 7~10d 宫颈内口关闭;产后 4 周左右宫颈基本恢复正常。但由于分娩时宫颈多在 3 点和 9 点处发生轻度裂伤,故宫颈外口由产前的圆形变为产后的"一"字形。

2. 阴道、外阴和盆底组织

(1)阴道:由于胎儿的压迫,分娩时阴道腔扩大,阴道壁水肿、松弛,黏膜皱襞减少甚至消失。分娩后阴道壁的张力逐渐恢复,阴道腔逐渐缩小,约于产后 3 周黏膜皱襞重新出现,但至产褥期结束阴道仍不能恢复原有的紧张度。

(2)外阴和盆底组织:产后外阴可出现轻度水肿,于产后 2~3d 逐渐消退。会阴裂伤或缝合后的会阴切口,一般于产后 3~5d 愈合。因分娩时的过度扩张,盆底肌肉及其筋膜弹性减弱,甚至出现部分肌纤维断裂,若产褥期过早参加体力劳动可导致阴道壁膨出或子宫脱垂。

(二)乳房

乳房的主要变化为泌乳。产后产妇体内的雌、孕激素水平迅速下降,解除了对腺垂体催乳激素的抑制,乳房开始分泌乳汁。乳汁分泌的关键因素是婴儿频繁有效的吸吮,此外,还与产妇的营养、情绪、睡眠及健康状况有关。

产后 7d 以内分泌的乳汁称为初乳,量少,淡黄色,富含丰富的蛋白质、分泌型 IgA、矿物质等,极易消化吸收;产后 7~14d 分泌的乳汁为过渡乳,乳量增多,脂肪和乳糖含量逐渐增多,蛋白质含量逐渐减少;产后 14d 以后分泌的乳汁为成熟乳,脂肪和乳糖进一步增多,蛋白质含量进一步减少。初乳和成熟乳中均含大量免疫球蛋白。由于多数药物可经母亲血液渗入乳汁,故哺乳期用药应慎重。

(三)血液循环系统

1. 血容量　产后最初 3d,由于子宫缩复及胎盘循环停止,大量血液从子宫涌入体循环,同时妊娠期潴留的水分回吸收入血循环,使血容量增加 15%~25%,因此产后 72h 内产妇心脏负担明显加重,于产后 2~3 周血容量逐渐恢复至未孕状态。

2. 凝血系统　产褥早期血液仍处于高凝状态,有利于产后止血。纤维蛋白原、凝血酶、凝血酶原于产后 2~3 周恢复正常。

3. 血细胞　生理性贫血于产后 2~6 周得以纠正;白细胞计数于产褥期早期仍较高,2 周后降至正常;红细胞沉降率于产后 3~4 周恢复正常。

(四)消化系统

由于失血及产时体力消耗,产妇常于产后 1~2d 感口渴、食欲不振。产后由于胃肠肌张力及蠕动力减弱,腹肌及盆底组织松弛,加之卧床时间长,易发生肠胀气和便秘。

(五) 泌尿系统

产后 1 周内出于血容量的增加,尿量明显增多。由于分娩时膀胱受压致使膀胱黏膜水肿、肌张力降低及会阴伤口肿痛、不习惯卧位排尿等因素,产妇容易出现尿潴留。

(六) 腹壁

腹壁部分弹性纤维断裂,腹直肌可呈不同程度的分离,腹壁明显松弛,产褥期坚持做产后保健操有利于腹壁紧张度的恢复;下腹正中色素沉着逐渐消退,腹壁紫红色的妊娠纹逐渐变成银白色。

(七) 内分泌系统

产后 1 周雌、孕激素降至未孕水平,胎盘生乳素于产后 6h 已测不出,垂体催乳素高于非孕水平。产褥期恢复排卵与月经复潮的时间因人而异。不哺乳者于产后 6~10 周月经复潮;哺乳者一般在产后 4~6 个月恢复排卵,而月经的复潮较晚,部分产妇在哺乳期月经一直不复潮。因此哺乳期妇女虽未见月经来潮却仍有受孕的可能。

二、心 理 变 化

产褥期产妇需从妊娠分娩期的疼痛、不适、焦虑中逐渐恢复,接纳新的家庭成员,形成新的家庭模式,这一过程称为心理调适。产褥期产妇的心理调适一般经历 3 个时期。

1. 依赖期　产后 1~3d。产妇疲倦,睡眠多,特别关注自己,喜欢谈分娩的细节,大部分需求需借助他人来完成,如对孩子的关心、喂奶、沐浴等。产后充分的休息、丰富的营养、丈夫及家人的关爱、医护人员的悉心指导对顺利度过此期非常重要。

2. 依赖-独立期　产后 3~14d。产妇逐渐从分娩的疲劳状态中恢复过来,开始主动地照料孩子,表现出较多的独立行为。此期因身体内分泌系统的急剧变化,加之产妇感情脆弱、太多的母亲责任、由新生儿诞生而产生爱的被剥夺感等,使产妇易产生压抑,甚至出现产后精神抑郁。及时指导和帮助产妇纠正压抑的情绪,鼓励产妇表达自己的情绪并与他人交流,家人加倍地关心照顾等,均有助于产妇平安、顺利地度过这一时期。

3. 独立期　产后 2 周~1 个月。这一时期,产妇和她的家庭逐渐变成一个系统,形成新的生活形态。但同时,产妇及其丈夫又会面临新的压力,如兴趣与需求的背离、哺育孩子、承担家务之间的矛盾,家庭与工作的矛盾等,需要医务人员及社会支持系统给予充分的指导和帮助。

第二节　产褥期妇女的护理

【护理评估】

(一) 健康史

了解产妇此次妊娠及分娩的情况,妊娠期有无妊娠并发症及合并症、分娩的方式,有无难产、产后出血量、既往健康状况等。

(二) 身体状况

1. 生命体征　产后 24h 内因产程延长、过度疲劳等因素可导致产妇体温略升高,一般不超过 38℃;产后 3~4d 可因乳房血管、淋巴管极度充盈出现"泌乳热",24h 内可降至正常;产后脉搏缓慢而规律,60~70 次/分;呼吸恢复为胸腹式呼吸,14~16 次/分;血压比较平稳。

2. 子宫底下降　胎盘娩出后,子宫收缩呈球形,子宫底在脐下 1 横指。产后第 1 天子宫底平脐,以后每日下降 1~2cm,于产后 10d 降至骨盆腔内(图 5-1),此时在耻骨联合上方已触不到子宫底。

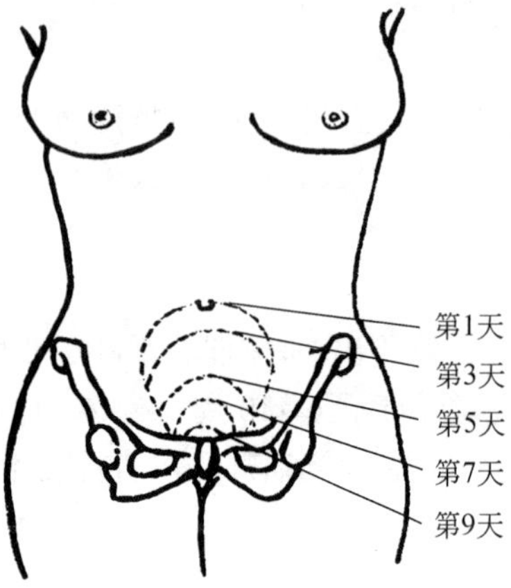

第1天
第3天
第5天
第7天
第9天

图 5-1　产后子宫复旧

3. 产后宫缩痛　产褥早期因子宫收缩引起的下腹部阵发性疼痛称为产后宫缩痛,哺乳时加重,于产后 1~2d 出现,持续 2~3d 后自然消失。

4. 恶露　产后子宫腔内的蜕膜变性脱落,与血液、宫颈黏液混合经阴道排出称为恶露。正常恶露有血腥味,持续 4~6 周,总量 250~500ml,可分为以下 3 种:

(1)血性恶露:持续 3~4d,色鲜红,含较多血液、少量胎膜及坏死蜕膜组织。

(2)浆液性恶露:持续约 10d,色淡红,含少量血液、较多坏死蜕膜组织、宫颈黏液和细菌。

(3)白色恶露:持续 2~3 周,呈白色,黏稠,主要由大量白细胞、坏死蜕膜组织、表皮细胞及细菌组成。

若宫腔内胎盘胎膜残留、子宫复旧不全或合并感染时,血性恶露持续时间长、量多且有臭味。

重点提示

产后子宫腔内的蜕膜变性脱落,与血液、宫颈黏液混合经阴道排出称为恶露。恶露分为血性恶露、浆液性恶露和白色恶露。每一种恶露的特点及持续时间不同,据此可以判断子宫的缩复情况及有无宫腔内感染。

5. 褥汗　产褥早期因皮肤排泄功能旺盛,可排出大量汗液,尤以夜间及初醒时明显,可于产后 1 周自行缓解。

6. 乳房　分娩后即有初乳分泌,哺乳后可出现乳头皲裂、乳房胀痛、乳汁量不足等现象。

7. 其他　还可出现尿潴留、便秘、会阴肿胀、伤口愈合不佳等情况。

(三)辅助检查
血、尿常规检查,B 型超声检查,必要时行药物敏感试验。

(四)心理状况
产后最初数日产妇的情绪波动较大,新生儿性别是否理想、健康状况如何、母乳喂养是否充足、休息是否充足、家属对产妇的关心是否足够等,都会对产妇的情绪产生很大的影响。注意评估有无影响心理变化的因素存在。

【护理诊断/问题】
1. 有感染的危险　与产后生殖系统防御功能下降、软产道损伤有关。
2. 尿潴留　与产后膀胱肌张力减退、会阴伤口肿痛、不习惯卧床排尿有关。
3. 便秘　与产后活动减少、饮食欠合理、肠蠕动减弱有关。
4. 母乳喂养无效　与产后疲劳、缺乏相关知识有关。

5. 焦虑　与不能适应新的家庭模式有关。

【护理措施】

1. 生活护理　产妇应保持身体的清洁,居室定时通风,及时更换会阴垫、衣物和被单,便后及哺乳前及时洗净双手。产后 1h 可进流食或半流食,之后可进普食,食物应富有营养、易消化、富含纤维素,并补充适当的维生素、铁剂和钙剂。产妇既要有充足的睡眠,又应当适量活动,24h 后便可下床活动,可做产后健身操,促进骨盆底及腹部肌肉的恢复。应避免增加腹压、过久下蹲的动作及重体力劳动,预防子宫脱垂。

2. 预防产褥感染

(1)观察生命体征:若有体温升高或脉搏增快,应注意有无感染。

(2)观察子宫复旧及恶露:每天同一时间嘱产妇排空膀胱,测量并记录子宫底的高度;观察恶露有无颜色、性状、气味的异常。若恶露有臭味且子宫有压痛,提示可能宫腔感染;若恶露持续深红色,提示可能宫缩乏力;若子宫软,恶露多,提示可能有胎盘胎膜残留。

(3)会阴护理:①产后用低浓度消毒液冲洗外阴,每日 2 次,大便后及时冲洗;②会阴部伤口缝线者,应每日检查伤口周围有无红肿、硬结、渗血及分泌物,嘱其向伤口对侧卧位,可于产后 3~5d 拆线;③会阴部有水肿者,用 50% 硫酸镁湿热敷,24h 后可用红外线照射,利于炎症的消退;④若会阴伤口感染,应及时拆线引流,并定期换药。

(4)抗生素应用:对于产程较长、胎膜早破、有宫腔内操作、阴道助产、剖宫产的产妇,可遵医嘱预防性应用抗生素。

> **重点提示**
>
> 　　会阴部常规每日冲洗 2 次,有伤口者向对侧卧位,3~5d 拆线;局部水肿者以 50% 硫酸镁湿热敷。

3. 排尿与排便的护理　鼓励产妇于产后 4~6h 内自行排尿。出现排尿困难时,首先解除产妇怕排尿引起会阴疼痛的顾虑,然后可采用听流水声、热水熏洗外阴部、热敷下腹部等方法诱导排尿,也可用新斯的明 0.5~1mg 肌内注射或穴位封闭。上述方法无效时可进行导尿并视情况留置导尿管 1~2d。应鼓励产妇及早下床活动,多食蔬菜水果,以预防便秘。已发生便秘者,可口服缓泻剂、开塞露塞肛或温肥皂水灌肠。

> **重点提示**
>
> 　　产后尿潴留的处理:①鼓励产妇排尿;②诱导排尿;③新斯的明肌内注射或穴位封闭;④导尿。

4. 乳房护理　①乳房胀痛。多为哺乳早期没有很好地做到"三早"和"按需哺乳",导致乳汁淤积所致。可于哺乳前热敷并按摩乳房,用吸奶器吸引乳汁使乳腺管通畅,也可服用散结通乳中药。②乳头皲裂。常因婴儿的含接姿势不正确所致。因此,要指导正确的哺乳姿势。

每次哺乳后,可将少量乳汁涂在乳头上;疼痛严重者可用乳头罩间接哺乳。③乳汁不足。保持产妇愉快的心情、丰富的营养、充足的休息及婴儿频繁有效的吸吮,将有利于乳汁的增加,必要时还可服用催乳的中药。④退乳。因故不能哺乳者应尽早退乳。方法有:雌激素口服,患有乙型肝炎的产妇不宜使用;炒麦芽水煎当茶饮;芒硝分装在两个纱布袋内,敷于两乳房上;溴隐亭口服,适用于已有多量乳汁分泌但需要停止哺乳者。

5. **心理护理**　倾听产妇对分娩的感受、对新家庭的想法,随时提供安慰和帮助。做好母乳喂养宣传工作,提供母乳喂养及婴儿护理知识。指导产妇丈夫及其他亲属关注产妇的心理调适过程,使产妇顺利度过心理调适期,逐渐适应新的家庭生活。

6. 健康指导

(1)产后访视与检查:出院后 3d、14d、28d 应进行产后访视,了解产妇饮食、休息、大小便、哺乳、恶露情况及新生儿健康状况,检查乳房、腹部伤口或会阴侧切伤口的愈合情况。产后 42d 产妇应与婴儿一同到医院进行产后检查,了解产妇全身各系统特别是生殖器官的恢复情况,乳房泌乳情况及新生儿喂养和生长发育情况,发现异常,及时给予指导和处理。

(2)计划生育指导:产褥期禁止性生活,以免引起产褥感染。一般于产后 42d 即开始采取避孕措施,哺乳者以工具避孕为宜,不哺乳者工具及药物避孕均可。要求绝育而无禁忌证者可于产后 24h 内行输卵管结扎术。

讨论与思考

1. 简述产褥期妇女生殖系统的主要变化。

2. 如何处理产后尿潴留?

3. 如何处理乳房异常情况?

4. 病例分析:初产妇,会阴侧切术分娩一男活婴,现为产后第 2 天,体温 36.8℃,双乳不胀,宫底位于脐下一指,宫缩好。会阴伤口无红肿,阴道中量暗红色血性分泌物,无臭味。

(1)请向产妇解释阴道的暗红色血性分泌物是什么? 可分为哪几类? 各有什么特点?

(2)对该产妇,如何实施会阴部的护理?

(张建红)

第 *6* 章

妊娠期并发症妇女的护理

学习要点

1. 流产、异位妊娠、前置胎盘、胎盘早剥的护理评估、治疗要点、护理措施。

2. 妊娠期高血压疾病的基本病理生理变化、护理评估、治疗要点、护理措施。

3. 早产、过期妊娠、羊水过多的护理措施。

4. 高危妊娠的护理评估、护理措施。

第一节　流　　产

✚ 案例分析

女性,29岁,已婚。停经60d,阴道少量出血1d,色鲜红,伴下腹轻微疼痛。妇科检查:宫口未开,子宫如孕8周大。1年前孕10周时流产1次。

分析:该孕妇的诊断是什么？治疗原则和护理要点是什么？

妊娠不足28周、胎儿体重不足1 000g而终止者,称流产。流产发生在妊娠12周前者称早期流产,发生在妊娠12周至不足28周者称晚期流产,其中80%为早期流产。

【护理评估】

(一)病因病理

染色体缺陷是早期流产的主要原因,其次,孕妇全身性疾病,如严重贫血、心力衰竭、高血压、慢性肾炎;生殖器官疾病,如子宫发育不良、子宫畸形、子宫肌瘤;黄体功能不全等都可以导致流产。

妊娠8周前的早期流产,胚胎多先死亡,随后发生底蜕膜出血,造成胚胎绒毛与底蜕膜分离、出血,已分离的胚胎组织如同异物引起子宫收缩而被排出,妊娠物可以完全排出,出血不多。妊娠8~12周时胎盘绒毛发育旺盛,流产的妊娠物不易完整排出而部分滞留在宫腔内影响子宫收缩,致使出血量较多。妊娠 12 周后胎盘已完全形成,流产时先出现子宫收缩,然后胎儿、胎盘排出。

(二)身体状况

主要症状为停经后出现阴道出血和腹痛。按流产发展的不同阶段,分为以下类型。

1. **先兆流产** 停经后先出现少量阴道出血,常为暗红色或血性阴道分泌物,无妊娠物排出,继而出现轻微腹痛。妇科检查:宫颈口未开,胎膜未破,子宫大小与停经周数相符。经休息与治疗,症状消失,可继续妊娠;若阴道出血量增多或下腹痛加重,可发展为难免流产。

2. **难免流产** 指流产不可避免。在先兆流产基础上,阴道出血量增多,阵发性下腹痛加重,或出现阴道流液(胎膜破裂)。妇科检查:宫颈口已扩张,有时可见胚胎组织或胎囊堵塞于宫颈口,子宫大小与停经周数相符或略小。

3. **不全流产** 指部分妊娠物排出体外,尚有部分残留于宫腔内,影响子宫收缩,导致大量出血,甚至发生失血性休克。妇科检查:宫颈口已扩张,宫颈口有妊娠物堵塞及持续性血液流出,子宫小于停经周数。

4. **完全流产** 指妊娠物已全部排出,阴道出血逐渐停止,腹痛消失。妇科检查:宫颈口已关闭,子宫接近正常大小。

自然流产的发展过程如下。

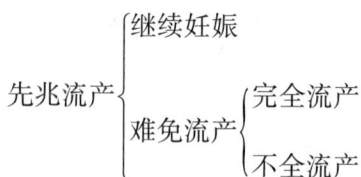

$$
先兆流产 \begin{cases} 继续妊娠 \\ 难免流产 \begin{cases} 完全流产 \\ 不全流产 \end{cases} \end{cases}
$$

5. **稽留流产** 又称过期流产,指胚胎或胎儿死亡滞留宫腔内尚未自然排出者。胚胎或胎儿死亡后子宫不再增大反而缩小,妇科检查:宫颈口未开,子宫小于停经周数。稽留流产易引起严重凝血功能障碍及 DIC,排出宫腔时易出现大量出血。

6. **复发性流产** 指同一性伴侣连续自然流产 3 次或 3 次以上者。每次流产多发生于同一妊娠月份,其临床经过与一般流产相同。

> **重点提示**
>
> 流产的主要原因是染色体缺陷;流产的主要症状为停经后出现阴道出血和腹痛(下腹靠中);先兆流产和难免流产最主要的鉴别点是宫口开大与否;不全流产最易引起失血性休克和感染。

7. **流产合并感染** 流产过程中,如阴道流血时间过长、有组织残留于宫腔或非法堕胎等,可引起宫腔感染,严重者可扩散至盆腔、腹腔,并发盆腔炎、腹膜炎、甚至引起败血症及感染性休克。

(三)辅助检查

1. **血 β-hCG 定量测定** 有助于妊娠的诊断和预后判断。

2. **B 型超声检查** 显示妊娠囊的大小、形态、有无胎心反射及胎动,确定胎儿是否存活。

(四)心理状况

由于阴道流血及腹痛,孕妇及家属感到焦虑不安,担心能否继续妊娠,害怕大出血危及母儿生命安全。

【护理诊断/问题】

1. 有感染的危险　与阴道出血时间长、宫内组织残留有关。

2. 组织灌注不足　与阴道大量出血有关。

3. 焦虑　与担心胎儿是否正常、对今后妊娠有无影响有关。

【治疗及护理措施】

(一)治疗要点

1. 先兆流产　给予保胎治疗,黄体功能不全时给予黄体酮,待出血停止一周后停药,避免黄体酮过量导致稽留流产。

2. 难免流产、不全流产　应及时行清宫术,出血多者,应输血、输液并给予抗生素预防感染。

3. 完全流产　一般不需特别处理。

4. 稽留流产　应促使胎儿胎盘尽早排出,处理前应查血常规及凝血功能,给予雌激素提高子宫肌对缩宫素的敏感性。

5. 复发性流产　宫颈机能不全应在孕 14~18 周行宫颈环扎术;抗磷脂抗体阳性患者可在确定妊娠以后使用小剂量阿司匹林(50~75mg/d)或(和)低分子肝素(5 000U,1~2/d,皮下注射);黄体功能不全者,可给予黄体酮用药至孕 12 周时停药;甲状腺功能低下者应在孕前及整个孕期补充甲状腺素;原因不明的复发性流产,尤其是怀疑同种免疫性流产者,可行淋巴细胞主动免疫或静脉免疫球蛋白治疗,但有争议。

6. 流产合并感染　如阴道流血不多,待感染控制后行清宫术;阴道流血多者,在应用抗生素的同时用卵圆钳夹出宫腔内大块残留组织,待感染控制后再彻底清宫。

(二)护理措施

1. 保胎患者的护理

(1)卧床休息,注意避免突然变换体位。

(2)给予适量的粗纤维饮食,并注意饮食卫生,防止便秘和腹泻。

(3)减少刺激,禁止性生活,避免不必要的妇科检查。

(4)遵医嘱给药,应用保胎药物。

(5)病情观察,注意观察阴道出血、腹痛、阴道有无组织物排出,定期检查尿 hCG 或 B 型超声,发现异常及时报告医生。

2. 终止妊娠患者的护理

(1)做好终止妊娠的准备工作,术中严密观察患者的生命体征,协助医生完成手术。

(2)术后监测患者的生命体征、腹痛、阴道出血量,如果阴道出血多于月经量或持续 10d以上,甚至发热、腹痛时,应及时到医院复诊。

(3)术后 1 个月内禁止性生活,1 个月后来院复查。

3. 心理护理　向保胎患者及家属讲明保胎措施的必要性,以取得患者及家属的配合。对妊娠不能继续患者出现的伤心、悲哀等情绪给予理解,并帮助患者及家属接受现实,顺利度过悲伤期。

4. 健康指导　向患者及家属讲解流产的相关知识,并应用相关知识共同讨论此次流产的原因,为再次妊娠做好准备。对于复发性流产者要帮助查找可能原因,嘱咐患者在下次妊娠确诊后应卧床休息,加强营养,并补充 B 族维生素及维生素 E、维生素 C。

第二节　异位妊娠

案例分析

女性,32 岁,已婚,停经 56d,阴道少量出血 2d,4h 前突感下腹撕裂样剧痛,伴明显肛门坠胀感,血压 64/42mmHg。妇科检查:宫颈举痛明显,子宫稍大而软,右附件有明显压痛。

分析:该病人发生了什么状况,如何处理和护理?

受精卵在子宫体腔以外着床称异位妊娠,习称宫外孕。异位妊娠是妇产科常见的急腹症之一,是孕产妇死亡主要原因之一。异位妊娠的部位有多种,其中以输卵管妊娠最常见,输卵管妊娠又以壶腹部妊娠最多见(图 6-1)。

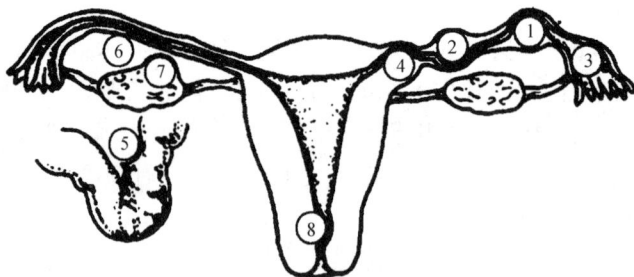

图 6-1　输卵管妊娠的发生部位
①输卵管壶腹部妊娠;②输卵管峡部妊娠;③输卵管伞部妊娠;④输卵管间质部妊娠;⑤腹腔妊娠;⑥阔韧带妊娠;⑦卵巢妊娠;⑧宫颈妊娠

【护理评估】
(一)病因
输卵管炎症是异位妊娠的主要病因。其次与输卵管手术、输卵管发育不良或功能异常、辅助生殖技术、宫内节育器(IUD)避孕失败、子宫肌瘤或卵巢肿瘤压迫输卵管、子宫内膜异位症等密切相关。

(二)病理
输卵管管腔狭小,管壁薄且缺乏黏膜下组织,其肌层远不如子宫肌壁厚与坚韧,妊娠时不能形成完好的蜕膜,不利于胚胎的生长发育,常发生以下结局。

1. 输卵管妊娠流产(图 6-2)　多见于输卵管壶腹部妊娠,常发生在妊娠 8~12 周。

2. 输卵管妊娠破裂(图 6-3)　多见于输卵管峡部妊娠,常发生在妊娠 6 周左右。

3. 陈旧性宫外孕　输卵管妊娠流产或破裂后如胚胎死亡,内出血量少,病情稳定,经一段时间后,盆腔血肿机化变硬并与周围组织粘连,形成盆腔包块,临床上称为陈旧性宫外孕。

4. 继发性腹腔妊娠　罕见。

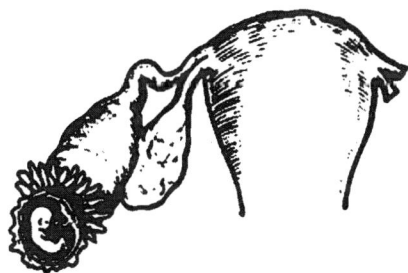

图 6-2　输卵管妊娠流产

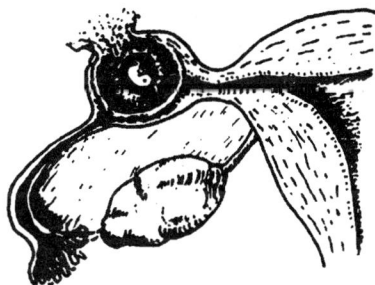

图 6-3　输卵管妊娠破裂

(三)身体状况

与受精卵着床部位、有无流产或破裂、出血量多少及出血时间长短有关。

1. 症状

(1)停经:多数患者有 6~8 周停经史。

(2)腹痛:是输卵管妊娠就诊的主要症状,输卵管妊娠流产或破裂时,患者可突感一侧下腹部撕裂样疼痛,伴恶心、呕吐,当血液积聚于直肠子宫陷凹时可出现肛门坠胀感。如血液流向全腹,疼痛可由下腹向全腹扩散。

(3)阴道出血:量少,暗红色,可伴蜕膜管型和蜕膜碎片。

(4)晕厥或休克:由腹腔内出血和疼痛引起,其程度与腹腔内出血的多少和出血速度有关。

2. 体征

(1)一般情况:出血多时可有贫血貌及休克体征。

(2)腹部检查:下腹有压痛、反跳痛,尤以患侧为著,出血多时可有移动性浊音。

(3)盆腔检查:阴道后穹隆饱满,有触痛;宫颈举痛明显;子宫稍大而软,内出血多时子宫有漂浮感;患侧附件可触及肿块并有压痛。

重点提示

异位妊娠以输卵管妊娠最常见,输卵管妊娠最常见的原因为输卵管炎症;输卵管峡部妊娠易发生破裂;输卵管妊娠的主要症状为停经、阴道出血和腹痛,护理评估中应注意输卵管妊娠破裂患者主要表现为腹腔内出血,患者休克程度与阴道出血量不成正比。

(四)辅助检查

1. 阴道后穹隆穿刺　是简单可靠的诊断方法。如抽出暗红色不凝血液为阳性,说明有腹腔内出血存在,但阴道后穹隆穿刺阴性不能排除异位妊娠。

2. 超声检查　B 型超声检查可确诊,宫腔内无妊娠囊,附件区探及异常低回声区。

3. hCG 测定　血 β-hCG>2 000U 有助于诊断。

4. 子宫内膜病理检查　仅见蜕膜未见绒毛,有助于诊断异位妊娠。

5. 腹腔镜检查　目前视为诊断异位妊娠的金标准,适用于输卵管妊娠尚未破裂或流产的早期患者及原因不明的急腹症病因鉴别。腹腔镜检查使病人的早期诊断率明显提高。

(五)心理状况

由于剧烈腹痛和大出血,孕妇感到恐惧,其家属也会为孕妇生命受到威胁及可能的并发症感到担忧。

【护理诊断/问题】

1. 潜在并发症　失血性休克。

2. 恐惧　与担心生命安全有关。

【治疗及护理措施】

(一)治疗要点

手术治疗是输卵管妊娠的主要处理手段,其次是非手术治疗,如药物治疗。化学药物常用甲氨蝶呤(MTX),可采用全身用药(肌内注射)或局部用药(超声引导下穿刺或在腹腔镜下直接注入输卵管妊娠囊内)。手术治疗包括根治性手术和保守性手术。

(二)护理措施

1. 失血性休克患者的护理

(1)抢救休克:①取中凹卧位或平卧位,保暖,面罩吸氧,改善组织缺氧;②立即开通静脉通道,通知化验室急查血型,备血,做交叉配血;③遵医嘱给予输液、输血,短时间内补足血容量;④迅速做好术前准备。

(2)病情观察:①密切监测生命体征的变化;②注意患者神志、面色、皮肤温度、尿量,观察休克的程度;③注意腹痛部位、性质、程度及阴道出血的量。

2. 非手术患者的护理

(1)休息:卧床休息,减少活动。

(2)饮食:高蛋白、高维生素、富含粗纤维饮食。

(3)减少刺激:变换体位动作要慢,避免用力排便增加腹压。禁止灌肠。

(4)病情观察:观察生命体征、腹痛性质和程度、阴道出血量及有无组织物排出。重视患者主诉,如腹痛加重,有肛门坠胀感,及时报告医生。

(5)配合医生药物治疗。

3. 心理护理　注意患者的心理状态,并针对具体问题给予耐心的解释,消除其对手术及预后的忧虑和恐惧,取得患者和家属的配合。

4. 健康指导　做好患者的卫生保健工作,保持良好的卫生习惯,有盆腔炎症者应彻底治疗。由于输卵管妊娠有一定的再发率和不孕率,因此告诫患者再次妊娠须及时就医,并且不要轻易终止妊娠。

第三节　前置胎盘

案例分析

初产妇,33岁,妊娠35周,曾人工流产2次。因近半个月反复少量无痛性阴道出血而入院。检查:血压64/42mmHg,宫缩持续20s,间歇5~6min,强度弱,胎方位LSA,胎心率140次/分。

分析:该孕妇进一步需要做什么检查?治疗要点是什么?护理措施有哪些?

妊娠 28 周后,胎盘附着于子宫下段,甚至胎盘下缘达到或覆盖宫颈内口,其位置低于胎儿先露部,称为前置胎盘。前置胎盘是妊娠晚期出血最常见的原因之一。

【护理评估】

(一)病因

可能与子宫内膜病变或损伤、胎盘面积过大、胎盘异常、受精卵滋养层发育迟缓等因素有关。高龄产妇(>35 岁)、经产妇及多产妇、吸烟及吸毒妇女为高危人群。

(二)分类

根据胎盘下缘与宫颈内口的关系,将前置胎盘分为 3 种类型(图 6-4)。

1. 完全性前置胎盘　又称中央性前置胎盘,胎盘组织完全覆盖宫颈内口。

2. 部分性前置胎盘　胎盘组织部分覆盖宫颈内口。

3. 边缘性前置胎盘　胎盘附着于子宫下段,边缘到达宫颈内口,但未覆盖宫颈内口。

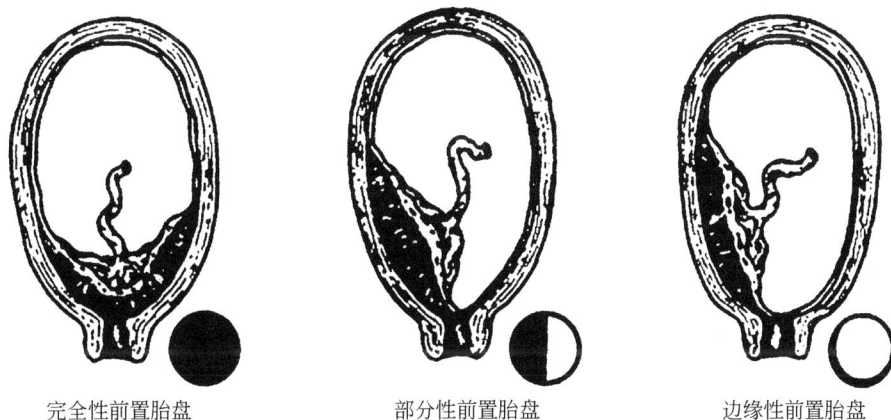

完全性前置胎盘　　　　　部分性前置胎盘　　　　　边缘性前置胎盘

图 6-4　前置胎盘的类型

(三)身体状况

1. 症状　前置胎盘的典型症状是妊娠晚期或临产时发生无诱因、无痛性反复阴道出血。阴道出血发生时间的迟早、次数、出血量的多少与前置胎盘的类型有关。完全性前置胎盘初次出血时间早,多在妊娠 28 周左右,偶发生于妊娠 20 周左右,反复发作的次数频,出血量多;边缘性前置胎盘出血多发生在妊娠晚期或临产后,反复发作的次数稀,出血量较少;部分性前置胎盘的初次出血时间、出血量及出血次数介于前两者之间。

2. 体征

(1)贫血或休克:大量出血可呈现面色苍白、脉搏细速、血压下降等休克表现。

(2)腹部检查:子宫软,无压痛,大小与妊娠周数相符,胎心音、胎位清楚;先露高浮,易并发胎位异常;反复多次出血或一次大量出血可使胎儿宫内缺氧,严重者胎死宫内。前置胎盘附着于子宫前壁时,可在耻骨联合上方听到胎盘杂音。

(四)辅助检查

1. B 型超声检查　胎盘定位准确率高,是目前诊断前置胎盘最安全有效的首选方法。

2. 产后检查胎盘和胎膜　若胎盘的母体面有陈旧性黑紫色血块附着,或胎膜破口至胎盘边缘距离不足 7cm,则为部分性前置胎盘。

（五）心理状况

孕妇由于疼痛和出血感到焦虑并担心胎儿的健康。

【护理诊断/问题】

1. 潜在并发症　失血性休克。

2. 有感染的危险　与反复阴道出血、失血所致贫血有关。

3. 焦虑　与担心自身和胎儿安危有关。

重点提示

前置胎盘的典型症状是妊娠晚期或临产时发生无诱因、无痛性反复阴道出血；确诊前置胎盘的主要手段是 B 型超声检查，禁忌肛门检查；前置胎盘期待疗法的适应证是妊娠<34 周、胎儿存活、体重<2 000g，孕妇阴道出血不多且一般情况良好。

【治疗及护理措施】

（一）治疗要点

1. 期待疗法　对于妊娠<34 周、胎儿存活、体重<2 000g、阴道出血不多且一般情况良好的孕妇，在确保孕妇安全的前提下尽可能延长孕周，以提高围生儿存活率。

2. 终止妊娠　胎龄达 36 周以上；胎儿的肺成熟者；胎龄 34~36 周，胎儿有宫内窘迫；孕妇反复发生多量出血甚至休克者，无论胎儿成熟与否，为了孕妇安全应尽快终止妊娠。剖宫产能迅速结束分娩，是治疗前置胎盘的首选手段。边缘性前置胎盘，胎位正常、临产后产程进展顺利估计能顺利分娩者可进行阴道分娩。

（二）护理措施

1. 期待疗法患者的护理

（1）一般护理：卧床休息，宜采取左侧卧位。摄入高蛋白、高维生素及含铁丰富的饮食，以纠正贫血；多食粗纤维食物，保持大便通畅，避免用力排便。禁止做阴道和肛门检查，禁止性生活，防止刺激引发再次大出血。

（2）病情观察：注意生命体征、阴道出血量、胎心音、胎动。加强巡查，及时发现异常情况。

（3）预防感染：做好会阴部护理，注意观察体温变化，必要时遵医嘱使用抗生素。

（4）抑制宫缩和促进胎儿肺成熟：给予硫酸镁抑制宫缩；给予地塞米松促进胎儿肺成熟。

2. 终止妊娠患者的护理　开放静脉做好输血准备，在抢救休克同时做好手术病人的术前准备、母儿生命体征的监测和抢救工作；对阴道分娩者，应密切观察宫缩、阴道出血量、胎心音及产程进展情况，注意防止产后出血及感染。

3. 心理护理　给予心理支持，使患者及家属接受现实，配合手术。安抚患者的情绪，使其平静接受治疗和护理。

4. 健康指导　加强前置胎盘相关知识的宣教工作，做好计划生育，避免多产、多次刮宫导致子宫内膜炎和子宫内膜损伤。对于失去胎儿的产妇做好心理疏导。再次妊娠后加强产前检查，如有妊娠期出血及时就诊。

第四节 胎盘早剥

> **案例分析**
>
> 孕妇,35 岁,孕 1 产 0,妊娠 36 周,有妊娠期高血压疾病。今晨不慎摔倒,3h 后自觉下腹不适,有少量阴道出血而入院。检查:宫缩持续 30s,间歇 10min,强度弱,子宫底高度 33cm,子宫软,有轻度局限性压痛,估计胎儿重 3 000g,胎心率 140 次/分。
>
> 分析:该孕妇首先考虑诊断是什么? 最恰当的处理和护理是什么?

妊娠 20 周以后或分娩期,正常位置的胎盘在胎儿娩出前,部分或全部从子宫壁剥离称为胎盘早剥。胎盘早剥是妊娠晚期的严重并发症,具有起病急、发展快的特点,若处理不及时可危及母儿生命。

【护理评估】

(一)病因

可能的相关因素:①血管病变,如重度子痫前期、慢性高血压、慢性肾病;②机械性因素,如外伤、脐带过短、产时胎儿下降牵拉脐带等;③宫腔内压力骤减,如双胎分娩时第一个胎儿娩出过快,羊水过多时胎膜破裂后羊水流出过快;④子宫静脉压突然升高,如孕妇长时间仰卧位。

(二)病理

胎盘早剥主要病理变化是底蜕膜出血,形成血肿,使胎盘从附着处分离。按出血特点可分为显性、隐性及混合性 3 种(图 6-5)。

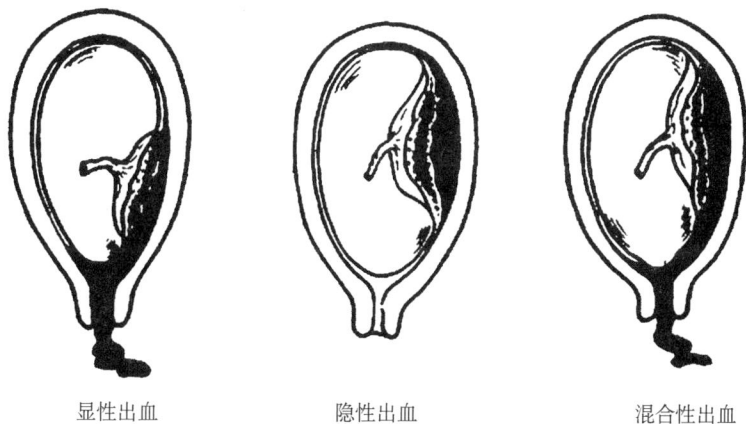

显性出血　　　　　　隐性出血　　　　　　混合性出血

图 6-5　胎盘早剥的病理类型

1. **显性出血或外出血**　胎盘后血液冲开胎盘边缘沿胎膜与子宫壁之间向外流出,形成显性出血或外出血。

2. **隐性出血或内出血**　若胎盘边缘仍附着于子宫壁或胎先露固定于骨盆入口,血液聚积于胎盘与子宫壁之间,形成隐性出血或内出血。

3. 混合性出血 胎盘后血液最终会冲开胎盘边缘沿胎膜与子宫壁之间外流形成混合性出血。

(三)身体状况

妊娠晚期或分娩期突然发生腹部持续性疼痛,伴或不伴有阴道出血,按病情严重程度可分为Ⅰ、Ⅱ、Ⅲ度。

1. Ⅰ度 以外出血为主,多见于分娩期,胎盘剥离面积小,常无腹痛或腹痛轻。腹部检查:子宫软,与妊娠周数大小相符,胎位清,胎心率正常。

2. Ⅱ度 胎盘剥离面是胎盘面积的1/3左右,无阴道出血或出血量不多,贫血程度与阴道出血量不成正比。腹部检查:子宫大于孕周,宫底随胎盘后血肿增大而增高。宫缩有间歇,胎位可扪及,胎儿存活。

3. Ⅲ度 胎盘剥离面超过胎盘面积的1/2,可出现恶心、呕吐,面色苍白、四肢湿冷、脉搏细数、血压下降等休克症状。腹部检查:子宫硬如板状,宫缩间歇时不松弛,胎位扪不清,胎心音消失。

(四)辅助检查

B型超声检查可确诊,实验室检查主要了解贫血及凝血功能。

重点提示

胎盘早剥主要病理变化是底蜕膜出血,主要症状是妊娠晚期或分娩期突然发生腹部持续性疼痛,伴有或不伴有阴道出血;严重的胎盘早剥可并发DIC、产后出血、急性肾衰竭及胎死宫内;胎盘早剥处理原则为纠正休克,及时终止妊娠,预防并发症。

(五)心理状况

孕妇与家属由于失血症状而产生无助感,甚而感到恐惧,家属也因此担忧母儿的生命受到威胁,若进行子宫切除手术,孕妇还会悲观绝望。

【护理诊断/问题】

1. **潜在并发症** 失血性休克、凝血功能障碍、急性肾衰竭、产后出血等。

2. **恐惧** 与起病急、进展快、危及母儿安全有关。

3. **预感性悲哀** 与胎儿死亡、切除子宫有关。

【治疗及护理措施】

(一)治疗要点

早期识别,积极纠正休克,及时终止妊娠,预防并发症。

(二)护理措施

1. 纠正休克、防治并发症

(1)对处于休克状态的患者,应积极配合医生纠正休克。

(2)协助医生终止妊娠,遵医嘱为终止妊娠患者做好相应准备。

(3)病情观察:①监测生命体征。②注意腹痛性质、程度、子宫底高度,有无压痛及阴道出血量。③监测胎心率。④观察凝血功能及肾功能。

2. 心理护理 及时了解患者的心理状态,鼓励患者说出自己的感受和疑惑,在进行操作之前向患者解释,告之过程及注意事项,提供有利于患者倾诉和休息的环境,避免不良刺激。对于失去胎儿的患者做好心理疏导。

3. 健康指导 出院后注意休息、加强营养、纠正贫血,保持会阴清洁,防治感染,再次妊娠后加强产前检查,预防胎盘早剥高危因素的发生。

第五节 妊娠期高血压疾病

> ✚ **案例分析**
>
> 30 岁初产妇,妊娠 39 周,妊娠中期产前检查未见异常,妊娠 38 周开始自觉头痛、眼花,查血压 160/119mmHg,尿蛋白 2.5g/24h,宫缩不规律,胎心率 134 次/分。呼吸、脉搏正常。
>
> 分析:该孕妇可能的问题是什么? 首要应如何处理? 护理措施有哪些?

妊娠期高血压疾病是妊娠期特有的疾病,包括妊娠期高血压、子痫前期、子痫、慢性高血压并发子痫前期以及妊娠合并高血压,本节主要阐述前 3 种疾病。本病强调妇女发生高血压、蛋白尿等症状与妊娠之间的因果关系。我国发病率为 9.4%,国外为 7%～12%。多数病例在妊娠期出现一过性高血压、蛋白尿症状,分娩后即消失。该病严重影响母婴健康,是孕产妇和围生儿死亡的主要原因。

【护理评估】

(一)高危因素

病因不清,可能与下列因素有关:年龄≥40 岁、有子痫前期病史、抗磷脂抗体阳性、高血压、慢性肾炎、糖尿病、本次妊娠时多胎妊娠、妊娠间隔时间 10 年及以上、孕早期收缩压≥130mmHg、舒张压≥80mmHg 等。

(二)病理生理

基本病理生理变化是全身小血管痉挛,内皮损伤和局部缺血。全身各组织器官因血流灌注减少、缺血缺氧而受到不同程度的损害,由此而导致胎盘早剥、心力衰竭、肾衰竭、脑出血、凝血功能障碍、胎儿宫内窘迫等严重并发症。

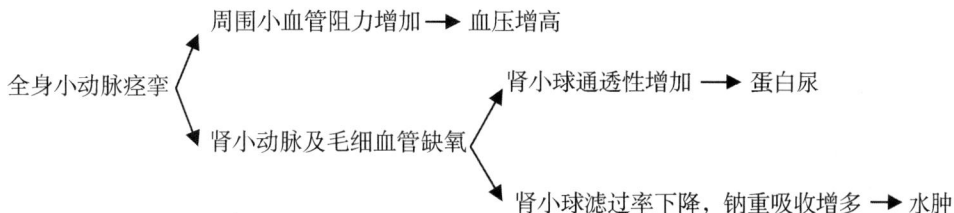

```
                    周围小血管阻力增加 ──→ 血压增高

                                        肾小球通透性增加 ──→ 蛋白尿
全身小动脉痉挛
                    肾小动脉及毛细血管缺氧
                                        肾小球滤过率下降,钠重吸收增多 ──→ 水肿
```

(三)身体状况

1. 妊娠期高血压 妊娠期出现血压升高,收缩压≥140mmHg 和(或)舒张压≥90mmHg,于产后 12 周内恢复正常;尿蛋白(-);产后方可确诊。少数病人伴有上腹不适或血小板减少。

2. 子痫前期

(1)轻度:收缩压≥140mmHg 和(或)舒张压≥90mmHg,妊娠 20 周后出现;尿蛋白≥300mg/24h 或随机尿蛋白(+)。

(2)重度:血压和尿蛋白持续升高,发生母体脏器功能不良或胎儿并发症。出现下列任一不良情况时可诊断重度子痫前期:①收缩压≥160mmHg 和(或)舒张压≥110mmHg;②尿蛋白≥5.0g/24h 或随机尿蛋白≥(+++);③持续性头痛或其他脑神经症状或视觉障碍;④持续性上腹疼痛、肝包膜下血肿或肝破裂症状;⑤肝功能异常,血清 ALT 或 AST 升高;⑥肾功能异常,少尿或血肌酐>106μmol/L;⑦低蛋白血症伴胸腔积液或腹腔积液;⑧血液系统异常:血小板持续下降并<100×10⁹/L,血管内溶血、贫血、黄疸或血 LDH 升高;⑨心力衰竭、肺水肿;⑩胎儿生长受限或羊水过少;妊娠 34 周以前发病。

3. 子痫 子痫前期基础上出现不能用其他原因解释的抽搐。

4. 慢性高血压并发子痫前期 高血压孕妇妊娠前无尿蛋白,妊娠后出现尿蛋白≥300mg/24h;或妊娠前有尿蛋白,妊娠后尿蛋白明显增加或血压进一步升高或血小板<100×10⁹/L。

5. 妊娠合并慢性高血压 妊娠 20 周前收缩压≥140mmHg 和(或)舒张压≥90mmHg,妊娠后无明显加重;或妊娠 20 周后首次诊断高血压并持续到产后 12 周后。

(四)辅助检查

1. 尿液检查 包括尿常规检查和 24h 尿蛋白测定,尿蛋白的多少反映肾受损的程度。

2. 血液检查 包括血常规、血液黏稠度、血细胞比容及血生化检查,了解有无血液浓缩、凝血功能及肝、肾功能受损。

3. 眼底检查 视网膜小动脉的痉挛程度反映全身小血管痉挛的程度。

4. 其他 心电图、胎盘功能测定、胎儿成熟度检查、B 型超声检查、脑血流图检查等,视病情而定。

> **重点提示**
>
> 妊娠期高血压疾病主要表现为高血压、蛋白尿、水肿,水肿不能作为妊娠期高血压疾病的诊断标准;基本病理生理变化是全身小血管痉挛、内皮损伤和局部缺血;重度子痫前期可出现持续性头痛、上腹痛等自觉症状及肝、肾、血液系统异常。

(五)心理状况

早期很多孕妇意识不到妊娠期高血压疾病可能产生的危害,随着症状加重,陷入焦虑的情绪中,并发症的出现使孕妇及其家属担忧胎儿的安危进而忧虑、恐惧。

【护理诊断/问题】

1. 有母儿受伤的危险 与子痫抽搐有关。

2. 潜在并发症 肾衰竭、胎盘早剥、凝血功能障碍。

3. 焦虑 与担心妊娠期高血压疾病对母儿的影响有关。

4. 知识缺乏 缺乏妊娠期高血压疾病的相关知识。

【治疗及护理措施】

(一)治疗要点

1. 妊娠期高血压 以休息和调节饮食为主,必要时给予镇静药,密切观察病情变化,控制病情发展。

2. 子痫前期 轻度子痫前期评估病情决定是否住院,重度子痫前期患者要住院治疗。收缩压≥160mmHg 和(或)舒张压≥110mmHg 的孕妇必须降压治疗;硫酸镁是重度子痫前期预防子痫发作的用药,有硫酸镁禁忌证或效果不佳可用西地泮等镇静药预防和控制子痫发作,当患者出现全身水肿、脑水肿、肺水肿时可酌情使用利尿药;密切监测母儿状态,若母儿状况无改善,病情持续发展可适时终止妊娠。

3. 子痫 控制抽搐,纠正缺氧和酸中毒,避免声、光刺激,防止受伤。在血压、抽搐控制的基础上终止妊娠。

(二)护理措施

1. 妊娠期高血压患者的护理

(1)保证休息:保证充足的睡眠(>10h/d),以左侧卧位为宜。

(2)调整饮食:摄入足够的蛋白质(>100g/d)、蔬菜,补充维生素、铁和钙剂。食盐不必严格限制,因长期低盐饮食可引起低钠血症,易发产后血液循环衰竭。

(3)加强产前保健:根据病情需要增加产前检查次数,加强母儿监测措施,密切注意病情变化,防止发展为重症。

2. 子痫前期患者的护理

(1)一般护理:卧床休息,左侧卧位。保持病室安静,避免各种刺激,必要时给予镇静药。指导患者摄取足够的蛋白质及高钙饮食,严重水肿患者应根据病情需要,适当限制食盐入量(每天少于 3g)。

(2)病情观察:严密观察血压、尿蛋白;观察有无头痛、眼花、上腹不适等自觉症状;一旦发现,立即报告医生,并准备好各种抢救物品,如吸引器、氧气、开口器、压舌板等;注意观察有无腹痛、宫底升高等,做好胎盘早剥的防治。

(3)加强胎儿宫内监护:注意监测胎动、胎心率。及时发现胎儿缺氧,及时处理。

(4)使用硫酸镁的护理:硫酸镁是治疗子痫前期及子痫发作的首选药物,但使用不当会造成硫酸镁中毒,故应掌握硫酸镁的用药方法、毒性反应及注意事项。

用药方法:静脉给药或肌内注射。①静脉给药。首次负荷剂量 2.5~5g 硫酸镁,加入 10% 葡萄糖液 20ml 中,缓慢静脉注射(15~20min 注射完);继之 1~2g/h 静脉滴注维持;②肌内注射。用法为 25% 硫酸镁 20ml 加入 2% 利多卡因 2ml,臀肌深部肌内注射。24h 硫酸镁总量 25~30g,疗程 24~48h。

毒性反应:首先表现为膝反射减弱或消失,继之出现全身肌张力减退、呼吸抑制、甚至心搏停止,危及生命。

注意事项:用药前及用药过程中除了评估患者血压外,还应注意以下事项。检查膝腱反射是否减弱或消失;呼吸不少于 16 次/分;尿量每小时不少于 17ml 或每 24h 不少于 400ml;硫酸镁治疗时一旦出现中毒反应,立即静脉注射 10% 葡萄糖酸钙 10ml 解毒。

重点提示

子痫前期治疗原则为休息、镇静、解痉、降压,合理扩容和必要时利尿,适时终止妊娠;首选治疗原则是解痉。硫酸镁的毒性反应最先出现的是膝腱反射消失,发现毒性反应后应予以钙剂解毒。

3. 子痫患者的护理

(1)减少刺激,以免诱发抽搐:将患者安置于单人暗室,保持绝对安静,避免声、光刺激;一切治疗活动和护理操作尽量轻柔且相对集中,避免干扰患者。

(2)保持呼吸道通畅,防止外伤:①抽搐发生时,将开口器或压舌板置于上、下磨牙间,保持呼吸道通畅,并防止舌咬伤;②昏迷患者平卧,头偏一侧,及时清理呼吸道分泌物和呕吐物,并吸氧。如患者昏迷或未完全清醒时,禁饮食和口服药物;③加用床挡,以防患者从床上跌落,若有义齿应取出。

(3)配合检查和药物治疗。

(4)专人护理,密切观察病情:密切注意生命体征、记录24h出入量;观察抽搐的持续时间、间歇时间、次数及昏迷时间;观察宫缩、胎心音、产程进展等情况。

4. 终止妊娠的护理 经阴道分娩者第一产程应密切观察产程进展,保持产妇安静和充分休息;第二产程行阴道助产术,缩短第二产程,第三产程应预防产后出血;产后24h至10d仍有发生子痫的可能,继续监测血压,遵医嘱给药,防止子痫发作,同时注意观察子宫复旧及恶露情况,防止产后出血和感染,禁用麦角新碱。

5. 心理护理 取得孕妇及其家属的支持,避免一切不良刺激加重病情进展,共同促使孕妇保持愉快的心理状态,倾听孕妇说出自己的感受和疑惑,解除思想顾虑,配合治疗。

6. 健康指导 向孕妇及家属讲解妊娠期高血压疾病的知识及其对母儿的危害,进行自我监护,按时产前检查,及时发现异常,尽早给予治疗。指导产妇合理饮食,保证足够的休息和愉快的心情有助于本病的预防。

第六节　早　　产

妊娠满28周不满37足周(196~258d)分娩者称早产。此时娩出的新生儿称早产儿。早产占分娩总数的5%~15%,早产儿中约15%于新生儿期死亡。因此,防止早产是降低围生儿病死率的重要环节之一。

【护理评估】

(一)病因

有孕妇、胎儿、胎盘3方面的因素,下生殖道感染为最常见病因,其次,羊水过多、多胎妊娠、前置胎盘、胎盘早剥、妊娠合并症与并发症、子宫畸形、子宫肌瘤、胎膜早破等易发生早产。

(二)身体状况

早产的临床表现主要是由子宫收缩引起的阵发性腹痛。最初为不规律宫缩,常伴有少量阴道出血或血性分泌物,逐渐可发展为规律宫缩,与足月临产相似。

妊娠满28周至不满37足周出现至少10min一次的宫缩,伴宫颈管缩短,为先兆早产;若出现规律宫缩(20min≥4 次),伴宫颈展平≥80%,宫颈口扩张 1cm 以上,为早产临产。部分孕妇可伴有少量阴道出血或阴道流液。

(三)心理状况

孕妇和家属由于胎儿的发育不成熟而担心其健康,产生焦虑和自责的情绪。

【护理诊断/问题】

1. 有新生儿受伤的危险　与早产儿发育不成熟有关。

2. 焦虑　与担心早产儿预后有关。

【治疗及护理措施】

(一)治疗要点

(1)若胎儿存活、无胎儿窘迫、胎膜未破,应卧床休息,使用宫缩抑制药抑制宫缩,抗生素预防或控制感染,尽可能使妊娠继续维持。

(2)若胎膜已破,早产已不可避免,应使用肾上腺皮质激素促胎肺成熟,提高早产儿的存活率。

(二)护理措施

1. 先兆早产保胎的护理

(1)休息:卧床休息,取左侧卧位。

(2)减少刺激:禁止性生活,勿刺激乳头,慎做肛查和阴道检查,以免诱发宫缩。

(3)遵医嘱给药:①抑制宫缩的药物,如硫酸镁;②镇静药,如地西泮,但临产后慎用;③糖皮质激素,如地塞米松,促进胎儿肺成熟,降低新生儿呼吸窘迫综合征的发病率。

(4)病情观察:严密观察胎心率、宫缩、阴道出血及胎膜破裂情况,有异常及时报告。

2. 早产临产的护理　做好早产儿复苏和保暖准备。产程中应给孕妇吸氧,分娩时可做会阴侧切以预防早产儿颅内出血;临产后慎用吗啡、哌替啶等镇静、镇痛药物,以免抑制新生儿呼吸。

3. 心理护理　对孕妇进行早产知识的宣教工作,使孕妇认识到早产发生的原因及意外性,其本人的不当行为只是诱因,甚至与早产是无关的,以减轻孕妇的负疚感,保持良好的心态,与家人一起悉心护理早产新生儿,在医护人员及家人的帮助下承担母亲的角色。

4. 健康指导　做好妊娠期监护和宣教,避免早产的高危因素,指导孕妇加强营养,保持良好、平稳的心态,避免诱发宫缩的活动,如搬运重物、性生活等。有早产高危因素的孕妇必须多取左侧卧位休息,慎做肛查和阴道检查,积极治疗合并症,宫颈内口松弛者于妊娠 14~18 周行宫颈内口缝扎术,防止早产的发生。

第七节　过期妊娠

平时月经周期规则,妊娠达到或超过 42 周尚未分娩者,称为过期妊娠。其发病率占妊娠分娩总数的 3%~15%。

【护理评估】

(一)身体状况

1. 胎盘功能正常　约 25% 胎儿可继续发育成巨大儿,造成阴道分娩困难,手术产和母体产伤率增高。

2. 胎盘功能异常　与胎盘功能减退、胎儿缺氧和营养缺乏有关,可致胎儿过熟综合征,表现为胎儿皮肤干燥、脱皮起皱,胎脂消失,皮下脂肪减少,外貌似"小老人"。胎儿窘迫、胎粪吸入综合征、新生儿窒息等围生儿发病率和死亡率都增高。

羊水量随妊娠顺延逐渐减少,妊娠42周后约30%的孕妇羊水减少至300ml以下,羊水粪染率明显增高,是足月妊娠的2~3倍。

(二)辅助检查

根据末次月经、排卵日、性交日期及身体状况等要素核实孕周,并进一步判定胎盘功能。

1. 胎动计数　自测胎动,胎动计数<6/2h或逐日下降超过50%为胎盘功能减退。

2. 胎儿电子监护仪监测　无应激试验每周2次,无反应型需做缩宫素激惹试验,反复出现胎心率晚期减速提示胎盘功能减退,胎儿明显缺氧。

3. B型超声监测　每周1~2次,观察胎动、胎儿肌张力、胎儿呼吸运动及羊水量等。

(三)心理状况

胎盘功能正常者巨大儿的情况使孕妇难产概率增加,造成孕妇紧张、焦虑甚至恐惧;胎盘功能异常者孕妇和家属担心胎儿的健康,可能因家庭内部处理不当而埋怨。

【护理诊断/问题】

1. 有围生儿受伤的危险　与胎盘功能减退、胎儿窘迫、新生儿窒息有关。

2. 知识缺乏　缺乏过期妊娠对胎儿影响的知识。

【治疗及护理措施】

(一)治疗要点

已确诊为过期妊娠者,应及早终止妊娠。根据胎盘功能、胎儿大小、宫颈成熟度等综合分析,选择恰当的分娩方式。

(二)护理措施

(1)休息时取左侧卧位,间断吸氧。

(2)勤听胎心音,指导孕妇自测胎动,必要时行胎儿电子监护,协助进行胎盘功能评估。

(3)分娩期加强产程监护,尤其是胎心率监护,发现胎儿窘迫及时报告医生进行处理,并做好新生儿复苏的准备。过期妊娠有时胎头增大或变硬、可塑性较差,可影响产程进展。需剖宫产者尽快做好术前准备。

(4)产后仔细检查软产道有无裂伤,检查新生儿情况,并加强对过期新生儿的护理。

(5)健康指导:向患者及家属讲解过期妊娠可能对胎儿及分娩产生的影响,使孕妇能理解并积极配合所采取的终止妊娠措施。产前检查核实预产期,避免过期妊娠。

第八节　羊水过多

妊娠期间羊水量超过2 000ml称为羊水过多。多数羊水增多较慢,称为慢性羊水过多;少数孕妇羊水在数日内急剧增多,称为急性羊水过多,发病率为0.5%~1%。

【护理评估】

(一)病因

与孕妇患病如糖尿病、ABO或Rh血型不合、妊娠期高血压疾病、急性肝炎、严重贫血等有关;与胎儿中枢神经系统和消化系统畸形、多胎妊娠及巨大儿等因素有关。

(二)身体状况

一般羊水量超过 3 000ml 才出现症状。

1. 急性羊水过多　较少见,多发生在妊娠 20~24 周,由于羊水急剧增多,数日内子宫迅速增大,并产生一系列压迫症状。孕妇出现呼吸困难,不能平卧,甚至发绀。腹部胀痛,孕妇进食减少、便秘。巨大的子宫压迫下腔静脉,影响静脉回流,引起下肢及外阴部水肿及静脉曲张。孕妇行走不便,端坐,表情痛苦。

2. 慢性羊水过多　较多见,多发生在妊娠晚期,羊水在数周内逐渐增多,多数孕妇能适应,常在产前检查时发现宫高、腹围均大于同期孕妇。查体见腹部膨隆大于妊娠月份,腹壁皮肤发亮、变薄,触诊时感到皮肤张力大,有液体震颤感,胎位不清,胎心音遥远或听不清。

3. 并发症　子宫内压增高可引发妊娠期高血压疾病、胎膜早破、早产,子宫肌纤维过度伸展可造成宫缩乏力、产程延长;胎膜破裂后羊水流出过速可诱发胎盘早剥、脐带脱垂、休克。

(三)辅助检查

1. B 型超声检查　是重要的辅助检查方法。如羊水最大暗区垂直深度(AFV)≥8cm 或羊水指数(AFI)≥25cm 可诊断羊水过多,并可确定羊水过多的程度及了解有无多胎妊娠及胎儿神经管开放性畸形如无脑儿、脊柱裂等。

2. 甲胎蛋白(AFP)测定　羊水 AFP 值显著增高时,提示胎儿有开放性神经管畸形的可能。

(四)心理状况

因羊水过多腹压增加孕妇行走不便,影响正常生活和工作,产生焦虑,又因可能的胎儿畸形有无助感,担心胎儿的安危。

【护理诊断/问题】

1. 有胎儿受伤的危险　与胎膜早破,脐带脱垂、早产、胎盘早剥等并发症有关。

2. 舒适度减弱　与羊水过多引起的不适有关。

3. 焦虑　与易发生早产、胎儿可能畸形有关。

【治疗及护理措施】

(一)治疗要点

主要取决于胎儿有无畸形和孕妇症状的严重程度。

1. 胎儿正常　应根据胎龄和孕妇自觉症状决定处理方法。

2. 胎儿有畸形者　在确保孕妇安全的前提下及时终止妊娠。

(二)护理措施

1. 一般护理　①指导孕妇注意休息,根据自觉症状取坐位、半卧位、左侧卧位,以改善症状;避免做增加腹压的动作,防止胎膜早破;②嘱孕妇低盐饮食,注意摄取粗纤维食物,保持大便通畅,避免用力排便时导致胎膜早破;③禁止性生活,勿刺激腹部及乳头,防止早产;④注意观察宫缩、胎心音以及孕妇不适症状有无改善;⑤一旦破膜应抬高臀部,采用头低足高位,防止羊水流出过多或发生脐带脱垂。

2. 羊膜腔穿刺放羊水的护理　羊水流出速度以每小时 500ml 为宜,1 次放羊水量不超过 1 500ml;放羊水过程中密切监测孕妇的生命体征、宫缩、胎心率、羊水性状等;放羊水后,腹部压沙袋,防止胎盘早剥和休克。

3. 心理护理　加强与孕妇交流,为孕妇提供心理支持,使其对此次妊娠和分娩有正确的认识,保持情绪稳定,树立信心,以良好的心态配合治疗和护理。对有畸形儿的孕妇,特别注意维护其自尊,避免一切不良刺激。

4. 健康指导 有畸形儿的孕妇,如考虑再次妊娠,妊娠早期应进行产前诊断和有关遗传咨询,并加强妊娠期检查和监护。

第九节 羊水过少

妊娠晚期羊水量少于 300ml 称为羊水过少。严重影响围生儿预后。

【护理评估】

(一)病因

其原因不明,常见于母体脱水、服药、胎儿畸形以及胎盘功能异常等情况。

(二)身体状况

孕妇在胎动时感觉腹痛,轻微刺激即可引起宫缩,检查宫高、腹围小于正常妊娠月份。临产后孕妇阵痛剧烈、宫缩不协调,产程延长;容易发生胎儿宫内窘迫与新生儿窒息。

(三)辅助检查

B 型超声检查,如妊娠晚期羊水最大暗区垂直深度(AFV)≤2cm 或羊水指数(AFI)≤5cm 可诊断羊水过少,如羊水最大暗区垂直深度(AFV)≤1cm 为严重羊水过少。还可了解胎儿有无畸形。

【护理诊断/问题】

1. 有胎儿受伤的危险 与羊水过少胎儿粘连或宫内生长受限有关。

2. 恐惧 与担心胎儿畸形有关。

【治疗及护理措施】

(一)治疗要点

监测羊水量的变化,对确定羊水过少者,积极寻找原因并处理。确诊胎儿畸形者应尽早终止妊娠。胎儿发育正常者,如妊娠足月、胎儿娩出后可存活应及时终止妊娠,如妊娠未足月,胎肺不成熟,可行增加羊水量(采用羊膜腔灌注液体法)期待疗法,延长孕周。

(二)护理措施

1. 防止胎儿受伤

(1)一般护理:指导孕妇休息时取左侧卧位,改善胎盘血液供应;教会孕妇计数 12h 胎动,对新生儿应认真全面评估,识别畸形。

(2)病情观察:观察孕妇的生命体征,定期测量宫高、腹围和体重,判断病情进展,观察胎盘功能、胎儿宫内情况及胎儿生长发育情况,及时发现有无并发症和胎儿畸形。

(3)配合治疗:发现羊水过少时若妊娠已近足月,应指导孕妇在短期内重复测定羊水量并监测胎心率和胎动变化。做羊膜腔灌注治疗时应注意严格无菌操作,防止发生感染,同时按医嘱给予抗感染药物。

2. 心理支持 向孕妇解释关于羊水过少的可能因素和目前处理措施,取得孕妇支持,对合并胎儿畸形者,给予安慰理解,使孕妇能面对现实,积极配合治疗。

第十节 高 危 妊 娠

高危妊娠指在妊娠期由于各种不良因素,可能危害孕妇、胎儿或新生儿或导致难产者。

【护理评估】

(一) 健康史

了解孕妇的基本情况、生育史、疾病史,以及早期妊娠是否使用过对胎儿有害的药物,或是否接受过放射线检查及是否有过病毒感染。

(二) 身体状况

(1)了解孕妇身高、体重、步态。身高不足145cm者易出现头盆不称;体重太轻或过重难产的概率也会增加;步态异常考虑骨盆是否有问题。

(2)测量宫高和腹围。宫高大于或低于正常值3cm者为异常;足月可估计胎儿大小,胎儿体重<2 500g或≥4 000g需要注意。

(3)判断胎位是否异常。

(4)测量血压。若血压≥140/90mmHg或较基础血压升高30/15mmHg为异常。

(5)检查有无心脏杂音,并评估心脏功能。

(6)估计孕龄,描绘妊娠图。

(三) 辅助检查

1. 实验室检查 血、尿常规检查;肝肾功能检查;血糖及糖耐量测定;凝血功能检查等。

2. 超声检查 了解胎儿有无畸形及胎盘功能。

3. 监测胎心率 胎盘功能不良、子宫胎盘血流障碍或脐带循环受阻时可出现胎心率异常,当胎心率<110次/分或>160次/分时要监测胎心率变化。

4. 胎心率电子监护

(1)胎心率的监护:有胎心率基线(BFHR)和周期性胎心率(PFHR)两种基本变化。

胎心率基线(BFHR)是指无胎动和无子宫收缩时,10min以上的胎心率平均值,一般胎心率应在110~160bpm,如除外药物、感染或产程中操作的影响,胎心率≥160bpm为心动过速,≤110bpm为心动过缓。

周期性胎心率(PFHR)是指胎心率与子宫收缩的关系,有3种表现。

1)无变化,是指子宫收缩时FHR不变。

2)加速,是指随宫缩时胎心率基线暂时增加15bpm以上,持续时间>15s,可能因胎儿躯干或脐静脉受压引起。

3)减速,是指随宫缩出现的短暂胎心率减慢。又分为3种情况。①早期减速,几乎与宫缩同时开始,FHR最低点在宫缩的高峰,下降幅度<50bpm,持续时间短,恢复快,一般认为是第一产程后期,宫缩时胎头受压引起(图6-6);②晚期减速,多在宫缩高峰后开始出现,下降缓慢,下降幅度<50bpm,持续时间长,恢复缓慢,一般认为是胎盘功能不良,胎儿缺氧的表现(图6-7);③变异减速,形态不规则,减速与宫缩无恒定关系,持续时间长短不一,下降幅度>70bpm,恢复迅速,通常是脐带受压引起的(图6-8)。

(2)预测胎儿宫内储备能力:①无应激试验(non-stress test,NST)。通过观察胎动时胎心率的变化,了解胎儿的储备能力。胎动时FHR加速≥15bpm,持续时间≥15s为反应型;若胎动时无胎心率加速,或胎动时胎心率加速<15bpm,持续时间<15s 为无反应型,一周后应复查。

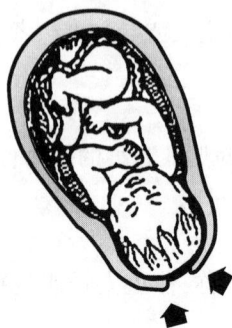

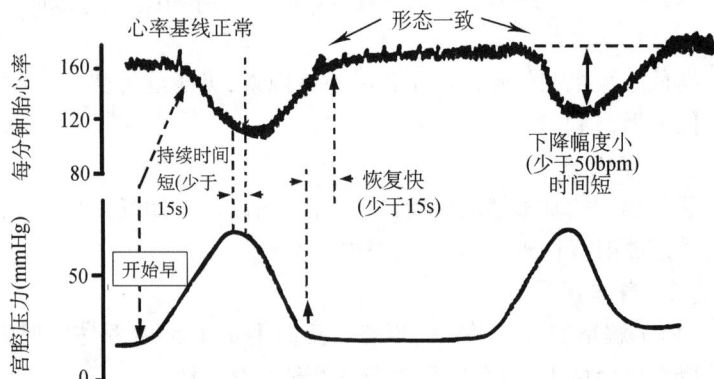

图 6-6 PFHR 早期减速

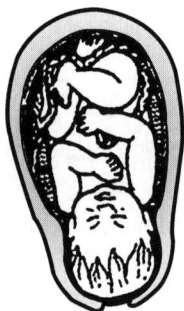

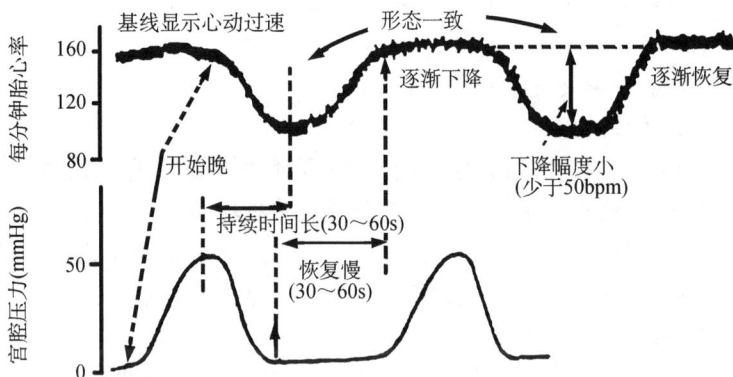

图 6-7 PFHR 晚期减速

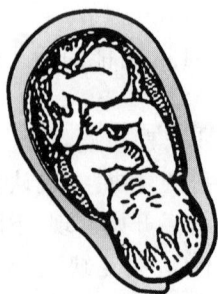

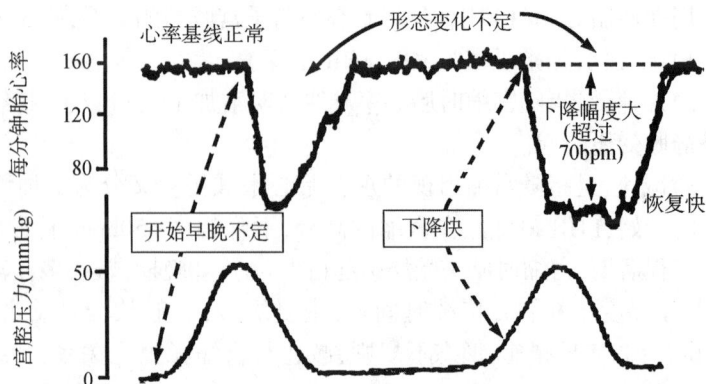

图 6-8 PFHR 变异减速

高危妊娠每周复查 2 次。此试验为缩宫素激惹试验的筛选试验。②缩宫素激惹试验(oxytocin challenge test,OCT)。通过缩宫素诱导宫缩观察 20min 内宫缩时胎心率的变化,了解胎盘一过性缺氧的负荷变化,测定胎儿的储备能力。若 10min 内连续出现 3 次以上晚期减速,胎心率变异减少,胎动后胎心率无加速为 OCT 阳性,提示胎盘功能减退;若胎心基线率无晚期减速,胎动后胎心率加速为 OCT 阴性,提示胎盘功能良好,胎儿一周内无死亡危险。

5. **羊膜镜检查** 羊水呈黄绿色、绿色提示胎儿窘迫。

6. **孕妇尿雌三醇(E_3)测定** 正常为 15mg/24h,10~15mg/24h 为警戒值,<10mg/24h 为危险值。

7. **孕妇血清雌三醇测定** 每周测定 2~3 次,E_3 值均正常说明胎儿情况良好;若 E_3 值持续缓慢下降为过期妊娠;下降较快者为重度妊娠高血压疾病;急骤下降或下降>50% 时说明胎儿有宫内死亡之危险。

8. **孕妇血清胎盘生乳素(HPL)测定** 足月妊娠时为 4~11mg/L,如于足月妊娠时该值<4mg/L 或突然降低 50% ,表示胎盘功能低下。

9. **胎儿成熟度检查** 羊膜腔穿刺抽取羊水进行分析是较为可靠的方法。卵磷脂与鞘磷脂比值>2,提示胎儿的肺成熟;测定肌酐>176.8μmol/L,提示胎儿肾和肌肉系统成熟,脂肪细胞计数>10%~20% ,提示胎儿皮肤成熟;测定淀粉酶、胆红素可分别提示胎儿唾液腺和肝成熟度。上述检查方法联合应用可提高临床符合率。

【护理诊断/问题】

1. **自尊紊乱** 与分娩健康胎儿的期待得不到满足有关。

2. **功能障碍性悲哀** 与可能失去胎儿有关。

【治疗及护理措施】

(一)治疗要点

预防和治疗引起高危妊娠的病因因素。增加营养,卧床休息;及时处理孕妇遗传性疾病、妊娠并发症、妊娠合并症等;提高胎儿对缺氧的耐受力,孕妇间歇吸氧以改善胎儿的缺氧状态,阴道分娩者尽量缩短第二产程,高危儿加强产时和产后的监护等产科处理手段。

(二)护理措施

1. **一般护理** 保证母儿的生理需要,尊重孕妇的饮食嗜好,提出建议。对妊娠合并糖尿病患者则要进行控制饮食的指导。嘱取左侧卧位休息;注意个人卫生。

2. **病情观察** 观察孕妇的脉搏、血压、活动耐受力,有无阴道流血、高血压、水肿、心力衰竭、腹痛、胎儿缺氧等,及时报告医生并记录处理经过。产时严密观察胎心率及羊水的色、量,做好母儿监护。

3. **配合治疗** 认真执行医嘱并配合治疗。为糖尿病孕妇做好尿糖测定,正确留取血、尿标本;妊娠合并心脏病者则按医嘱正确给予洋地黄类药物,做好用药观察;为前置胎盘患者做好输血、输液准备;为需人工破膜、阴道检查、剖宫产术者及时做好用物准备及配合工作;做好新生儿的抢救准备。

4. **心理护理** 评估孕妇心理并与孕妇分析产生心理矛盾的原因,指导正确的应对方式。采取必要的手段减轻和转移孕妇的焦虑和恐惧。鼓励和指导家人的参与和支持。

5. **健康指导** 按孕妇的高危因素给予相应的健康指导。嘱其按时去医院产前检查,指导孕妇自我监测。

讨论与思考

1. 女性,28 岁,孕 12 周,下腹阵发性疼痛 2h,阴道排出肉样组织后并有大量阴道流血,呈贫血貌。妇科检查:宫口开,有组织物填塞宫口,子宫较孕周小。试分析:该孕妇发生了什么情况? 护士应采取哪些护理措施?

2. 女性,29 岁,因右下腹痛 1d 就诊,主诉停经 50d,阴道不规则流血 6d。尿妊娠实验(+),后穹隆穿刺抽出暗红色不凝血 4ml,诊断为异位妊娠。试分析:该患者可能的病因是什么? 主要的护理措施有哪些?

3. 31 岁孕妇,妊娠 34^{+3} 周,阴道流血 1d,入院诊断为前置胎盘,拟行剖宫产术。试分析:护士应做哪些处理?

4. 妊娠期高血压疾病的分类。

5. 38 岁孕妇,因头痛、眼花、恶心就诊,测血压 165/115mmHg,尿蛋白(+++),呼吸脉搏正常,以"重度子痫前期"收住院,遵医嘱给予硫酸镁治疗。分析:此期的治疗要点是什么? 如何进行用药过程护理?

6. 羊水过多的临床表现有哪些? 羊膜腔穿刺放水患者的护理措施有哪些?

7. 高危妊娠的概念和护理评估。

(王春先)

第 7 章

妊娠合并症妇女的护理

学习要点

1. 妊娠与心脏病的相互影响、妊娠合并心脏病的治疗要点和护理措施。

2. 妊娠与病毒性肝炎的相互影响,乙型肝炎母婴传播的途径,妊娠合并病毒性肝炎的治疗要点和护理措施。

3. 糖尿病、贫血对母儿的影响及护理措施。

第一节　妊娠合并心脏病

> **案例分析**
>
> 某女,34 岁,停经 9 个月,下腹疼痛伴心悸、气促 1d。既往发现"先天性心脏病"10 多年,未行治疗。9 年前曾行剖宫产术。体格检查:脉搏 130 次/分,呼吸 26 次/分,血压 108/72mmHg,呼吸急促,双肺底可闻及湿啰音,心脏各瓣膜听诊区均可闻及吹风样杂音,心率 130 次/分。产科检查:骨盆内外测量值正常,宫高 28cm,腹围 92cm,胎儿估计重 2776g,胎先露头,已入盆,胎心率 150 次/分,宫缩无。阴道检查:宫口未开,先露 S^{-2}。辅助检查:心电图示"窦性心动过速";心脏彩超示:"房间隔缺损"。
>
> 分析:该妇女可能的诊断是什么?请问治疗要点和护理要点是什么?

妊娠合并心脏病在我国孕产妇死因排位中高居第二位,主要死因是心力衰竭和感染。其中以先天性心脏病最多见,其次为风湿性心脏病。

【护理评估】

(一)妊娠和心脏病的相互影响

1. 妊娠对心脏病的影响　妊娠 32~34 周、分娩期、产后 3d 内心脏负担最重,是孕妇的危险期,极易发生心力衰竭。①妊娠期:从妊娠 6 周开始,血容量逐渐增加,妊娠 32~34 周达高峰,从而使心率加快、心排出量增加,心脏负担加重。在妊娠晚期增大的子宫使膈肌上升,心脏向左、向上、向前移位,大血管扭曲,进一步加重了心脏负担。②分娩期:此期为心脏负担最重的时期。第一产程,每次宫缩有 250~500ml 血液被挤入体循环,回心血量增加;第二产程,子宫收缩力及腹压作用使内脏血液大量涌向心脏,使周围循环阻力、肺循环阻力增加,回心血量进一步增加;第三产程,腹压骤降,大量血液向内脏灌注,回心血量减少,胎盘娩出后胎盘循环停止,子宫血窦内大量血液迅速进入全身循环,回心血量增加。③产褥期:在产后 2~3d,子宫缩复使大量血液进入体循环。妊娠期组织间潴留的体液也回到体循环,使孕妇血容量明显增加,心脏负担再度加重。

2. 心脏病对母儿的影响 心脏病不影响妇女受孕。心功能不良者可因缺氧引起胎儿生长受限、流产、早产、死胎、胎儿窘迫及新生儿窒息等;抗心脏病药物对胎儿有潜在的影响;先天性心脏病有一定的遗传性。

(二)身体状况

1. 症状 妊娠前有心悸、气短、心力衰竭史,或曾有风湿热病史;有劳力性呼吸困难,经常夜间端坐呼吸、咯血,经常胸闷胸痛等;有发绀、杵状指、持续性颈静脉怒张等。

2. 体征 肺部听诊有湿啰音,咳嗽后不消失;心脏听诊有舒张期Ⅱ级以上或粗糙的全收缩期Ⅲ级以上杂音;严重心律失常;心脏扩大。

3. 心脏病心功能分级 Ⅰ级:一般体力活动不受限制。Ⅱ级:一般体力活动稍受限制,活动后有心悸、气短,休息时无症状。Ⅲ级:一般体力活动显著受限,休息时无不适,轻微日常工作即感不适、心悸、呼吸困难,或既往有心力衰竭史者。Ⅳ级:不能进行任何体力活动,休息时仍有心悸、呼吸困难等心力衰竭表现。

4. 早期心力衰竭的表现 ①轻微活动后即出现胸闷、心悸、气短;②休息时心率每分钟超过 110 次,呼吸每分钟超过 20 次;③夜间常因胸闷而需端坐呼吸,或需到窗口呼吸新鲜空气;④肺底部出现少量持续性湿啰音,咳嗽后不消失。

重点提示

妊娠合并心脏病的主要死因是心力衰竭和感染;先天性心脏病最多见;妊娠 32~34 周、分娩期(第二产程)、产后 3d 内心脏负担最重。

(三)辅助检查

1. 心电图 有严重心律失常,如心房颤动、心房扑动、传导阻滞等。

2. 超声心动图 可提示心脏结构异常。

(四)心理状况

孕妇对胎儿的生长发育和健康很担心,尤其是某些疾病是否会遗传给胎儿,胎儿是否畸形,同时也担心自己是否能安全度过分娩期等。

【护理诊断/问题】

1. 活动无耐力 与心脏负担加重、心力衰竭有关。

2. 潜在并发症 心力衰竭、亚急性感染性心内膜炎、静脉栓塞和肺栓塞。

3. 焦虑 与担心自身和胎儿的安危有关。

【治疗及护理措施】

(一)治疗要点

心功能Ⅰ~Ⅱ级者,可以妊娠,但须密切观察,防治并发症;心功能Ⅲ~Ⅳ级者,不宜妊娠,早期妊娠者行人工流产术;中晚期妊娠者加强产前检查,防治并发症,适时终止妊娠。有心力衰竭者须在心力衰竭控制后再行手术。

(二)护理措施

1. 妊娠期护理　①加强产前检查,妊娠 20 周前,应每 2 周产前检查 1 次,20 周后每周 1 次,发现早期心力衰竭者应立即住院,孕期顺利者应在 36~38 周住院待产;②休息,保证每日 10h 睡眠,午休 1~2h,宜左侧卧位,避免过度劳累及情绪激动;③饮食,多摄取高蛋白、高维生素、低盐、低脂肪及富含钙、铁、粗纤维素的食物,妊娠 20 周后预防性应用铁剂防止贫血,应限制食盐摄入,每日不超过 4~5g,妊娠期体重每周增加不宜超过 0.5kg,总共不超过 12kg;④严密观察各种引起心力衰竭的诱因,如出现上呼吸道感染、贫血和心律失常等及时报告医生;⑤配合医师进行心力衰竭的治疗,与未妊娠者基本相同,输液速度以每分钟 20~30 滴为宜。

2. 分娩期护理　妊娠晚期应提前选择好适宜的分娩方式,主张对心脏病孕妇放宽剖宫产指征。对于剖宫产孕妇应进行术前准备。对于心功能Ⅰ~Ⅱ级、胎儿不大、胎位正常、宫颈条件良好者,可在严密监护下协助医师经阴道分娩。第一产程,注意休息,宜采取半卧位;间断吸氧;遵医嘱给予镇静药,消除紧张情绪;密切观察血压、脉搏、呼吸、心率、心律、胎心率及产程进展情况;产程开始后即遵医嘱给予抗生素预防感染。第二产程,嘱孕妇尽量避免屏气用力,应行会阴侧切及胎头吸引术或产钳助产术,以缩短第二产程。第三产程,胎儿娩出后腹部放置 1~2kg 沙袋持续 24h,以防腹压骤降而诱发心力衰竭。出血多时,应按摩子宫,注射缩宫素促使子宫收缩,禁用麦角新碱。

3. 产褥期护理　产后 3d 内尤其 24h 内仍是发生心力衰竭的危险时期,必须充分休息并密切监护。产后出血、感染和血栓栓塞是严重的并发症,极易诱发心力衰竭,应重点观察及预防。心功能Ⅲ级或以上者,不宜哺乳。抗生素用至产后 1 周。

4. 心理护理　关心、体贴孕妇,并告知医疗护理计划,向孕妇及家属讲明医疗护理计划的必要性,以取得配合;抚慰孕妇使其情绪稳定,减轻焦虑不安;转移孕妇注意力,创造一个轻松愉快、清洁优美的环境以增加安全感。

5. 健康指导　向孕妇宣教妊娠、分娩和产褥期与心脏病的相互影响、诱发心力衰竭的常见因素及预防方法、早期心力衰竭的识别、产检时间等,嘱其提前住院待产。不宜再妊娠者,可在产后 1 周左右行绝育术,未做绝育术者应严格避孕;心功能Ⅲ级及以上者回奶。

第二节　妊娠合并病毒性肝炎

病毒性肝炎对母儿健康危害较大,且重症肝炎病死率极高。按病毒类型分为甲、乙、丙、丁、戊型等,以乙型病毒性肝炎最常见。

【护理评估】

(一)妊娠与病毒性肝炎的相互影响

1. 妊娠对肝炎的影响　妊娠期因肝脏负担加重,使孕妇易感染病毒性肝炎,也易使原有的肝炎病情加重,重症肝炎的发病率较非妊娠期明显增高。

2. 肝炎对母儿的影响 使孕妇早孕反应加重,易发生妊娠期高血压疾病、产后出血,若为重症肝炎,易发生 DIC,危及孕妇生命。更易发生胎儿窘迫、流产、死胎、死产、早产及新生儿死亡。

(二)乙型肝炎病毒的母婴传播途径

①子宫内经胎盘传播;②分娩时通过软产道接触母血或羊水传播;③产后接触母体的唾液或乳汁传播。

(三)身体状况

1. 症状 出现感冒样症状,如发热、畏寒、全身酸痛;消化道症状,如食欲减退、厌油、恶心、呕吐、腹胀,部分孕妇有皮肤、巩膜黄染和尿色深黄等。

2. 体征 皮肤巩膜黄染,或可触及增大的肝脏,肝区叩击痛。

(四)辅助检查

1. 血清病原学检查 相应肝炎病毒血清学抗原抗体检测出现阳性。

2. 肝功能检查 主要是 ALT、AST 升高,其中 ALT 是反映肝细胞损伤程度最常用的敏感指标。

3. 影像学检查 包括 B 型超声、磁共振成像检查观察肝脾大小、肝硬化、肝脂肪变性等。

(五)心理状况

孕妇害怕病毒会传染给孩子,导致胎儿畸形、死胎,从而产生焦虑心理。同时需要隔离治疗者,自尊心受到影响,从而有自卑、抑郁、情绪低落等表现。

【护理诊断/问题】

1. 营养失调 摄入量低于机体需要量,与厌食、恶心、呕吐、营养摄入不足有关。

2. 知识缺乏 缺乏有关妊娠合并病毒性肝炎的知识。

3. 潜在并发症 肝性脑病、产后出血、感染等。

4. 母乳喂养中断 与保护性隔离有关。

【治疗及护理措施】

(一)治疗要点

原则上肝炎患者不宜妊娠,如已妊娠,应在妊娠早期终止妊娠。妊娠合并非重型肝炎者遵医嘱给予护肝、对症、支持治疗,好转者继续妊娠,恶化者考虑终止妊娠,分娩方式以产科指征为主。妊娠合并重型肝炎者严防并发症的发生,均应适时终止妊娠。

(二)护理措施

1. 妊娠期护理 给予充分休息,避免过度劳累。加强营养,保持大便通畅,减少氨及毒素吸收。加强胎儿监护及孕妇肝功能、凝血功能的监护。重型孕妇还应积极观察、严密监测其并发症的发生,如凝血功能障碍、肝性脑病、肝肾综合征等疾病的早期征象,监测肌酐、总胆红素、中心静脉压、24h 出入量等,并及时报告医生配合治疗或转送。

2. 分娩期护理 妊娠合并非重型肝炎遵医嘱给予护肝、对症、支持治疗。产前配备新鲜血、凝血因子;行阴道助产术,缩短第二产程,避免产道损伤;胎肩娩出后立即注射缩宫素。妊娠合并重型肝炎防治感染,包括口腔护理、会阴擦洗,将孕妇安置于隔离待产室和产室,遵医嘱预防用抗生素;重型肝炎一般短期内难以康复,待病情稳定 24h 后、临产、积极治疗后病情无好转或出现胎儿窘迫,估计胎儿可存活者均应终止妊娠,宫颈条件好可阴道试产。做好各项术前准备,如灌肠、中心静脉插管、新生儿复苏抢救等。

3. 产褥期护理　①严密观察:阴道流血、子宫复旧、生命体征,记录各个引流管引流液的性状和量,发现异常及时报告医生,遵医嘱给予缩宫药、抗生素、护肝等药物;②指导母乳喂养:HBsAg、HBeAg 均阳性不建议哺乳,不哺乳者应尽早退奶,退奶禁用雌激素,可口服生麦芽或芒硝外敷乳房;③新生儿护理:出生 12h 联合注射乙型肝炎免疫球蛋白和乙型肝炎疫苗,第 3、6个月接种乙型肝炎疫苗,可有效切断母婴传播。

4. 心理护理　提供安全、舒适的环境和热情周到的服务,解除孕妇因患传染病而产生的恐惧和自卑心理,增强康复的信心,并告知医疗护理计划,取得理解及配合。

5. 健康指导　加强产前检查,定期检测肝功能、凝血功能,积极预防妊娠期高血压疾病、贫血及感染;指导孕妇和家属做好消毒隔离,孕妇用过的物品可用过氧乙酸、含氯石灰(漂白粉)等消毒液擦拭和浸泡。

第三节　妊娠合并糖尿病

妊娠合并糖尿病有两种类型。妊娠期糖尿病系指妊娠前糖代谢正常,妊娠期才出现的糖尿病。糖尿病合并妊娠系指在原有糖尿病的基础上合并妊娠者或妊娠前为隐性糖尿病,妊娠后发展为糖尿病。

【护理评估】

(一)妊娠与糖尿病的相互影响

1. 妊娠对糖尿病的影响　妊娠可使既往无糖尿病者发生妊娠期糖尿病,也可使原有糖尿病前期孕妇的病情加重。应用胰岛素的孕妇血糖控制不良可出现血糖过高或过低,甚至酮症酸中毒。

2. 糖尿病对母儿的影响　易发生胚胎发育异常、流产、妊娠期高血压疾病、感染、羊水过多、酮症酸中毒、难产等;可致胎儿畸形、流产、胎儿生长受限、巨大儿、早产、新生儿低血糖等。

(二)身体状况

1. 症状　绝大多数孕妇无明显临床表现,可出现多食、多饮、多尿,常伴有羊水过多、胎儿过大、外阴阴道瘙痒。

2. 体征　偶有体型肥胖。

(三)辅助检查

1. 75g 口服葡萄糖耐量试验　在妊娠 24~28 周直接行 75g 葡萄糖负荷试验(口服葡萄糖耐量试验),其诊断界值如下:空腹、1h、2h 血糖值分别为 5.1、10.0、8.5mmol/L,任何一项血糖值达到或超过此界值,则诊断为妊娠期糖尿病。

2. 空腹血糖　进行空腹血糖测定,空腹血糖≥5.1mmol/L 则诊断为妊娠期糖尿病;如空腹血糖≥4.4mmol/L 但<5.1mmol/L 者进行第二步 75g 口服葡萄糖耐量试验,结果异常者则诊断为妊娠期糖尿病。

(四)心理状况

孕妇缺乏对妊娠期糖尿病的认识、担心母婴健康、控制饮食感觉困难、血糖监测麻烦且痛苦、注射胰岛素感到恐惧不安、治疗费用高、时间长,故有一定的焦虑和抑郁。

【护理诊断/问题】

1. 知识缺乏　缺乏糖尿病及其饮食控制、胰岛素使用知识。

2. 有受伤的危险　与巨大儿、早产、新生儿低血糖等有关。

3. 有感染的危险　与糖尿病孕妇白细胞多种功能缺陷、抵抗力降低有关。

4. 焦虑　与担心母儿健康有关。

5. 营养失调　低于或高于机体需要量,与血糖代谢异常有关。

重点提示

80%以上为妊娠期糖尿病;75g葡萄糖耐量试验是主要的诊断方法。

【治疗和护理措施】

(一)治疗要点

凡合并单纯性视网膜病、糖尿病肾病、眼底有增生性视网膜病变等不宜妊娠。妊娠者控制血糖在正常范围内,加强胎儿监护,适时终止妊娠,糖尿病不是剖宫产指征;控制不良者适时终止妊娠。

(二)护理措施

1. 妊娠期护理　"五驾马车"贯穿始终。①健康指导;②饮食控制,妊娠期间及临产后均采用糖尿病饮食,饮食控制标准是既能满足孕妇及胎儿能量的需要,又能严格限制碳水化合物的摄入,维持血糖在正常范围,而且不发生饥饿性酮症;③运动,任何会造成稍有出汗,或是适度增加呼吸或心率的运动均可;④监测血糖,每次产检均应监测血糖,监测越频繁,并发症越少;其次监护胎儿,包括胎儿生长发育情况、胎儿成熟度、胎儿胎盘功能等监测,预防胎死宫内;⑤药物治疗,首选胰岛素治疗,遵医嘱给药。

2. 分娩期护理　于手术前1日晚餐前及产程开始停用胰岛素。决定阴道分娩者,产程中密切监控孕妇血糖、胰岛素用量、宫缩、胎心率变化,避免产程过长。

3. 产褥期护理　注意休息,给予糖尿病饮食,监测血糖,产后胰岛素用量减少至分娩前的1/3～1/2。新生儿均按早产儿护理,监测血糖,开奶的同时定期滴服葡萄糖液。

4. 心理护理　知识宣教,使之了解妊娠合并糖尿病的相关知识,或胰岛素使用的必要性,减轻其焦虑、害怕、自责等心理反应,能积极配合诊疗医护计划。

5. 健康指导　向孕妇及家属讲解糖尿病的知识,掌握饮食治疗、运动、血糖自我监测的方法和意义,提高自我监护和自我护理的能力。

第四节　妊娠合并贫血

妊娠期贫血严重危害母儿健康,最常见的类型是缺铁性贫血,分为轻度和重度贫血,血红蛋白>60g/L为轻度,≤60g/L为重度。

【护理评估】

(一)对母儿的影响

孕妇抵抗力低下,对分娩、手术和麻醉耐受性差,易发生贫血性心脏病、产后出血、产褥感染;重度贫血者可出现胎儿生长受限、胎儿窘迫、早产、死胎。

（二）身体状况

1. 症状　轻度贫血无明显症状，重者可有疲乏、困倦、食欲缺乏、腹胀、腹泻、水肿。

2. 体征　皮肤及黏膜苍白、毛发干燥、指（趾）甲扁平无光泽、口腔炎、舌炎等表现。

（三）辅助检查

1. 血常规检查　血红蛋白<110g/L 及血细胞比容<0.33 可诊断为妊娠期贫血。血红蛋白>60g/L 为轻度贫血，血红蛋白≤60g/L 为重度贫血。

2. 血清铁测定　若血清铁<6.5μmol/L，可诊断为缺铁性贫血。

（四）心理状况

孕妇担心疾病的影响及治疗效果不佳时，焦虑如何才能纠正贫血。

重点提示

妊娠期贫血最常见的类型是缺铁性贫血；血红蛋白<110g/L 及血细胞比容<0.33 可诊断为妊娠期贫血。

【护理诊断/问题】

1. 活动无耐力　与贫血导致的疲劳、无力等有关。

2. 有胎儿受伤的危险　与胎盘供氧不足和营养不良有关。

3. 有感染的危险　与贫血导致机体抵抗力下降有关。

【治疗及护理措施】

（一）治疗要点

去除诱因，饮食和药物治疗纠正贫血，防治并发症。

（二）护理措施

1. 妊娠期护理　①一般护理：合理安排休息与活动，严重贫血者注意防止晕倒而发生意外；②饮食指导：多食富含铁和维生素 C 的食物，如动物肝脏、血、豆类等；③补充铁剂：遵医嘱口服硫酸亚铁；如重度贫血、口服疗效差或对口服铁剂不能耐受者，可给予右旋糖酐铁深部注射。

2. 分娩期护理　重度贫血者于临产后或术前配血备用，密切观察产程进展，行阴道助产，缩短第二产程，避免产伤。胎肩娩出后肌内注射缩宫素 10～20U，出血多时应及时输血。严格执行无菌操作，遵医嘱产时产后用抗生素。

3. 产褥期护理　继续观察阴道出血量，监测血红蛋白，补充铁剂。

4. 心理护理　向孕妇及家属讲解妊娠与缺铁性贫血的相互影响，使其理解病情，积极配合治疗，以减少母儿的并发症。

5. 健康指导　妊娠前应积极治疗易引起贫血的疾病，如月经过多、消化道出血。产前检查时，必须检查血常规，加强营养，进食含铁丰富的食物，从妊娠 4 个月起补充铁剂，哺乳期更应重视铁剂的补充。

讨论与思考

1. 妊娠合并心脏病的妊娠期护理原则。

2. 某女,27 岁。孕 17 周,恶心、呕吐、乏力、食欲缺乏 1 周。护理体检:体温 37℃,血压 128/72mmHg,皮肤巩膜无黄染,腹膨隆,有肝大、肝区压痛和叩击痛。产科检查:骨盆外测量正常,宫高脐耻之间,腹围 72cm,胎心率 140 次/分。血清病原学检查:HBsAg(+),HBeAg(+),抗 HBc(+)。诊断首先考虑可能为什么? 如何进行护理?

3. 某初产妇,停经 25 周,发现血糖高 1d。查空腹血糖示 11.41mmol/L,糖筛查提示血糖 16.16mmol/L。护理体检:血压 130/80mmHg,体重 57.5kg。产科检查:胎心率 140 次/分,无宫缩。B 型超声检查:宫内单胎,双顶径 59mm,股骨长 40mm,羊水 172mm,脐动脉血流正常。该孕妇进一步需要做什么检查? 护理措施是什么?

4. 35 岁经产妇,妊娠 39 周,双胎,臀位。入院查血常规示红细胞 $2.76×10^{12}$/L,血红蛋白 82.0g/L,诊断妊娠合并贫血。因"双胎妊娠,臀位"急诊在连续硬膜外麻醉下行剖宫产术,术前听胎心率 144 次/分,分娩一男一女活婴,手术顺利,术后生命体征平稳,医嘱给予补液、预防感染、促宫缩等,指导母乳喂养。术后 24h 阴道流血约 410ml。术后复查血常规示红细胞 3.01 $×10^{12}$/L,血红蛋白 87.0g/L。分析该孕妇的诊断妊娠合并贫血依据是什么? 护理要点是什么?

(吴 芳)

第 8 章

异常分娩妇女的护理

学习要点

1. 产力异常的分类、护理评估、治疗要点、护理措施。
2. 骨产道异常的分类、护理评估、治疗要点、护理措施。
3. 臀位、持续性枕后位、枕横位的护理评估、治疗要点、护理措施。

产力、产道、胎儿及产妇的精神心理因素是决定分娩能否顺利进行的四个因素,其中任何一个因素异常或彼此不能相互适应,致使分娩过程受阻,称为异常分娩或难产。在分娩过程中,各因素之间存在一定的内在联系并相互影响,若处理及时得当,难产可转化为顺产;若处理不当,顺产也可以变为难产,导致母儿并发症,甚至危及母儿的生命。因此在分娩的过程中,应密切观察产程进展,及时发现并处理难产,保证母亲和胎儿顺利度过分娩期。

第一节 产力异常

案例分析

产妇 28 岁,孕 1 产 0,妊娠 39 周,因下腹阵发性疼痛 2h 于凌晨 5 点入院。晨 7 点宫缩规律,现产妇已规律宫缩 16h。查体:体温 36.9℃,血压 120/85mmHg,脉搏 100 次/分,呼吸 20 次/分,宫缩 20s/6min,强度弱,胎位 LOA,胎心率 156 次/分。肛诊:宫颈管消失,宫口开大 1.5cm,先露头 S^{-2}。

分析:该产妇出现了什么情况?治疗要点是什么?应采取哪些护理措施?

在分娩的过程中,子宫收缩力的节律性、对称性及极性不正常或强度、频率异常称为产力异常,其分类如下(图 8-1)。

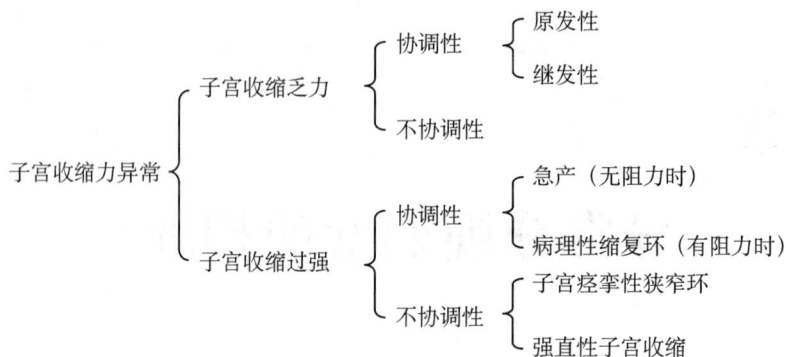

图 8-1 子宫收缩力异常的分类

一、子宫收缩乏力

【护理评估】

（一）病因

1. 产道或胎儿因素　头盆不称或胎位异常使胎儿先露部于临产后下降受阻,不能紧贴子宫下段及宫颈内口,故不能反射性引起子宫收缩,是导致继发性子宫收缩乏力最常见的原因。

2. 子宫因素　子宫发育不良、子宫肌瘤、子宫畸形(如双角子宫)使子宫收缩失去正常特点;子宫壁过度膨胀(如双胎、羊水过多、巨大儿等)使子宫肌纤维过度伸展;子宫急慢性炎症或多产妇使子宫肌纤维变性等,均能引起子宫收缩乏力。

3. 药物因素　临产后不恰当地使用大剂量的麻醉药、镇静药、镇痛药,如吗啡、哌替啶、苯巴比妥等,可使子宫收缩受到抑制。

4. 内分泌因素　临产后产妇体内雌/孕激素比例失调,前列腺素分泌不足等,可影响子宫肌纤维的收缩力。

5. 精神因素　初产妇(尤其是高龄初产妇)精神过度紧张使大脑皮层功能紊乱,以及临产后进食减少、过多的体力消耗等,均可导致子宫收缩乏力。

（二）身体状况

1. 协调性子宫收缩乏力(低张性子宫收缩乏力)　子宫收缩具有正常的节律性、对称性和极性,但强度弱、持续时间短、间歇时间长,宫颈口不能如期扩张,胎先露不能如期下降,导致产程延长或停滞。产程开始就出现宫缩乏力的称为原发性子宫收缩乏力,初产妇多见;产程开始宫缩正常,但进展到一定阶段后出现宫缩乏力的,称为继发性子宫收缩乏力,多发生于活跃期晚期或第二产程,常存在骨盆或胎位异常。

2. 不协调性子宫收缩乏力(高张性子宫收缩乏力)　子宫收缩失去正常的节律性、对称性,极性倒置。宫缩时子宫下段强而宫底部弱,宫缩间歇时子宫肌亦不能完全放松,导致宫颈口不能扩张,胎先露不能下降,属于无效宫缩。产妇自觉持续腹痛、拒按,精神紧张,烦躁不安,体力过度消耗。

重点提示

协调性子宫收缩乏力仍具有正常的节律性、对称性和极性,但强度弱、持续时间短、间歇时间长,易导致产程延长或停滞;不协调性子宫收缩乏力失去正常的节律性、对称性,极性倒置,属于无效宫缩。

3. 产程曲线异常 上述子宫收缩乏力的共同特征是产程进展异常,出现以下几种异常产程曲线(图 8-2)。

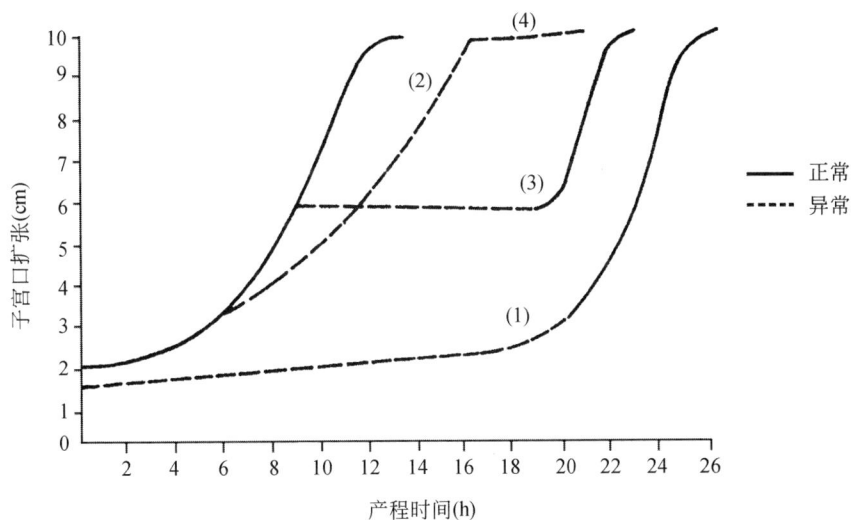

(1)潜伏期延长;(2)活跃期延长;(3)活跃期停滞;(4)第二产程延长

图 8-2 产程曲线异常

(1)潜伏期延长:规律宫缩开始至宫颈口扩张 3cm 称为潜伏期。初产妇一般约需 8h,超过 16h 称为潜伏期延长。

(2)活跃期延长:从宫颈口扩张 3cm 至宫颈口开全称为活跃期。初产妇一般约需 4h,超过 8h 称为活跃期延长。

(3)活跃期停滞:进入活跃期后,宫颈口不再扩张达 4h 以上,称为活跃期停滞。

(4)第二产程延长:初产妇第二产程>2h(硬膜外麻醉无痛分娩时以超过 3h 为标准),经产妇第二产程>1h,称为第二产程延长。

(5)滞产:总产程超过 24h。

(三)对母儿的影响

1. 对母体的影响 ①体力消耗:因产程延长,产妇精神与体力过度消耗,容易出现疲乏无力、尿潴留、肠胀气等,严重者可引起脱水、水电解质紊乱,致使产妇衰竭;②产伤:产妇软产道及膀胱、直肠受压过久,可引起局部组织缺血、水肿,分娩时易裂伤,严重者可导致局部组织坏死而形成尿瘘或粪瘘;③产后出血:宫缩乏力可延续至分娩后,影响胎盘的娩出和子宫壁血窦的关闭,引起产后出血;④产褥感染:多次肛门检查和阴道检查及产后出血可增加感染的机会。

2. 对胎儿的影响　产程延长增加了手术助产的机会,容易引起新生儿产伤、颅内出血、新生儿窒息等并发症;不协调宫缩乏力时子宫壁不能完全放松,子宫胎盘血流灌注减少,容易发生胎儿窘迫。

(四)辅助检查

1. 监测宫缩和胎心率　用胎儿电子监护仪监测宫缩的频率、强度及胎心率的情况。

2. 实验室检查　化验血常规及血电解质,了解有无感染及水电解质紊乱。

(五)心理状况

产程进展不顺利,产妇及家属表现出恐惧、焦虑,担心母儿的安危,对阴道分娩失去信心。

【护理诊断/问题】

1. 急性疼痛　与子宫收缩异常有关。

2. 疲乏　与产程延长、产妇体力过度消耗、水电解质紊乱有关。

3. 焦虑　与担心母儿安全有关。

4. 有感染的危险　与产程延长、胎膜早破、多次肛查和阴道检查有关。

5. 潜在并发症　产后出血、子宫破裂、胎儿窘迫。

【治疗及护理措施】

(一)治疗要点

1. 协调性子宫收缩乏力　不论是原发性还是继发性,一旦出现,首先查找原因,有无头盆不称或胎位异常。若发现有头盆不称、估计不能从阴道分娩者,应及时行剖宫产术;若无头盆不称和胎位异常,估计能从阴道分娩者,则实施加强宫缩的措施。

2. 不协调性子宫收缩乏力　给予镇静药调节子宫收缩,恢复宫缩的节律性和极性。若经处理,不协调性宫缩未能纠正,或伴有胎儿窘迫、头盆不称者,均应行剖宫产终止妊娠。切忌在宫缩未恢复协调之前,给予促进子宫收缩的药物。

> **重点提示**
>
> 协调性子宫收缩乏力无头盆不称者应加强子宫收缩;不协调性子宫收缩乏力应先用镇静药转为协调性宫缩,切忌在宫缩未恢复协调性之前,给予促进子宫收缩的药物。

(二)护理措施

1. 改善全身状况

(1)指导病人消除精神紧张,安静休息,保存体力;过度疲劳者可遵医嘱肌内注射哌替啶100mg 或静脉注射地西泮 10mg。

(2)鼓励病人进食进水,必要时静脉补充液体和能量。

2. 纠正异常宫缩

(1)协调性宫缩乏力:采取加强宫缩的措施。①排空充盈的膀胱和直肠,初产妇宫口开大不足 3cm、胎膜未破者可予温肥皂水灌肠;②刺激乳头;③针刺合谷、三阴交、关元、太冲等穴位;④宫口扩张≥3cm、无头盆不称、胎头已衔接者,可于宫缩间歇期行人工破膜,使先露部紧贴子宫下段及宫颈内口,反射性加强子宫收缩;⑤静脉滴注缩宫素,按照"小剂量、低浓度、慢流量、勤观察"的原则正确使用缩宫素。先用 5% 葡萄糖液 500ml 静脉滴注,调节滴速至 8~10 次/分,然后加入缩宫素 2.5~5U 摇匀,每隔 15min 观察 1 次子宫收缩、胎心、血压和脉搏。如宫缩不强,可逐渐加快滴速,通常不超过 60 次/分,以宫缩维持在 40~60s/2~4min 为宜。静脉滴注过程中必须有专人看护,随时调节剂量、浓度和滴速,以免因子宫收缩过强而发生子宫破裂或胎儿窘迫等并发症。在胎头娩出前严禁肌内注射缩宫素。

重点提示

　　协调性子宫收缩乏力加强宫缩的方法:①排空充盈的膀胱和直肠;②刺激乳头;③针刺穴位;④人工破膜;⑤正确静脉滴注缩宫素。缩宫素使用不当可能导致子宫强直性收缩而发生子宫破裂及胎儿窘迫。

　　(2)不协调性宫缩乏力:遵医嘱给予镇静药,如哌替啶 100mg 或吗啡 10~15mg 肌内注射或地西泮 10mg 静脉推注,多可恢复为协调性宫缩,再予加强宫缩。

　　3. 做好手术准备　经上述处理,宫缩仍不正常或伴有胎儿窘迫者,应协助医生做好剖宫产或阴道助产的手术准备。

　　4. 防治产后出血

　　(1)对有异常分娩因素的病人,分娩前遵医嘱查血型、备血,做好输血输液的准备。

　　(2)对宫缩乏力的病人,协助医生积极处理,避免产程延长。

　　(3)胎儿娩出后及时注射缩宫素、按摩子宫;检查胎盘胎膜是否完整,软产道有无损伤。

　　(4)产后 2h 密切观察血压、脉搏、宫缩、阴道出血、膀胱充盈情况,指导哺乳。

　　5. 心理护理　病人的心理状态直接影响宫缩,护士必须予以重视,及时提供分娩的相关知识,解答病人及家属的疑问,缓解他们紧张焦虑的情绪,使病人增强分娩的信心,理解并配合医护人员的工作。

　　6. 健康指导

　　(1)加强产前教育:通过产前宣教,让病人及家属了解分娩的全过程,树立阴道分娩的信心。临产后,指导病人合理休息和饮食,及时排尿和排便。

　　(2)指导产后康复:嘱产妇注意观察宫缩、阴道出血情况;观察恶露的色、量及气味;鼓励产妇及早下床活动,及时排空膀胱;保持外阴清洁;指导母乳喂养;指导避孕;嘱其产后 42d 到产科门诊做产后检查。

二、子宫收缩过强

【护理评估】

(一)病因

　　常见原因:经产妇有急产史,缩宫素使用不当,宫腔内操作过多或不当,过度疲劳、精神过度紧张等。

(二)身体状况

　　1. 协调性子宫收缩过强　子宫收缩的节律性、对称性和极性正常,但过强、过频,若产道无阻力,分娩可在短时间内结束,初产妇总产程不足 3h 称为急产。若产道有梗阻或瘢痕子宫,则可能发生子宫破裂。

2. 不协调性子宫收缩过强 有两种表现。

(1)强直性子宫收缩:常见于缩宫素使用不当或产妇对缩宫素过于敏感,使子宫收缩失去节律性,宫颈内口以上部分的子宫肌层出现强直性痉挛性收缩,间歇期短或无间歇。产妇表现为烦躁不安、持续性腹痛,胎位、胎心音不清。合并产道梗阻时还可出现血尿、病理性缩复环等先兆子宫破裂的征象。

(2)子宫痉挛性狭窄环:子宫局部肌肉痉挛性收缩形成环状狭窄,持续不放松,称为子宫痉挛性狭窄环。可发生在宫颈、宫体的任何部位,尤以胎颈、胎腰等狭窄部最常见,可阻碍胎儿的下降(图 8-3)。产妇表现为持续性腹痛、烦躁不安,宫颈扩张缓慢,先露下降停滞,胎心音不规则。此环与病理性缩复环不同的是不随宫缩上升,不引起子宫破裂。

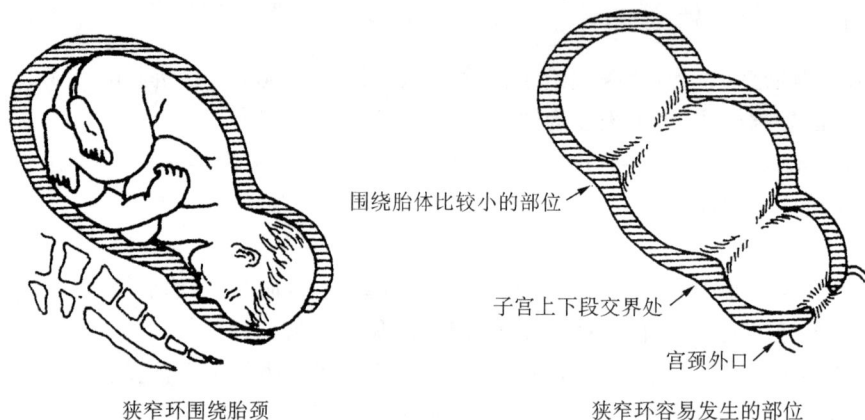

围绕胎体比较小的部位

子宫上下段交界处

宫颈外口

狭窄环围绕胎颈   狭窄环容易发生的部位

图 8-3 子宫痉挛性狭窄环

(三)对母儿的影响

1. 对母体的影响 急产可导致软产道裂伤,产后出血、产褥感染机会增加,严重者造成子宫破裂。

2. 对胎儿的影响 易发生胎儿窘迫、新生儿窒息、新生儿颅内出血、坠地损伤等。

(四)辅助检查

胎儿电子监护监测宫缩及胎心率的变化。

(五)心理状况

产妇疼痛难忍,烦躁不安,担心自身及胎儿的安全。

【护理诊断/问题】

1. 急性疼痛 与过频过强的子宫收缩有关。

2. 焦虑 与担心自身及胎儿的安全有关。

3. 有母儿受伤的危险 与产程过快导致软产道损伤、新生儿产伤有关。

4. 潜在并发症 子宫破裂、胎儿窘迫。

【治疗及护理措施】

(一)治疗要点

认真查找宫缩过强的原因,及时予以纠正,必要时使用宫缩抑制药及镇静药;正确处理急产;如宫缩无缓解或出现胎儿窘迫,及时行剖宫产术。

(二)护理措施

1. 缓解疼痛　正确识别疼痛的原因,教会给病人一些减轻疼痛的方法,如深呼吸、变换体位、腹部按摩等,必要时遵医嘱给予镇静药或宫缩抑制药。

2. 心理护理　给予病人充分的关心和指导;及时向病人及家属提供产程进展的信息,消除他们紧张焦虑的心理;说明可能采取的措施及必要性,以取得理解和配合。

3. 防止受伤　①产前详细了解产妇的孕产史,对于有急产史的孕妇,嘱其在预产期前 2~3 周不要外出,提前 1~2 周住院待产;②产时禁止灌肠,做好接产和新生儿窒息抢救的准备;③产后及时检查软产道和新生儿,发现损伤及时处理;④分娩过快未经消毒者,遵医嘱给予母儿抗生素及破伤风抗毒素治疗。新生儿注射维生素 K_1 以预防颅内出血。

4. 预防子宫破裂及胎儿窘迫　①正确使用缩宫素(详见"子宫收缩乏力"部分),一旦出现宫缩过强,立即减慢或停止缩宫素的滴注;②严密观察宫缩,若有宫缩过强,立即停止一切操作,如宫腔内操作、缩宫素滴注等,立即报告医生,协同医生处理。若宫口已开全,嘱产妇张嘴哈气,同时立即做好接产和新生儿窒息抢救的准备;③如出现胎儿窘迫,嘱产妇左侧卧位、吸氧,并做好手术的准备。

5. 健康指导　进行产褥期健康教育,嘱产妇观察生命体征、子宫复旧、会阴伤口、阴道出血等情况,指导母乳喂养。如新生儿发生意外,给予产妇及家属充分的体贴与安慰,使他们顺利度过悲伤期,为今后的生育提供指导。

第二节　产道异常

> ■ **案例分析**
>
> 初产妇,孕 3 产 0,孕 38 周,规律宫缩 8h。查体:一般状态良,宫缩 40s/4min,强度中,胎位 LOA,胎心率 140 次/分,跨耻征阳性。骨盆外测量:髂棘间径 23cm,髂嵴间径 25cm,骶耻外径 17cm,坐骨结节间径 9cm。内诊:宫颈管消失,宫口开大 3cm,先露头 S^{-3}。对角径 10cm,坐骨棘间径 10cm。
>
> 分析:该产妇的骨盆正常吗? 应采取哪些护理措施?

产道包括骨产道和软产道,临床以骨产道异常多见。常见的骨产道异常有扁平骨盆、漏斗骨盆、均小骨盆、畸形骨盆。因骨盆径线过小或形状异常,导致胎儿不能顺利娩出而造成难产。

一、骨产道异常

【护理评估】

(一)病因

既往有无引起骨盆异常的疾病,如佝偻病、结核病、骨软化症等;身高在 145cm 以下者应警惕均小骨盆;跛足、脊柱及髋关节畸形、米氏菱形窝不对称者应警惕畸形骨盆。

(二)身体状况

1. 一般检查　测量身高,观察孕妇有无跛足、脊柱及髋关节畸形、米氏菱形窝不对称等现象。

2. 腹部检查

(1)观察腹型,测量宫高、腹围。

(2)跨耻征检查:孕妇排尿后仰卧位,两腿伸直。检查者一手放在耻骨联合上方,另一手握持胎头向骨盆腔方向推压。如胎头低于耻骨联合平面,为跨耻征阴性,表示头盆相称;如胎头与耻骨联合在同一平面,为跨耻征可疑阳性,表示头盆可能不称;如胎头高于耻骨联合平面,为跨耻征阳性,表示头盆明显不称(图8-4)。

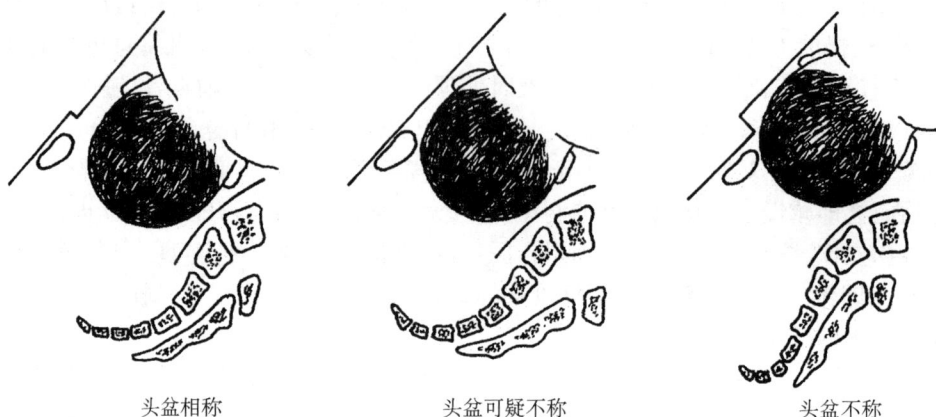

头盆相称 　　　　　　头盆可疑不称 　　　　　　头盆不称

图8-4　检查头盆相称程度

3. 骨盆测量

(1)骨盆入口平面狭窄:骨盆入口平面呈扁圆形,骶耻外径<18cm,入口前后径<10cm,对角径<11.5cm。常见于扁平骨盆,可影响胎头的衔接,跨耻征检查阳性。

(2)中骨盆及出口平面狭窄:坐骨棘间径<10cm,坐骨结节间径<8cm,耻骨弓角度<90°,出口横径与后矢状径之和<15cm。常见于漏斗型骨盆,可影响胎头内旋转,出现持续性枕后位或枕横位。

(3)三个平面均狭窄:骨盆形态正常,但各平面径线均小于正常值2cm或以上,常见于身材矮小者,称为均小骨盆。

(4)畸形骨盆:骨盆形态不规则、不对称,如偏斜骨盆、骨软化症骨盆,较少见。

重点提示

入口平面狭窄常为扁平型骨盆,影响胎头衔接;中骨盆及出口平面狭窄常为漏斗型骨盆,影响胎头内旋转,出现持续性枕横位或枕后位;三个平面均狭窄为均小型骨盆。

(三)对母儿的影响

1. 对母体的影响　临产后胎先露下降受阻,可导致产程延长、产程停滞甚至子宫破裂;膀胱受压过久易形成生殖道瘘;阴道检查与手术产机会增多,易导致产褥感染和产后出血。

2. 对胎儿的影响　胎膜早破、脐带脱垂的发生率增高,易导致胎儿窘迫;胎头受压过久或手术助产,使新生儿颅内出血、产伤的概率增加。

(四)辅助检查

B 型超声测量胎头径线,判断胎儿能否通过产道。

(五)心理状况

产前检查确诊为产道异常、需行剖宫产者,产妇表现为对手术的恐惧及紧张;需要试产者,孕妇及家属因不能预知分娩结果而焦虑不安。

【护理诊断/问题】

1. 有母儿受伤的危险　与产妇软产道损伤和新生儿产伤有关。

2. 有感染的危险　与产程延长、手术操作有关。

3. 焦虑　与担心母儿安全有关。

4. 潜在并发症　子宫破裂、胎儿窘迫、新生儿窒息。

【治疗及护理措施】

(一)治疗要点

明确产道异常的类型和程度,了解胎位、胎儿大小、胎心率、宫缩、宫口扩张和先露下降程度,结合产妇年龄、产次、既往分娩史,综合考虑,决定分娩方式。

(二)护理措施

1. 骨盆类型不同而措施不同　根据骨盆狭窄的类型,配合医师采取不同的措施。

(1)骨盆入口平面狭窄:明显头盆不称者,遵医嘱做好剖宫产术的术前准备;轻度头盆不称者,应在严密监护下试产。

> **重点提示**
>
> 　　试产的方法:①试产从宫口开大 3~4cm 开始;②试产时胎膜已破,未破膜者需行人工破膜术,并观察羊水的性状、量及胎心情况;③试产时保持良好的产力,必要时静脉滴注缩宫素;④严密观察 2~4h,若产程无进展或出现胎儿窘迫,应立即停止试产,通知医生并配合医生积极处理。

(2)中骨盆及出口平面狭窄、胎儿较大者,遵医嘱做好剖宫产术的术前准备。

(3)均小骨盆:视胎儿大小及胎位情况决定阴道分娩或剖宫产,做好接产或手术的准备。

(4)畸形骨盆:多数需剖宫产,遵医嘱做好术前准备。

2. 防治感染　①产程中注意无菌操作,肛查和阴道检查的次数不宜过多;②产后做好会阴的护理,保持局部清洁干燥;③密切观察有无体温升高、宫底压痛、恶露臭味、伤口肿痛等感染征象;④必要时遵医嘱使用抗生素。

3. 加强新生儿的护理　在产道内压迫时间过长及经手术助产的新生儿,应加强监护,及时发现颅内出血和产伤。

4. 心理护理　充分关心、体贴病人,解除其焦虑、恐惧的心理。需要试产者,向产妇及家属介绍试产的必要性及可能的结果,及时告知产程进展的情况,认真解答他们的疑问,以取得其配合;决定手术者,向产妇及家属介绍手术的必要性,解除其顾虑。

5. 健康指导　指导产妇母乳喂养,向产妇介绍新生儿护理知识及产褥期注意事项,告知其产后检查的时间和必要性。

二、软产道异常

软产道包括子宫下段、宫颈、阴道及骨盆底软组织构成的弯曲管道。软产道异常临床较少见,易被忽视。

(一) 外阴异常

1. 外阴坚韧、瘢痕　分娩时应行会阴后-侧切开术。

2. 外阴水肿　分娩前可用 50% 硫酸镁局部湿热敷,或分娩时在严格消毒下多点穿刺放液。

3. 外阴尖锐湿疣　为预防新生儿感染,宜行剖宫产术。

(二) 阴道异常

1. 阴道横隔　多位于阴道上、中段,可影响胎先露下降。薄的横隔,可做 X 形切开;若横隔厚且高,则需行剖宫产术。

2. 阴道纵隔　需在中间剪断,待分娩结束,再予以缝合残端。

3. 阴道狭窄　若位置低,狭窄轻,可作较大的会阴后-侧切开;若位置高,狭窄重,则需行剖宫产术。

(三) 宫颈异常

1. 宫颈水肿　多因产妇过早使用腹压,宫颈长时间受压所致。可在宫颈处分点注射 0.5% 利多卡因 5~10ml 或静脉推注地西泮 10mg。处理无效时可行剖宫产术。

2. 宫颈坚韧　常见于高龄初产妇,宫颈不易扩张。可静脉推注地西泮 10mg,或在宫颈处分点注射 0.5% 利多卡因 5~10ml。经处理不见缓解,应行剖宫产术。

3. 子宫颈癌　若经阴道分娩,有发生大出血、感染、癌扩散等危险,故应行剖宫产术。

4. 宫颈肌瘤　若肌瘤较大,占据盆腔或阻塞骨盆入口时,应行剖宫产术。若肌瘤不阻塞产道,则可经阴道分娩。

第三节　胎 儿 异 常

✚ 案例分析

孕妇 31 岁,孕 2 产 0,孕 31 周。今日来院产检,行腹部检查见子宫呈纵椭圆形,子宫底部触及圆而硬的胎头,有浮球感,胎心音在脐左上方听得最清楚,胎心率 140 次/分。

分析:孕妇的胎位正常吗? 应指导其如何纠正?

胎儿异常包括胎位异常和胎儿发育异常。胎位异常以持续性枕后位、枕横位及臀位多见;胎儿发育异常以巨大儿及脑积水多见。

在分娩过程中,胎头以枕后位或枕横位衔接,在下降过程中,绝大多数能向前转 135° 或 90°,转成枕前位而自然分娩。若胎头枕部持续位于母体骨盆的后方或侧方,于分娩后期仍不能转向前方,致使分娩发生困难者,称为持续性枕后位、枕横位。

【护理评估】

（一）病因

持续性枕后位、枕横位常见的原因有：骨盆异常、胎头俯屈不良、子宫收缩乏力、头盆不称等。臀位常见的原因有：羊水过多、腹壁松弛、子宫畸形、前置胎盘、骨盆狭窄等。

（二）身体状况

1. 持续性枕后位、枕横位 因胎头枕骨持续位于母体骨盆后方，压迫直肠，产妇自觉肛门坠胀及排便感，过早使用腹压，可导致宫颈水肿及产妇疲劳，常出现产程延长。腹部检查：胎背偏向母体后方或侧方，胎心音听诊在脐下一侧偏外方最清楚，肛门或阴道检查触诊胎头囟门及矢状缝可明确胎方位。

> **重点提示**
>
> 正常胎方位为枕前位，肛门或阴道检查胎儿囟门及矢状缝可明确胎方位。

2. 臀位 腹部检查宫底部为圆而硬的胎头，耻骨联合上方为宽而软的胎臀，胎心音听诊在母体脐左上方或右上方最为清楚，阴道检查胎先露为胎臀或胎足。因胎头比胎臀大，故分娩时易出现后出头困难，需阴道助产。

> **重点提示**
>
> 臀位是常见的胎位异常，阴道分娩对母儿危害较大，最好在孕期纠正为正常胎位。

3. 巨大儿 胎儿体重达到或超过4 000g称为巨大儿。孕妇自觉腹部增大较快，有呼吸困难等压迫症状。腹部检查：子宫大于孕周，胎体大，胎心音听诊位置较高。易发生头盆不称、肩难产、软产道损伤等并发症。

4. 胎儿畸形 脑积水的胎儿大量脑脊液潴留在脑室内，致使头颅体积增大。表现为头盆明显不称，肛查或阴道检查有胎头大、囟门大而紧张、颅骨薄如乒乓球的感觉，常合并脊柱裂、足内翻等畸形。可导致难产甚至子宫破裂。

（三）对母儿的影响

1. 对母体的影响 可发生产程延长、软产道损伤、生殖道瘘、子宫破裂、产后出血及感染等并发症，严重者甚至危及生命。

2. 对胎儿的影响 可发生胎膜早破、脐带脱垂、胎儿窘迫、新生儿窒息、新生儿产伤等并发症。

（四）辅助检查

1. B型超声检查 了解胎位、胎儿大小、胎儿有无畸形等情况。

2. 实验室检查 甲胎蛋白增高有助于胎儿神经管畸形的诊断。

（五）心理状况

产前检查确诊为巨大儿或胎位异常需行剖宫产者，多表现为对手术的焦虑和恐惧；产程过程中发现胎位异常者,因不能预知分娩的结果而忧心忡忡;胎儿有畸形者,常表现为沮丧、抱怨、自责等。

【护理诊断/问题】

1. 有母儿受伤的危险　与产程延长、手术产引起的产道损伤及新生儿产伤有关。

2. 焦虑　与担心自身及胎儿的安危有关。

3. 潜在并发症　胎膜早破、脐带脱垂、胎儿窘迫、新生儿窒息、产后出血、感染等。

【治疗及护理措施】

(一)治疗要点

1. 持续性枕后位、枕横位　骨盆无异常、胎儿不大时可以试产;若不能自然分娩,及时行阴道助产或剖宫产术。

2. 臀位　妊娠 30 周后仍为臀位者,应予以纠正。分娩时根据产妇年龄、孕产次、骨盆类型、胎儿大小以及有无合并症等,决定分娩方式。

3. 胎儿畸形　及时终止妊娠。

(二)护理措施

1. 妊娠期　加强产前检查,积极纠正胎位异常。妊娠 30 周后臀位仍未转正者,可采用胸膝卧位(图 8-5)、艾灸或激光照射至阴穴、外倒转术等方法纠正胎位。

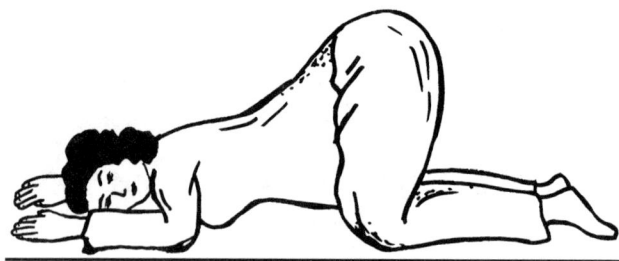

图 8-5　胸膝卧位

重点提示

妊娠 30 周后应予以纠正胎位。最常用方法为胸膝卧位,每日 2 次,每次 15min,1 周后复查。

2. 分娩期　加强产程监护,减少母儿受伤的危险。

(1)持续性枕后位、枕横位:①第一产程,保证产妇充分的营养和休息,保持良好的产力,避免过早屏气用力。若产程无明显进展或出现胎儿窘迫,应考虑剖宫产结束分娩;②第二产程,初产妇已近 2h,经产妇已近 1h 胎儿仍未分娩时,应行阴道检查。若胎头双顶径位置低于坐骨棘平面,可行阴道助产;若胎头位置较高,则需行剖宫产术;③第三产程,及时给予缩宫素;检查并修补软产道;抗生素预防感染;新生儿重点监护。

(2)臀位:应减少活动,尽量少做肛查,禁止灌肠。一旦胎膜破裂,应立即卧床、听胎心率、抬高床尾。

(3)巨大儿:分娩前诊断为巨大儿者,可遵医嘱做好剖宫产术的准备。

3. 产后观察与护理　产后认真观察有无软产道损伤、产后出血及感染的征象,做好会阴护理,遵医嘱应用缩宫素及抗生素。新生儿按高危儿护理。

4. 心理护理　充分关心、爱护、体贴病人,解答他们的疑虑,增强产妇分娩的自信心,使其安全度过分娩期。对胎儿发育异常的家庭,应与其分析发生异常可能的原因,树立再次妊娠的信心。

5. 健康指导　加强产前检查,教会孕妇胸膝卧位的方法;产后指导产妇产褥期保健和母乳喂养知识,提供避孕和生育方面的指导。

讨论与思考

1. 子宫收缩乏力导致的产程曲线异常有哪几种?

2. 协调性子宫收缩乏力应如何加强宫缩?

3. 应如何正确应用缩宫素加强子宫收缩?

4. 某女士,25 岁,孕 1 产 0,孕 39 周。全身检查无异常,骨盆外测量正常。入院检查:胎位 ROA,胎心率 140 次/分,宫缩 30~40s/2~3min,第一产程顺利,宫口开全 2h,产程无进展,宫缩变弱 20s/5~6min。阴道检查:胎位为 ROP,先露 S^{+2},胎心率 120 次/分。

请问:该产妇的诊断、治疗要点、护理措施是什么?

5. 某女士,28 岁,孕 2 产 0,孕 40 周。规律宫缩 12h,宫口开全 2cm,全身检查未见异常。骨盆外测量:髂棘间径 24cm,髂嵴间径 26cm,骶耻外径 17cm,坐骨结节间径 9cm。胎儿体重估计 2 500g,胎心率 140 次/分。

请问:该产妇的诊断、治疗要点、护理措施是什么?

(张建红)

第 **9** 章

分娩期并发症妇女的护理

学习要点

1. 胎膜早破的护理评估、护理诊断、护理措施。
2. 脐带脱垂的治疗要点、护理措施。
3. 子宫破裂的护理评估、治疗要点、护理措施。
4. 产后出血的病因、护理评估、治疗要点、护理措施。
5. 羊水栓塞的护理评估、治疗要点。

第一节　胎膜早破

✚　案例分析

某女士,27 岁,孕 2 产 0。妊娠 36 周,突发阴道大量流液,继之少量间断性阴道流液,无腹痛,无阴道流血。体格检查:体温 36.9℃,血压 110/70mmHg,脉搏 90 次/分,呼吸 20 次/分,宫高 34cm,腹围 92cm,胎位 LOA,未衔接。未触及宫缩,宫体无压痛,胎心率 146 次/分。

请分析:

1. 该孕妇的表现是否正常? 可能的诊断是什么?
2. 应如何处理及护理?

胎膜早破是指胎膜在临产前自然破裂,是常见的分娩期并发症。胎膜早破对母儿均可造成不利影响,可导致早产、脐带脱垂、宫内感染、产褥感染,使围生儿死亡率增加。

【护理评估】

(一)病因

主要与下列因素有关:下生殖道感染(引起胎膜炎所致);羊膜腔内压力增加(双胎、羊水过多、巨大儿);胎膜受力不均(胎位异常、头盆不称);胎膜发育不良;宫颈内口松弛;机械性刺激(创伤、妊娠晚期性交)等。

(二)身体状况

1. 症状　孕妇突然感到有较多液体自阴道流出,且流液不能自控,继而少量间断性阴道流液。当咳嗽、打喷嚏、负重时流液增多,无腹痛等其他产兆。

2. 体征　肛查时触不到前羊膜囊,上推先露部时流液量增多。阴道窥器检查可见液体从宫颈口流出或阴道后穹隆有较多积液,有时可见到胎脂样物质。

(三)辅助检查

1. 阴道液检查　①pH 测定:用 pH 试纸检查,如阴道液 pH≥6.5 提示胎膜早破,准确率达 90%。②涂片检查:阴道液干燥片检查,如见羊齿植物状结晶为羊水。

2. 羊膜镜检查　看不到前羊膜囊,直接看到胎儿先露部,可确诊胎膜已破。

3. B 型超声检查　羊水减少可协助诊断。

(四)心理状况

突然发生的胎膜早破使孕妇及家属惊慌失措、焦虑,担心孕妇和胎儿的安危。

【护理诊断/问题】

1. 有围生儿受伤的危险　与早产、脐带脱垂、胎儿吸入感染性羊水发生宫内窘迫有关。

2. 有感染的危险　与胎膜破裂后下生殖道病原体上行感染有关。

3. 焦虑　与担心自身及胎儿安危有关。

【治疗及护理措施】

(一)治疗要点

预防脐带脱垂和感染。妊娠不足 35 周、不伴感染、无胎儿窘迫、羊水池深度≥3cm 者考虑期待疗法。已临产或胎肺已成熟者,或发生胎儿窘迫及继发感染者,应及时终止妊娠。

(二)护理措施

1. 防止脐带脱垂　①嘱孕妇绝对卧床休息,左侧卧位并抬高臀部,禁止坐起或站立;②减少刺激,保持大便通畅,禁忌灌肠,避免不必要的肛门检查和阴道检查;③密切监测胎心率变化,发现异常及时通知医生。

2. 预防感染　保持外阴清洁,每日用消毒液擦洗外阴 2 次,勤换会阴垫和内衣裤。记录胎膜破裂时间,破膜超过 12h 者,遵医嘱给予抗生素。严密观察生命体征,观察羊水性状、颜色、气味等,及时发现感染征象。

3. 防止早产及促进胎肺成熟　遵医嘱应用宫缩抑制药如硫酸镁,防止早产。应用糖皮质激素如地塞米松,促进胎肺成熟。

4. 心理护理　向患者和家属说明治疗方案及注意事项,多陪伴,多安慰,消除因担心母儿安危造成的心理负担,使患者积极主动配合治疗。

5. 健康指导

(1)加强宣教,预防胎膜早破:①注意妊娠期卫生,预防和及时治疗生殖道炎症;②妊娠 32 周后避免性生活、重体力劳动、外伤,保持大便通畅;③加强产前检查,及时矫正异常胎位;④骨盆狭窄、胎位不正、头盆不称者,须提前入院待产,临产后即应卧床休息,禁忌灌肠;⑤宫颈内口松弛者应卧床休息,于妊娠 14~18 周施行宫颈环扎术。

(2)如发生胎膜早破应及时入院,遵医嘱积极配合治疗,避免脐带脱垂和感染,降低围生儿死亡率。

第二节 脐带脱垂

> 🧰 **案例分析**
>
> 　某产妇,孕35周,臀先露,出现不规则宫缩收入院待产。腹部检查:臀先露,骶右前位,胎心率148次/分。入院后第二天早晨起床时,产妇突然出现阴道大量流液,不能控制,立即听胎心音(108次/分)。
>
> 　请分析:
> 　1. 该产妇可能发生了什么情况? 有什么危害?
> 　2. 应如何处理及护理?

　　胎膜破裂后,脐带脱出宫颈口外,在阴道内甚至外阴部,称为脐带脱垂(图9-1)。胎膜未破时脐带位于胎先露前方或一侧,称为脐带先露,又称隐性脐带脱垂。脐带脱垂后,因脐带受压,胎儿血液循环受阻,可导致胎儿急性缺氧甚至胎死宫内,是一种严重威胁胎儿生命的并发症。

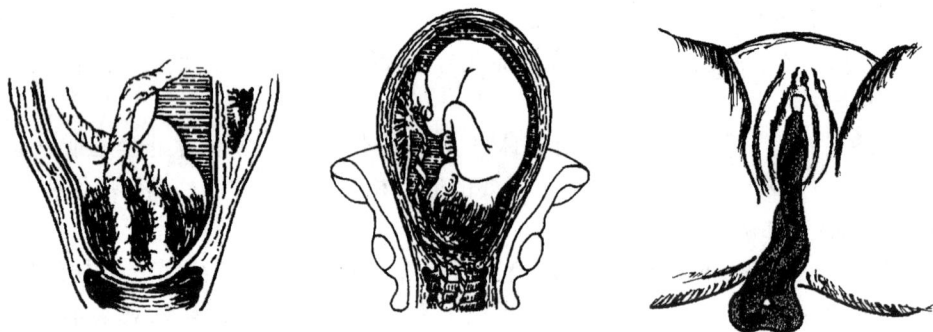

图9-1 脐带脱垂

【护理评估】

(一)病因

　　胎先露衔接不良是脐带脱垂最常见的原因,如臀先露、肩先露、头盆不称等。羊水过多、脐带过长、胎儿过小也可诱发脐带脱垂。

(二)身体状况

　　胎膜已破,胎心率突然加快、减慢或不规则,行阴道检查可触及条索状物(脐带)。如胎儿存活,能触及条索状物有搏动。胎膜未破,于宫缩后胎心率突然变慢,变换体位或抬高臀部后胎心率迅速恢复,应考虑脐带先露的可能。

(三)辅助检查

　　B型超声检查、胎儿电子监护有助于诊断。

(四)心理状况

　　脐带脱垂危及胎儿生命安全,孕妇及家属常感焦虑不安。

【护理诊断/问题】

1. 有胎儿受伤的危险 与脐带受压导致胎儿缺氧,危及胎儿生命有关。

2. 焦虑 与担心胎儿安危有关。

【治疗及护理措施】

(一)治疗要点

胎心良好、胎儿存活者,应尽快结束分娩。如胎儿已死亡,可等待自然分娩。

(二)护理措施

1. 及时发现脐带脱垂 临产后严密观察胎心率变化,胎膜破裂时立即听取胎心音,如有胎心率改变,立即报告医生并做好阴道检查准备。胎膜已破、先露部尚未衔接者要绝对卧床休息,并抬高臀部。

2. 治疗配合 ①嘱孕妇立即采取头低臀高位,上推先露部,同时应用抑制宫缩的药物,以缓解脐带受压。②严密监测胎心率,如胎儿存活,立即做好剖宫产和抢救新生儿窒息的准备。如胎心音消失,脐带搏动也消失,等待自然分娩。

3. 心理护理 耐心解释病情及所采取的治疗措施,稳定孕妇及家属情绪,使其配合治疗。

4. 健康指导 有脐带脱垂危险因素的孕妇,注意预防胎膜早破(见第一节胎膜早破),必要时提前入院待产。一旦胎膜破裂应立即采取头低臀高位,禁止直立行走,尽快入院治疗。

第三节 子宫破裂

案例分析

初产妇,妊娠40^{+3}周,临产后5h,宫缩频而强,产妇出现烦躁不安,自述下腹疼痛难忍。腹部检查可见平脐处有一明显环状凹陷,下腹拒按,胎心音听不清,膀胱膨隆,导尿为血尿。

请分析:

1. 该产妇情况是否正常,可能发生了什么情况?

2. 应如何处理及护理?

子宫破裂是指妊娠晚期或分娩期子宫体部或子宫下段发生裂开,是产科极其严重的并发症,如不能及时诊断处理,可直接威胁母儿生命。子宫破裂随剖宫产率增加其发生率有上升趋势。根据破裂程度分为完全破裂和不完全破裂。完全破裂是指宫壁全层破裂,宫腔与腹腔相通。不完全破裂是指子宫肌层全部或部分破裂,浆膜层尚未破裂,腹腔与宫腔不相通。

【护理评估】

(一)病因

瘢痕子宫是近年来引起子宫破裂的常见原因,胎先露下降受阻(梗阻性难产)、子宫收缩药物使用不当、产科手术损伤等也可造成子宫破裂。

(二)身体状况

子宫破裂大多发生在分娩期,多数是渐进性的,由先兆子宫破裂进展为子宫破裂。

1. 先兆子宫破裂

(1)症状:宫缩强而有力,甚至呈强直性,患者腹痛剧烈,烦躁不安,呈极度痛苦状,呼吸急促,脉搏加快。

(2)体征:①子宫下段压痛明显;②导尿出现血尿;③子宫上、下段之间出现环状凹陷,并随宫缩逐渐上升至脐平或脐部以上,形成病理性缩复环,腹部外形呈葫芦状(图9-2);④胎心率不规则或听不清。

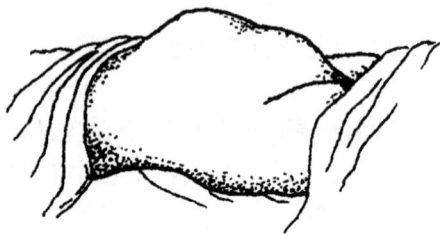

图9-2 子宫先兆破裂时的腹部外形

2. 子宫破裂

(1)症状:突然感到下腹撕裂样剧烈疼痛,随即子宫收缩停止,腹痛暂时缓解,但很快出现全腹持续性疼痛,伴有面色苍白、大汗淋漓、呼吸急促、脉搏细速、血压下降等失血性休克征象。

(2)体征:完全破裂时主要有5大体征。①全腹压痛、反跳痛;②腹壁下可清楚触及胎体;③胎心音消失;④阴道有鲜血流出,量多少不一;⑤阴道检查开大的宫口回缩,下降的先露回升。子宫不完全破裂时体征不明显。

(三)辅助检查

B型超声检查和血、尿常规检查可协助诊断。

(四)心理状况

产妇因剧烈腹痛而烦躁不安,因担心自身及胎儿安危而恐慌、悲伤。

【护理诊断/问题】

1. 潜在并发症 失血性休克。

2. 急性疼痛 与宫缩过强及子宫破裂后血液刺激腹膜有关。

3. 有感染的危险 与手术、贫血导致抵抗力低下有关。

4. 预感性悲哀 与子宫破裂后胎儿死亡、子宫切除有关。

【治疗及护理措施】

(一)治疗要点

无论胎儿是否存活,以抢救母体生命为主,禁止阴道分娩。先兆子宫破裂应采取有效措施抑制宫缩(注射哌替啶或静脉全身麻醉),同时急诊剖宫产术。子宫破裂者在积极纠正休克的同时剖腹取胎,行子宫修补术或子宫切除术。

(二)护理措施

1. 一般护理 临产后密切观察产程进展,监测胎心率、宫缩变化,注意产妇生命体征、腹形变化,及时发现子宫先兆破裂征象。应用缩宫素时应有专人守护,避免宫缩过强。

2. 先兆子宫破裂的护理 立即停用缩宫素,遵医嘱给予抑制宫缩的药物,如哌替啶100mg肌内注射。指导患者有节律地深呼吸、分散注意力以减轻疼痛。做好剖宫产术前准备。

3. 子宫破裂的护理 立即按照休克抢救原则进行护理,取中凹卧位或平卧位,保暖,面罩吸氧,改善组织缺氧;立即开通静脉通道,通知化验室急查血型,备血,做交叉配血;遵医嘱给予输液、输血;迅速做好术前准备;密切监测生命体征变化,做好病情记录。

4. 预防感染 遵医嘱术中、术后应用大剂量广谱抗生素。术后加强营养纠正贫血,增强抵抗力。做好会阴部护理,观察体温、血常规的变化,及时发现感染征象。

5. 心理护理 向患者解释子宫破裂的原因、病情及治疗计划,观察患者和家属的情绪变化,给予劝慰、疏导,平息激动、悲哀的情绪,使其尽快接受现实,配合治疗。

6. 健康指导　①加强产前检查,及时矫正异常胎位,有骨盆狭窄、胎位异常、头盆不称,或瘢痕子宫者应提前入院待产。②有剖宫产史或行子宫修补术者,告知其2年后方可再孕,指导其避孕方法。③术后注意休息,加强营养,纠正贫血,增强抵抗力,预防感染。

重点提示

①瘢痕子宫是近年来导致子宫破裂的常见原因。②先兆子宫破裂多见于梗阻性难产,主要表现为下腹剧痛、病理性缩复环、血尿及胎心率改变;应于抑制子宫收缩的同时行剖宫产术。③子宫破裂表现为突发下腹部撕裂样疼痛,继之腹痛暂时缓解,但很快出现全腹持续性疼痛,伴有失血性休克;应于纠正休克的同时手术治疗。④剖宫产或子宫修补术者,2年后方可再孕。

第四节　产后出血

案例分析

初产妇,32岁,妊娠40周,出现规律性子宫收缩2h入院。因第二产程延长,在会阴侧切下分娩一男婴,出生时新生儿Apgar评分9分,体重3 850g,胎盘于胎儿娩出后20min自然娩出。在产房观察的过程中,产妇阴道阵发性大量出血,色暗红,伴血块,检查子宫大而软,宫底升高,产妇出现打哈欠、口渴、烦躁不安等,随之有出冷汗、面色苍白、脉搏快而细弱、血压下降等表现。

请分析:

1. 该产妇"产后出血"的原因可能是什么？其依据是什么？

2. 列出主要的护理诊断。

3. 治疗原则是什么？

4. 护理措施有哪些？

产后出血是指胎儿娩出后24h内失血量超过500ml者,剖宫产时超过1 000ml,是分娩期严重的并发症,在我国居产妇死亡原因的首位,多数发生在产后2h内。

【护理评估】

(一)病因

1. 子宫收缩乏力　是产后出血最主要的原因。常见因素有:精神过度紧张及临产后过多使用镇静药和麻醉药;患有慢性全身性疾病;子宫过度膨胀如多胎妊娠、羊水过多、巨大儿;子宫肌水肿,如妊娠期高血压疾病或严重贫血;子宫肌纤维病变,如子宫畸形、有剖宫产史或子宫肌瘤剥除术后、多次刮宫、多产。以上因素均可导致临产后子宫收缩乏力。

2. 胎盘因素　包括胎盘剥离不全、胎盘剥离后滞留、胎盘嵌顿、胎盘粘连、胎盘植入、胎盘或胎膜残留等,因胎盘滞留宫腔影响子宫收缩而出血。胎盘滞留是指胎儿娩出后30min胎盘仍不排出。胎盘粘连是指胎盘绒毛黏附于子宫肌层表面。胎盘植入是指胎盘绒毛穿入子宫肌壁间。胎盘残留是指部分胎盘小叶、副胎盘或部分胎膜残留于宫腔。

3. 软产道裂伤 急产、巨大儿、助产手术操作不当、软产道组织弹性差而产力过强等,均可导致软产道裂伤。会阴裂伤按程度分为 4 度:Ⅰ度指会阴皮肤及阴道黏膜裂伤;Ⅱ度指裂伤已达会阴体肌层;Ⅲ度为肛门外括约肌已断裂,直肠黏膜尚完整;Ⅳ度为直肠、肛门和阴道完全贯通,组织损伤严重,出血量可不多。

4. 凝血功能障碍 较少见,如妊娠期合并血液病、重症肝炎、重症胎盘早剥、羊水栓塞、死胎滞留过久等,均可引起凝血功能障碍而致产后出血。

(二)身体状况

主要表现为胎儿娩出后 24h 内失血量超过 500ml,剖宫产时出血量超过 1 000ml,可继发贫血、失血性休克和感染。不同原因引起的产后出血,症状和体征各有差异(表 9-1)。

表 9-1 不同原因产后出血的临床表现

出血原因	出血特点
子宫收缩乏力	胎盘娩出后阴道多量出血,多为间歇性、暗红色、有血凝块;子宫软、轮廓不清,按摩挤压宫底有积血流出,使用宫缩药后子宫变硬、出血减少
软产道裂伤	胎儿娩出后立即出现持续性阴道出血,呈鲜红色,能自凝,检查可见裂伤
胎盘滞留	胎盘剥离延缓,胎盘娩出前阴道出血,呈间歇性,有血凝块
凝血功能障碍	胎盘娩出前或娩出后出现持续性阴道流血,量多而不凝,伴有全身出血倾向

重点提示

①胎儿娩出后立即出现阴道出血,呈持续性,色鲜红,能自凝,多为软产道撕裂所致。②胎盘娩出后阴道出血多,呈间歇性,色暗红,子宫柔软,轮廓不清,按摩子宫及应用宫缩药后子宫变硬,出血减少或停止,则为子宫收缩乏力所致。③胎儿娩出后 10min 胎盘尚未娩出,阴道大量流血,应考虑胎盘因素。④胎盘残留是引起产后出血的常见原因,胎盘娩出后须常规检查胎盘胎膜是否完整,确定有无残留。

(三)辅助检查

1. 正确评估出血量 ①称重法:失血量 ≈ [有血敷料重(g)-干敷料重(g)] ÷1.05(血液比重为 1.05)。②容积法:用专用的接血容器收集血液,用量杯测定。③面积法:根据接血纱布血湿面积粗略估计失血量(每 10cm×10cm 约折合 10ml 血量)。④休克指数(SI)法:休克指数=脉率/收缩压,正常为 0.5;休克指数等于 1 为轻度休克;1.0~1.5 则失血量为全身血容量的 20%~30%;1.5~2.0 则失血量为 30%~50%,2.0 以上则失血量超过 50%,属重度休克。需要注意的是估计的出血量往往低于实际失血量。

2. 实验室检查 血小板计数、凝血酶原时间、纤维蛋白原定量等,可协助诊断凝血功能。

(四)心理状况

产妇及其家属多感到紧张、焦虑和恐惧,担忧产妇的安危和身体康复等问题。

【护理诊断/问题】

1. 潜在并发症 失血性休克。

2. 有感染的危险　与大量失血、抵抗力降低有关。

3. 恐惧　与大出血担心危及生命安全有关。

4. 活动无耐力　与产后体质虚弱、贫血有关。

【治疗及护理措施】

（一）治疗要点

立即查明原因,迅速止血;补充血容量防治失血性休克;防止感染。

（二）护理措施

1. 预防产后出血

（1）加强孕期保健,筛查具有产后出血高危因素的孕妇,如妊娠期高血压疾病、肝炎、血液病、贫血、羊水过多、双胎妊娠及不良孕产史等,嘱其提前入院待产。

（2）临产后做好产妇的心理护理,消除紧张情绪,保证充分休息,防止产程延长和体力衰竭。指导产妇适时正确运用腹压,严格执行阴道助产手术操作常规,预防软产道撕裂。正确处理第三产程,避免胎盘剥离不全。产后仔细检查软产道有无裂伤,有裂伤者立即缝合。

（3）分娩后在产房观察 2h,观察血压、脉搏、宫缩情况、宫底高度、阴道出血量、膀胱充盈度及有无肛门坠胀感,应分别在胎盘娩出后 15min、30min、60min、120min 各检查 1 次。督促产妇及时排空膀胱,以免影响宫缩。早期哺乳,有利于刺激宫缩减少出血量。离开产房时,再次做详细检查,正确估计出血量。

2. 迅速止血、防治失血性休克

（1）子宫收缩乏力引起的出血:加强宫缩是最迅速有效的止血方法,包括按摩子宫和子宫收缩药的应用。①按摩子宫。第 1 种方法是用一手在腹部按摩宫底(拇指在前,其余四指在后),同时压迫宫底将宫腔内积血挤出,按摩必须均匀而有节律;第 2 种方法是一手在耻骨联合上缘按压下腹中部,将子宫向上托起,另一手握住宫体,使其高出盆腔,在子宫底部进行有节律的按摩,同时间断用力挤压子宫,使宫腔积血及时排出;第 3 种方法是腹部-阴道双手按摩子宫法,一手在下腹部按摩子宫体后壁,另一手握拳置于阴道前穹按压子宫前壁,两手配合紧压子宫,这样不仅可刺激子宫收缩,还可压迫子宫内血窦,减少出血(图 9-3)。②遵医嘱应用宫缩药,可肌内注射、静脉滴注或宫体直接注射。③子宫腔内填塞纱布止血,在无输血及手术条件的情况下,可采用无菌纱布条填塞宫腔压迫止血,24h 后缓慢取出纱条,取出前应先肌内注射宫缩药并给予抗生素预防感染。④如以上措施均无效,应配合医生尽快做好手术前准备,手术方法有结扎盆腔血管、髂内动脉或子宫动脉栓塞、子宫切除术。

（2）胎盘因素引起的出血:①胎盘剥离不全或胎盘粘连者,行人工徒手剥离胎盘术;②胎盘剥离后滞留者,导尿后按摩子宫使子宫收缩,嘱产妇用力屏气,一手从腹部挤压宫底,另一手牵拉脐带协助胎盘、胎膜娩出;③胎盘嵌顿者,给予解痉药,待狭窄环松解后再手取胎盘;④胎盘残留可行钳刮术;⑤胎盘植入者应及时做好子宫切除术的术前准备。

（3）软产道裂伤引起的出血:仔细检查裂伤部位,按解剖关系逐层缝合裂伤处直至彻底止血。如有软产道血肿,应切开血肿、清除积血、彻底止血缝合,必要时放置引流条。

（4）凝血功能障碍引起的出血:①去除病因;②迅速输新鲜全血、纤维蛋白原、凝血因子纠正凝血功能;③并发 DIC 者应按处理 DIC 的原则综合治疗。

（5）防治失血性休克:①患者取中凹卧位或平卧位,保暖,面罩给氧;②迅速建立静脉通道;③通知化验室急查血型、做交叉配血、备血;④遵医嘱迅速输液输血,短时间内补足血容量;

⑤严密监测生命体征、神志、尿量等情况,做好病情记录。

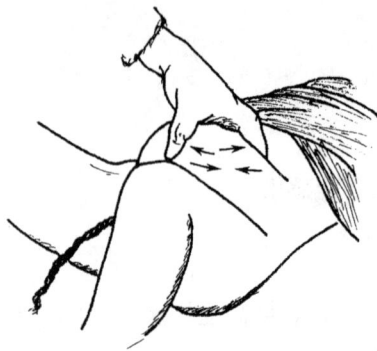

单手按摩子宫法　　　　　双手按摩子宫法　　　　腹部-阴道双手按摩子宫法

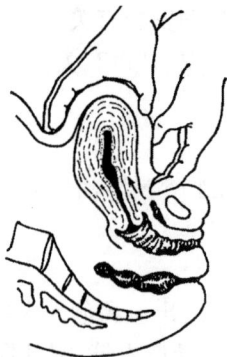

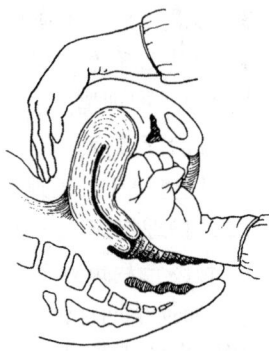

图9-3　按摩子宫法

3. 预防感染　严格执行无菌操作,防止细菌侵入生殖道;保持会阴部清洁,每日2次用消毒液擦洗会阴;观察子宫有无压痛,恶露的量、色、气味、持续时间及会阴伤口情况;监测体温变化,定时送检血常规;遵医嘱应用抗生素。

4. 心理护理　多陪伴产妇,给予关心、理解、安慰,增加其安全感。解释有关病情及施行各种医疗、护理措施的目的,提供病情好转的信息,增强其信心。

5. 健康指导　早期哺乳,及时排空膀胱,以利子宫收缩和恶露排出。注意休息,摄取营养丰富、富含铁剂的食物,纠正贫血。保持会阴部清洁,注意观察子宫复旧及恶露情况,出现异常及时就诊。告知产后检查的时间和意义,按时接受检查,了解产妇的康复情况,及时发现问题。

第五节　羊水栓塞

案例分析

某产妇,29岁,孕40^{+1}周,下腹坠痛1h入院。入院后产妇宫缩逐渐加强,胎膜自然破裂,娩出一活男婴,重3 300g,总产程24h 35min。胎儿刚娩出,产妇突发呛咳、抽搐、呼吸困难、测不到血压。

请分析:该产妇最可能发生了什么情况?应如何急救?

羊水栓塞是指分娩过程中羊水进入母体血液循环,引起急性肺栓塞、过敏性休克、弥散性血管内凝血(DIC)、肾衰竭或猝死等一系列严重症状的综合征。羊水栓塞起病急剧,病情凶险,是造成孕产妇死亡的主要原因之一。

【护理评估】

(一)病因

目前认为与下列因素有关:①子宫存在开放的血管,如子宫颈裂伤、子宫破裂、剖宫产术时、前置胎盘等;②羊膜腔内压力过高,如宫缩过强、缩宫素应用不当、急产;③胎膜破裂,羊水栓塞多发生在胎膜破裂之后,羊水及其中的有形物质(如胎儿毳毛、角化上皮、胎脂、胎粪)通过子宫开放的血窦进入母体血液循环。

(二)身体状况

1. 呼吸、循环衰竭和休克　胎膜破裂后产妇突然烦躁不安、呛咳、发绀、呼吸困难,继而出现血压下降、心率快而弱、肺底听诊有湿啰音,随即抽搐、昏迷。少数严重病例仅尖叫一声或打一哈欠,心跳、呼吸骤停,于数分钟内死亡。

2. 出血　阴道持续性大量出血且血不凝固,伴有全身广泛性出血。

3. 急性肾衰竭　出现少尿、无尿及尿毒症等。

(三)辅助检查

下腔静脉取血镜检,可能查出羊水中有形物质。DIC 各项检查提示凝血功能障碍。床边心电图检查提示右侧房室增大,或行心脏彩色多普勒超声检查。X 线床边摄片可见肺部弥漫性点片状浸润影,沿肺门分布,伴轻度肺不张及心脏扩大。

(四)心理状况

产妇突然危在旦夕,家属无法接受现实,表现出恐惧、情绪激动、愤怒,如果抢救无效会出现过激行为。

【护理诊断/问题】

1. 气体交换受损　与肺动脉高压、肺水肿有关。

2. 组织灌注量不足(外周血管)　与大量失血及 DIC 有关。

3. 恐惧　与发病急骤、凶险,危及生命有关。

【治疗及护理措施】

(一)治疗要点

改善低氧血症,纠正呼吸、循环衰竭,抗过敏,抗休克,防治凝血功能障碍及肾衰竭,预防感染。病情好转后尽快结束分娩。

(二)护理措施

1. 预防措施　正确应用缩宫素,使用缩宫素时必须专人护理,避免宫缩过强,胎膜早破时更应慎重。人工破膜宜在宫缩间歇期进行,破口要小,使羊水缓慢流出。严密观察产程进展,预防宫颈裂伤、子宫破裂。

2. 抢救配合

(1)改善低氧血症:取半卧位或抬高头肩部卧位,面罩加压给氧,必要时行气管插管或气管切开,使用呼吸机维持有效呼吸功能,改善缺氧状态。遵医嘱应用解痉药如盐酸罂粟碱,解除肺动脉高压。

(2)抗过敏:遵医嘱及早应用大剂量肾上腺皮质激素如地塞米松。

(3)纠正休克和凝血功能障碍:遵医嘱应用肝素、抗纤溶药物、凝血因子,防止大量出血。补充血容量,给予低分子右旋糖酐、输新鲜血和血浆。给予碳酸氢钠纠正酸中毒。给予毛花苷C(西地兰)等强心药纠正心力衰竭。

(4)预防急性肾衰竭:遵医嘱给予利尿药,严密观察尿量。

(5)预防感染:遵医嘱给予大剂量抗生素。

3. 心理护理　理解、接受患者及家属的情绪反应,多陪伴、多安慰,做好解释工作,增强其信心。

重点提示

①羊水栓塞常表现为足月分娩或钳刮术破膜后,产妇突然寒战、呛咳、气急、烦躁不安,继而呼吸困难、发绀、昏迷及血压急剧下降。②急救:立即停用缩宫素;半卧位,正压给氧;静脉注射地塞米松(抗过敏)、盐酸罂粟碱(解除肺动脉高压首选);纠正休克和凝血功能障碍,预防急性肾衰竭。

讨论与思考

1. 名词解释:胎膜早破、脐带脱垂、子宫破裂、产后出血、胎盘滞留、羊水栓塞。

2. 胎膜早破的护理诊断、护理措施有哪些?

3. 脐带脱垂的危害有哪些? 治疗原则是什么?

4. 先兆子宫破裂及子宫破裂的治疗原则是什么? 护理要点有哪些?

5. 产后出血的病因有哪些? 不同病因产后出血的特点是什么?

6. 评估产后出血量的常用方法有哪些?

7. 预防产后出血的护理措施有哪些?

8. 经产妇,30 岁,孕 3 产 1,妊娠足月在家分娩。胎儿娩出 1h 后胎盘未娩出,产妇突然晕厥,呼之不应,急诊入院。前次分娩有人工剥离胎盘史。体格检查:血压 80/50mmHg,脉搏 105 次/分,子宫底在脐上 3 横指,轮廓清楚,膀胱空虚,子宫颈口可容 3 指,软产道无损伤,外露脐带无延长,按压子宫底有大量血液及凝血块从阴道涌出。

(1)该患者出血的原因可能是什么?

(2)首要的护理诊断是什么?

(3)如何处理? 护理措施有哪些?

(刘胜霞)

第 *10* 章

异常产褥妇女的护理

学习要点

1. 产褥感染的概念、护理评估、治疗要点及护理措施。

2. 晚期产后出血的护理评估、治疗要点及护理措施。

3. 产褥期抑郁症的护理评估、护理措施。

第一节 产 褥 感 染

案例分析

某女士,23 岁,产后 3 周,以发热、寒战、下腹痛 3d 就诊。分娩过程顺利,自然分娩一女婴。现产后 3 周,有性生活史,3d 前出现高热、恶心、呕吐、下腹痛,未用药治疗。妇科检查恶露增多有臭味,子宫压痛明显。

请分析:病人应该做哪些检查以进一步明确诊断? 从哪些方面进行护理评估? 可以提供哪些护理措施?

产褥感染是指分娩时及产褥期生殖道受病原体侵袭,引起局部或全身的炎症变化。发病率约为 6%,是产妇死亡的常见原因之一。产褥病率是指分娩 24h 以后的 10d 内,用口表每日测量体温 4 次,有 2 次≥38℃。

产褥病率的原因以产褥感染为主,其次包括乳腺炎、上呼吸道感染、泌尿系统感染等。

【护理评估】

(一)病因

1. 诱因 分娩降低或破坏了女性生殖道的防御功能和自净作用,增加病原体侵入生殖道的机会,若产妇体质虚弱、营养不良、孕期贫血、妊娠晚期性生活、胎膜早破、羊膜腔感染、胎盘残留、慢性疾病、产科手术操作、产程延长、产前产后出血过多等,机体抵抗力下降,均可成为产褥感染的诱因。

2. 病原体种类 孕期及产褥期生殖道内有大量需氧菌、厌氧菌、真菌、衣原体及支原体等寄生,以厌氧菌为主,许多非致病菌在特定环境下可以致病称为条件致病菌。产褥感染常见的病原体有:需氧性链球菌、厌氧性链球菌、大肠杆菌属、葡萄球菌、厌氧类杆菌属、梭状芽胞杆菌,淋病奈氏菌也可导致产褥感染,但较少见。支原体和衣原体引起的感染近年明显增多。

3. 感染来源

(1)内源性感染:寄生于正常孕妇生殖道或其他部位寄生的病原体多数并不致病,当抵抗力降低等感染诱因出现时可致病,引起感染。

(2)外源性感染:外界的病原菌进入产道所引起的感染,其病原体可以通过被污染的衣物、用具、各种手术器械、物品等途径侵入机体。

近年研究表明,内源性感染更重要,因为孕妇生殖道病原体不仅可以导致产褥感染,而且还能通过胎盘、胎膜、羊水间接感染胎儿,导致流产、早产、胎儿发育不良、胎膜早破、死胎等。

(二) 身体状况

因感染的部位及程度不同,临床表现也不尽相同。

1. **急性外阴、阴道、宫颈炎** 会阴裂伤及会阴侧切部位是会阴感染的最常见部位。表现为局部灼热、疼痛、下坠。局部伤口红肿、发硬、伤口裂开,脓液流出。阴道裂伤及挫伤感染表现为黏膜充血、溃疡、脓性分泌物增多,日后导致阴道壁粘连甚至闭锁。宫颈裂伤感染向深部蔓延,可达宫旁组织,引起盆腔结缔组织炎。

2. **急性子宫内膜炎、子宫肌炎** 最常见,病原体经胎盘剥离面侵入,先扩散到子宫蜕膜层引起急性子宫内膜炎。炎症可继续侵犯浅肌层、深肌层乃至浆膜层,导致子宫肌炎。两者常伴发。表现为发热、恶露增多有臭味、下腹疼痛及压痛、白细胞增高等感染征象。

3. **急性盆腔结缔组织炎、急性输卵管炎** 病原体沿淋巴管和血行播散达宫旁组织,出现急性炎性反应而形成炎性包块,同时波及输卵管系膜、管壁。产妇表现为寒战、高热、下腹胀痛,严重者侵及整个盆腔形成"冰冻骨盆"。

4. **急性盆腔腹膜炎、弥漫性腹膜炎** 炎症继续发展,扩散至子宫浆膜,形成急性盆腔腹膜炎。继而发展成弥漫性腹膜炎,出现全身中毒症状,如高热、恶心、呕吐、腹胀,检查时下腹部有明显压痛、反跳痛。病情危重。

5. **血栓静脉炎** 厌氧性细菌为常见病原体。盆腔内血栓静脉炎常侵及子宫静脉、卵巢静脉、髂内静脉、髂总静脉及阴道静脉。病变单侧居多,产后1~2周多见,表现为寒战、高热并反复发作。当下肢血栓静脉炎影响静脉回流时,可出现肢体疼痛、肿胀、皮肤发白,习称"股白肿"。病变轻时无明显阳性体征,彩色超声多普勒检查可协助诊断。

6. **脓毒血症、败血症** 感染血栓脱落进入血循环可引起脓毒血症,若细菌大量进入血循环并繁殖形成败血症,表现为持续高热、寒战、全身明显中毒症状,可危及生命。

> **重点提示**
>
> 产褥病率常由产褥感染引起;发热、疼痛、异常恶露为产褥感染三大主要症状。其中急性子宫内膜炎、子宫肌炎最常见。

（三）辅助检查

1. 血、尿常规及其他检查　检测血清急性期反应物质中的 C-反应蛋白,有助于早期诊断感染。

2. 确定病原体　病原体的鉴定对产褥感染诊断与治疗非常重要。方法有:病原体的培养、分泌物涂片检查、病原体抗原和特异抗体检测。

3. 确定病变部位　如 B 型超声、彩色超声多普勒、CT、磁共振等检测手段,能够对感染形成的炎性包块、脓肿及静脉血栓做出定位和定性诊断。

（四）心理状况

产褥期妇女心理上较脆弱,加之感染所致的发热、疼痛和频繁的检查、治疗,严重影响了产妇的休息和心情,会加重其烦躁、焦虑的情绪。母婴分离或担心无法亲自照顾、哺育新生儿,产妇会更加不安,而出现不同程度的沮丧和担忧,并产生失落和内疚感。

【护理诊断/问题】

1. 体温过高　与感染有关。

2. 急性疼痛　与产褥感染的症状有关。

3. 焦虑　与担心自身感染和母子分离有关。

【治疗及护理措施】

（一）治疗要点

1. 支持疗法　加强营养,增强全身抵抗力,纠正水、电解质失衡,病情严重或贫血者,多次少量输血或血浆。

2. 手术治疗　清除宫腔残留物,脓肿切开引流,半卧位以利于引流。

3. 抗生素治疗　应按药敏试验选用广谱高效抗生素,注意需氧菌、厌氧菌及耐药菌株问题。中毒症状严重者,短期选用肾上腺皮质激素,提高机体应激能力。

4. 血栓静脉炎的治疗　在应用大量抗生素的同时,用肝素 50mg 加入 5% 葡萄糖液中静脉滴注,每 6 小时 1 次,体温下降后改为每日 2 次,连用 4~7d,并口服双香豆素等。

（二）护理措施

1. 控制感染

（1）盆腔感染者取半卧位,以利恶露引流及炎症局限;会阴伤口感染,取健侧卧位,防止恶露浸渍伤口;血栓性静脉炎应绝对卧床休息,抬高患肢,局部保暖并给予热敷,以促进血液循环减轻肿胀。

（2）体温超过 39℃者给予物理降温,鼓励产妇多饮水,摄入高蛋白、高热量、高维生素、易消化的饮食,必要时遵医嘱静脉补充液体;加强口腔、皮肤的护理。

（3）遵医嘱正确使用抗生素和宫缩药,控制感染并促进宫缩,防止炎症扩散。

（4）做好会阴部护理（见第 5 章产褥期妇女的护理）。

（5）严密观察体温、脉搏、呼吸、血压、意识及全身情况,注意子宫复旧和恶露的性状与气味、伤口愈合情况,若有异常及时报告医生并协助处理。

2. 心理护理　向产妇及家属解释病情、治疗及预后情况,并说明暂停哺乳的原因及待感染控制后可继续哺乳,消除产妇顾虑。

3. 健康指导

（1）讲解产褥感染的原因及预防措施。指导产妇注意饮食营养,充分休息,适当活动。保持会阴清洁,勤换卫生巾,产褥期禁止性生活,不宜盆浴。

（2）指导产妇自我观察,如出现恶露异常、腹痛、发热等要及时就诊。

（3）指导母乳喂养的方法,协助暂停哺乳的产妇定时吸奶,防止乳汁淤积,保持乳腺管通畅。

第二节　晚期产后出血

> **案例分析**
>
> 　　某女士,28 岁,初产妇。顺产 10d 后,血性恶露持续不断,入院前 4h 突然阴道流血多,约 200ml。检查:子宫底耻骨联合上 3 横指,轻压痛,宫颈容 2 指,有血块及烂肉样物堵塞。
>
> 　　请分析:该产妇是什么情况？治疗要点及护理措施是什么？

晚期产后出血是指分娩 24h 后,在产褥期内发生的子宫大量出血。以产后 1~2 周发病最常见,亦有迟至产后 6 周发病者。阴道流血可为少量或中等量,持续或间断;亦可表现为急剧大量流血,同时有血凝块排出。产妇多伴有寒战、低热,且常因失血过多导致严重贫血或休克。

【护理评估】

（一）病因

1. 胎盘、胎膜残留　是最常见的原因,多发生于产后 10d 左右。黏附在子宫腔内的小块胎盘组织发生变性、坏死、机化,可形成胎盘息肉。当组织脱落时,基底部血管受损,引起大量出血。

2. 蜕膜残留　正常蜕膜多在产后一周内脱落,并随恶露排出。若蜕膜剥离不全长时间残留,也可影响子宫复旧,继发子宫内膜炎症,影响子宫复旧,可引起晚期产后出血。

3. 子宫胎盘附着部位复旧不全　子宫胎盘附着面血管在分娩后即有血栓形成,随着血栓机化,出现玻璃样变,血管上皮增厚,管腔变窄、堵塞。胎盘附着部边缘有内膜向内生长,底蜕膜深层的残留腺体和内膜亦重新生长,使子宫内膜得以修复,此过程需 6~8 周。如果胎盘附着面感染、复旧不全可使血栓脱落,血窦重新开放,导致子宫大量出血。

4. 剖宫产术后子宫伤口裂开　原因包括子宫切口感染、横切口选择过低或过高、缝合技术不当。

5. 肿瘤　产后滋养细胞肿瘤,子宫黏膜下肌瘤等均可引起晚期产后出血。

（二）身体状况

1. 胎盘、胎膜残留　血性恶露持续时间延长,反复出血或突然大量流血。检查发现子宫复旧不全,宫口松弛,有时可触及残留组织。

2. 蜕膜残留　宫腔刮出物病理检查可见坏死蜕膜,混以纤维素、玻璃样变的蜕膜细胞和红细胞,但不见绒毛。

3. 子宫胎盘附着面感染或复旧不全　表现为突然大量阴道流血,检查发现子宫大而软,宫口松弛,阴道及宫口有血块堵塞。

4. 剖宫产术后子宫伤口裂开　各种因素均可致在肠线溶解脱落后,血窦重新开放。多发生在术后 2~3 周,出现大量阴道流血,甚至引起休克。

重点提示

晚期产后出血发生在产后24h后,常发生在产后1~2周;最常见的原因是胎盘、胎膜残留;不同致病因素引起晚期产后出血的表现也不同。

(三)辅助检查

1. 血、尿常规　了解感染与贫血情况。

2. 宫腔分泌物检查　分泌物培养或涂片检查。

3. B型超声检查　了解宫腔内有无残留物、子宫切口愈合状况等。

4. 病理检查　若有宫腔刮出物或切除子宫标本,应依靠病理检查明确诊断。

(四)心理状况

产妇及其家属多感到紧张、焦虑和恐惧,担忧产妇的安危和身体康复等问题。

【护理诊断/问题】

1. 组织灌注不足(外周)　与阴道大量出血有关。

2. 有感染的危险　与失血导致机体抵抗力下降、胎盘胎膜残留有关。

3. 焦虑　与担心自身生命安全有关。

【治疗及护理措施】

(一)治疗要点

1. 药物治疗　少量或中等量阴道流血,应给予足量广谱抗生素、子宫收缩药以及支持疗法及中药治疗。

2. 手术治疗　疑有胎盘、胎膜、蜕膜残留或胎盘附着部位复旧不全者,应行刮宫术。疑剖宫术后子宫切上裂开者必要时应开腹探查,若组织坏死范围小,炎性反应轻,患者又无子女,可选择清创缝合以及髂内动脉、子宫动脉结扎法止血而保留子宫。否则,宜切除子宫。

(二)护理措施

1. 预防措施

(1)术前预防:剖宫产时做到合理选择切口部位,避免子宫下段横切口两侧角部撕裂,合理缝合。

(2)产后检查:产后应仔细检查胎盘、胎膜,如有残缺,应及时取出。在不能排除胎盘残留时,以进行宫腔探查为宜。

(3)预防感染:术后应用抗生素预防感染。注意护理操作严格遵守无菌操作原则。

2. 失血性休克病人的护理　为病人提供安静的环境,保证舒适和休息。严密观察出血征象,观察皮肤颜色、血压、脉搏;观察子宫复旧情况,有无压痛等。遵医嘱使用抗生素防治感染,遵医嘱进行输血。

3. 心理护理　耐心向病人及家属讲解晚期产后出血的有关知识及抢救治疗计划,取得家属支持。安慰产妇,取得产妇配合,解除恐惧心理。

4. 健康指导　指导产妇学会促进宫缩和预防感染的措施,并能识别异常的恶露,如血性恶露时间长、超过10d、有异味,应到医院检查,及早发现异常,及时治疗。

第三节　产褥期抑郁症

产褥期抑郁症是指既往无精神障碍史,在产后 6 周内(多在 2 周内)出现症状,以心境持续低落为基本特征的一组精神障碍,伴有思维、行动的改变和躯体症状。

【护理评估】

(一)病因

1. 分娩因素　产妇经过分娩,机体疲惫,尤其是产时、产后的并发症,难产、滞产、手术产等均给产妇带来紧张与恐惧、神经系统功能状态不佳,促使内分泌功能状态的不稳定。

2. 心理因素　最主要的是产妇的个性特征。

3. 内分泌因素　分娩后产妇体内人绒毛膜促性腺激素(hCG)、人胎盘生乳素(HPL)、孕激素、雌激素含量急剧下降,可能在产后抑郁症和精神方面起重要作用。

4. 社会因素　孕期发生不良生活事件,如失业、夫妻分离、亲人病丧、家庭不和睦等。

5. 遗传因素　有精神病家族史特别是有家族抑郁症病史的产妇发病率高。

(二)身体状况

通常在产后两周出现症状,产后 4~6 周症状明显,表现为注意力无法集中、对事物缺乏兴趣、健忘、心情不平静、时常哭泣或流泪、依赖、焦虑、恐惧、疲倦、伤心、易怒暴躁、无法忍受挫折、负向思维、对自身和新生儿健康过度担忧,常常失去生活自理和照料新生儿的能力。

(三)辅助检查

对产褥期抑郁症的判别通常采用量表进行初步筛查和评定。筛查工具可分为两类:一类是专门用于产褥期抑郁症的,如爱丁堡产后抑郁量表(见附录)、产后抑郁筛查量表;另一类是抑郁症筛查通用的,如 Beck 抑郁量表、抑郁自评量表、汉密顿抑郁量表等。

(四)心理状况

评估其社会支持系统,了解产妇所处的环境、家人尤其是丈夫的支持、夫妻和婆媳等家庭关系是否和睦、产妇及家人对新生儿性别看法、经济状况及产妇的性格。

【护理诊断/问题】

1. 应对无效　与产妇的抑郁行为有关。

2. 自我认同紊乱　与自我评价降低有关。

3. 睡眠形态紊乱　与产后抑郁引起的睡眠障碍有关。

【治疗及护理措施】

(一)治疗要点

1. 心理治疗　通过心理咨询等方式,帮助产妇消除造成疾病的可能因素,尽量帮助产妇协调家庭之间的各种人际关系。

2. 药物治疗　应用抗抑郁药物,如 5-羟色胺、再吸收抑制剂(盐酸帕罗西汀、盐酸舍西林)、三环类抗抑郁药(阿米替林)。

产后抑郁症预后良好,约 70% 的病人在 1 年内治愈,极少数病人患病时间持续 1 年以上。再次妊娠者 20% 复发。子代的认知能力会受到一定的影响。

(二)护理措施

1. 预防产褥期抑郁症的发生　产褥期抑郁症不仅会严重影响产妇的身心健康,还可能会影响第二代的认知能力,因此,必须积极地进行预防,以减少其发生。

(1)加强围生期的保健:向孕产妇宣传有关妊娠、分娩的知识及可能出现的不适,对有高危因素的孕妇给予足够的重视,及时做好心理保健工作,减轻孕妇对妊娠、分娩的紧张。

(2)降低分娩期的焦虑:分娩过程中,医护人员要耐心的指导、安慰,尤其对精神压力大、难产的产妇要缓解其紧张恐惧的心理。积极开展"导乐"和"陪伴"分娩新模式,以减轻产妇心理压力。

(3)重视产褥期保健:保证充足的睡眠和休息,避免过度劳累和过重的心理负担。产后情感脆弱,心理承受能力较低,护理人员一方面应帮助产妇了解产后的生理、心理变化及恢复过程,正确看待和处理产褥期的情绪变化;另一方面应指导家属更多地体谅和照顾产妇。

2. 一般护理　营造一个安静、舒适的休息环境,保证产妇有良好的休息和充足的睡眠;给予高蛋白、高热量、易消化的汤汁饮食,保证营养的摄入和乳汁的分泌。

3. 病情观察　观察产妇的睡眠、饮食、体重的变化,注意有无头疼、疲乏无力等症状;观察其动作、行为、言语及情感反应,及时了解产妇的心理状态,发现异常及时进行心理疏导;使用量表进行筛查,并评估其心理障碍程度;高度警惕早期的伤害性行为,去除环境中的危险因素,严密监护,以防意外发生。

4. 心理护理　心理护理对产褥期抑郁症非常重要,使产妇感到被支持、尊重、理解,信心增强,加强自我控制,建立与他人良好交流的能力,激发内在动力去应付自身问题。同时,让家人给予更多的关心和爱护,减少或避免不良的精神刺激和压力。

5. 用药护理　病情严重的产妇,需遵医嘱应用抗抑郁药物进行治疗,同时加强药物管理。

6. 健康指导　产后应保证合理的营养和充足的睡眠,对产后出现的异常情绪反应能主动寻求医疗帮助并利用支持系统。积极地进行自我心理调节,避免不良情绪对心理和生理的影响,提高心理素质。

> **重点提示**
>
> 产褥期抑郁症多在产后2周发病,产后4~6周症状明显;早期识别和早期干预是预防产褥期抑郁症加重、造成严重后果的根本办法。

附录:爱丁堡产后抑郁量表

爱丁堡产后抑郁量表为自评量表,于产后6周内进行调查,共10项内容,每项内容4级评分,总分合计在12~13分者可能患有不同程度的抑郁。在过去7天内:

1. 我能看到事情有趣的一面,并笑得开心:

同以前一样	0分	没有以前那么多	1分
肯定比以前少	2分	完全不能	3分

2. 我欣然期待未来的一切:

同以前一样	0分	没有以前那么多	1分
肯定比以前少	2分	完全不能	3分

3. 事情出错时,我会不必要地责备自己:

大部分时候这样	3分	有时候这样	2分
不经常这样	1分	没有这样	0分

4. 我无缘无故感到焦虑和担心:

一点也没有	0分	极少有	1分
有时候这样	2分	经常这样	3分

5. 我无缘无故感到害怕和惊慌:

相当多时候这样	3分	有时候这样	2分
不经常这样	1分	一点也没有	0分

6. 当很多事情冲着我而来,使我透不过气:

大多数情况我都不能应付	3分	有时候我不能像平时那样应付	2分
大多数情况我可以应付自如	1分	一直都能应付很好	0分

7. 我很不开心,难以入睡:

大部分时候这样	3分	有时候这样	2分
不经常这样	1分	没有这样	0分

8. 我感到难过和悲伤:

大部分时候这样	3分	有时候这样	2分
不经常这样	1分	没有这样	0分

9. 我很不开心,我哭泣:

大部分时候这样	3分	有时候这样	2分
不经常这样	1分	没有这样	0分

10. 我想过要伤害自己:

经常这样	3分	有时候这样	2分
很少这样	1分	从来没有	0分

讨论与思考

1. 产褥感染与产褥病率的区别是什么?

2. 产褥感染病人的治疗要点及护理措施有哪些?

3. 晚期产后出血的原因有哪些? 不同原因引起晚期产后出血的临床表现有哪些?

4. 晚期产后出血的治疗要点及护理措施有哪些?

5. 产褥期抑郁症产妇的护理措施有哪些?

(张英艳)

第11章

胎儿窘迫和新生儿窒息的护理

学习要点

1. 胎儿窘迫的护理评估和护理措施。
2. 新生儿窒息的评估、初步复苏程序。

第一节 胎 儿 窘 迫

胎儿窘迫是指胎儿在子宫内因急性或慢性缺氧危及健康和生命的综合症状。急性胎儿窘迫多发生于分娩期,慢性胎儿窘迫多发生于妊娠晚期,但在临产后常表现为急性胎儿窘迫。

【护理评估】

(一)病因

1. 胎儿急性缺氧 因母胎间血氧运输及交换障碍或脐带血循环障碍所致。常见有前置胎盘、胎盘早剥、失血性疾病、急产、缩宫素、麻醉药使用不当,脐带绕颈、扭转、打结、脱垂等。

2. 胎儿慢性缺氧 ①母体血液含氧量不足,如先天性心脏病、肺部感染、重度贫血、慢性肺功能不全、哮喘反复发作等;②子宫胎盘血管硬化、狭窄,使绒毛间隙血液灌注不足,如妊娠合并高血压、慢性肾炎、糖尿病、过期妊娠;③胎儿严重的心血管、呼吸系统疾病、畸形、母儿血型不合、胎儿宫内感染等使胎儿运输及使用氧能力下降。

(二)身体状况

1. 急性胎儿窘迫 主要有胎动异常和胎心率异常。胎心率异常是急性胎儿窘迫的重要征象。胎动异常最初表现为胎动频繁,继而转弱及次数减少,进而消失。

2. 慢性胎儿窘迫 可表现为胎动减少(<6/2h)或消失。

(三)辅助检查

1. 胎儿电子监护 缺氧早期可出现胎心基线代偿性加快,随后胎心减慢,当基线<100次/分,基线变异≤5次/分伴频繁晚期减速或重度变异减速时,提示胎儿缺氧严重,可随时胎死宫内。

2. 胎儿头皮血血气分析 pH<7.20,提示胎儿酸中毒,但较少应用。

(四)心理状况

因胎儿缺氧,孕妇及家人担心胎儿安全,从而产生紧张、焦虑,对需要手术终止妊娠表现犹豫及无助感。

【护理诊断/问题】

1. 有胎儿受伤的危险　与胎儿缺氧有关。

2. 焦虑　与担心胎儿安危有关。

3. 预感性悲哀　与胎儿可能夭折有关。

【治疗及护理措施】

(一)治疗要点

急性胎儿窘迫应改善胎儿缺氧状态,尽快终止妊娠。慢性胎儿窘迫去除病因,结合胎儿成熟情况及缺氧程度决定处理方案。

(二)护理措施

1. **急性胎儿窘迫**　①一般护理:取左侧卧位,吸氧,停用缩宫素,阴道检查评估产程进展及除外脐带脱垂,如出现异常情况及时报告医生,与患者及家属及时沟通;②严密监测胎儿情况:定时听胎心音,必要时给予连续胎心监护;③遵医嘱用药:遵医嘱针对病因治疗,并纠正脱水、酸中毒、低血压及电解质紊乱;④协助医生终止妊娠:宫口开全,胎头双顶径达坐骨棘平面以下,应尽快经阴道助产,估计短时间不能阴道分娩者,均应尽快剖宫产,做好手术准备及新生儿窒息复苏准备。

> **重点提示**
>
> 急性胎儿窘迫多发生在分娩期,慢性则在孕晚期,临产后转变成急性胎儿窘迫;胎儿窘迫的早期临床表现为胎心变快;胎儿窘迫时应取左侧卧位。

2. **慢性胎儿窘迫**　取左侧卧位,间断吸氧,每日2~3次,全面检查评估母儿情况。估计胎儿娩出后存活可能性小应保守治疗尽量延长胎龄,同时促胎肺成熟,争取胎儿成熟后多数以剖宫产终止妊娠。

3. **心理护理**　向孕妇及家属提供相关信息,使其了解胎儿状况及治疗措施,以减轻其焦虑。对胎儿死亡的夫妇,应表示同情、理解,多沟通,建立融洽的护患关系,帮助他们缓解心理压力,接受现实,尽快度过悲伤期。

4. **健康指导**　指导孕妇左侧卧位,教会自数胎动的方法,发现异常及时就诊。定期产检以早发现、早治疗各种引起胎儿窘迫的病因。

第二节　新生儿窒息

新生儿窒息是指新生儿出生后1min无自主呼吸或未能建立规律呼吸的缺氧状态,是新生儿死亡和伤残的重要原因之一。

【护理评估】

（一）病因

1. 胎儿窘迫未及时纠正。

2. 呼吸中枢异常。如滞产、产钳术使胎儿颅内出血及脑部长时间缺氧,在分娩过程中母体麻醉药、镇静药应用不当。

3. 呼吸道阻塞。如胎儿在通过产道时吸入黏液、羊水、胎粪,或胎儿肺发育不良、呼吸道畸形等影响气体交换。

（二）身体状况

1. 轻度(青紫)窒息　Apgar 评分 4~7 分。新生儿躯干皮肤红润、四肢皮肤发绀;呼吸表浅或不规则;心搏规则,心率减慢(80~120 次/分);对外界刺激有反应,喉反射存在;肌张力较好,四肢稍屈。

2. 重度(苍白)窒息　Apgar 评分 0~3 分。新生儿口唇发绀、皮肤苍白;呼吸微弱或无呼吸;心率不规则,弱而慢(<80 次/分);喉反射消失;肌张力松弛,对外来刺激无反应。

【护理诊断/问题】

1. 气体交换受损　与呼吸中枢受到抑制或呼吸道阻塞有关。

2. 有受伤的危险　与抢救操作及脑缺氧有关。

【复苏及护理措施】

1. 复苏准备　①分娩时有 1 名熟练掌握新生儿复苏技术的医护人员在场;②复苏 1 名严重窒息儿需要儿科医师和助产士各 1 名;③多胎分娩的每名新生儿都应有专人负责;④复苏小组每个成员需有明确的分工,均应具备熟练的复苏技能;⑤新生儿复苏设备和药品齐全,单独存放,功能良好。

2. 复苏的基本程序　评估-决策-措施的基本程序在整个复苏中不断重复。评估主要基于 3 个体征:呼吸、心率、氧饱和度。通过评估这 3 个体征中的每一项来确定每一步骤是否有效,其中,心率对于决定进入下一步骤是最重要的。

3. 配合医生进行初步复苏　快速评估,出生后立即用几秒钟的时间快速评估 4 项指标:足月吗? 羊水清吗? 有哭声或呼吸吗? 肌张力好吗? 以上 4 项有 1 项为"否",则进行以下初步复苏。

（1）保暖:将新生儿放在辐射保暖台上或因地制宜采取保温措施。

（2）体位:置新生儿头轻度仰伸位(鼻吸气位)。

（3）清理呼吸道:肩娩出前助产者用手挤出新生儿口、咽、鼻中的分泌物。娩出后立即用吸球或吸管清理分泌物,先口咽后鼻腔。

（4）擦干:快速擦干全身,拿掉湿毛巾。

（5）刺激:用手拍打或用手轻弹新生儿的足底或摩擦背部 2 次,以诱发自主呼吸,如这些努力无效,表明新生儿处于继发性呼吸暂停,需要正压通气。

4. 复苏后的护理　一般建议转新生儿科住院观察。个别轻度窒息复苏效果好则留产科严密监护。患儿取侧卧位、床旁备吸引器等物品。监护的主要内容为神志、肌张力、体温、呼吸、心率、尿量,注意喂养,合理给氧,认真填写护理记录,出现异常及时报告医生。

5. 健康指导　指导产妇学会观察新生儿面色、呼吸、哭声、大小便的变化,发现异常应及时就诊。注意观察婴儿精神状态及远期表现,如有异常,及时行康复治疗。

讨论与思考

1. 某女,29 岁。停经 35 周,胎动减少 2d,无腹痛及阴道出血。胎心率 120 次/分,无宫缩。胎心监护提示胎心率 120 次/分,监测 40min 未及胎动,基线变异明显减少,NST(-)。请问该孕妇的诊断是什么? 治疗要点和护理要点是什么?

2. 某女,32 岁,初产妇。孕 38 周,因前置胎盘急诊行剖宫产术娩出一女婴,体重 2600g,羊水清,脐带绕颈 1 周,出生后 1min Apgar 评分 5 分,哭声微弱,四肢稍屈曲。诊断为轻度窒息,请问应该如何进行复苏?

（吴　芳）

第 *12* 章

产科手术妇女的护理

学习要点

1. 会阴切开缝合术的护理要点。
2. 胎头吸引术和产钳术的护理要点。
3. 剖宫产术的术前、术后护理。

第一节 会阴切开缝合术

会阴切开缝合术包括会阴正中切开和后-侧切开两种,会阴正中切开术出血少,易缝合,愈合好,但容易造成会阴Ⅲ度裂伤,故而少用(图 12-1)。会阴后-侧切开术可充分扩张阴道,较为常用,尤以左侧多见(图 12-2)。

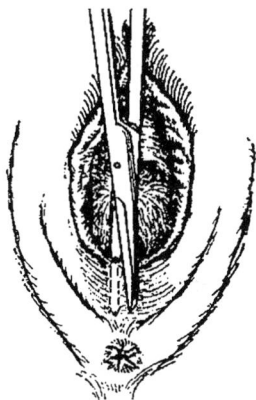

图 12-1 会阴正中切开术

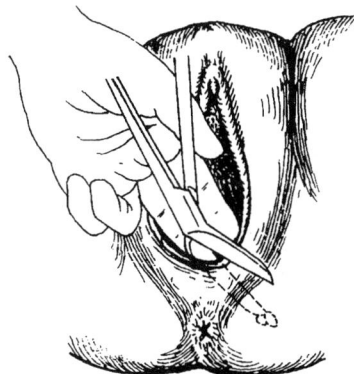

图 12-2 会阴左侧切开术

【适应证】

(1)产妇需行阴道助产,如产钳术、胎头吸引术、臀位助产术等。

(2)会阴过紧或胎儿过大等可能造成会阴撕裂者。

(3)母儿有病理情况,如第二产程延长、胎儿窘迫、早产、妊娠合并心脏病等,需缩短第二产程,尽快终止分娩者。

【用物准备】

无菌会阴切开包1个(内有弯盘1个,止血钳2把,弯止血钳2把,长镊子2把,组织镊1把,侧切剪刀1把,线剪刀1把,20ml注射器1个,长穿刺针头1个,巾钳4把,持针器1把,2号圆针1枚,角针1枚,治疗巾4张,纱布10块,1号丝线1团,0号肠线1根或2/0可吸收缝线1根),0.5%聚维酮碘溶液,干棉球及纱布若干,2%利多卡因5ml。

【麻醉方式】

通常采用阴部神经阻滞麻醉(图12-3)及局部皮下浸润麻醉(图12-4)。

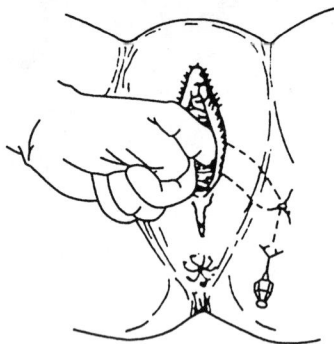

图12-3 阴部神经阻滞麻醉

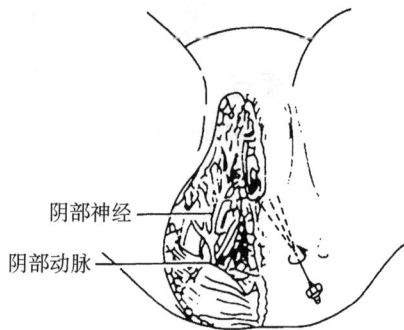

图12-4 局部皮下浸润麻醉

【操作步骤】

1. 体位 产妇采取膀胱截石位,外阴备皮、消毒、铺巾。

2. 切开会阴 术者左手示指、中指伸入阴道内,置胎儿先露部和阴道左侧后壁之间,撑起阴道壁,以保护胎儿并指示切口位置,右手持剪刀放在会阴后联合中线向左侧45°方向,在宫缩时剪开,长度一般为3~4cm。若会阴高度膨隆,则剪开角度应为60°~70°,以免损伤直肠。切开后用纱布压迫止血,必要时止血钳夹止血或结扎较大血管。如会阴正中切开术,一般沿会阴后联合中线垂直切开,长度通常不超过2~3cm。

3. 缝合会阴 胎盘娩出后,阴道内填塞带尾线纱布卷,避免宫腔血液流至切口影响视野。①缝合阴道黏膜,用0号或1号肠线从切口顶端上方0.5cm处开始间断缝合,直至处女膜环处;②缝合肌层和皮下组织,同样肠线间断缝合,不留死腔;③缝合皮肤,1号丝线间断缝合,缝线不应过紧,以免组织水肿,加重产后局部疼痛;④术毕,取出阴道内纱布,清点核对纱布数量;肛门检查有无缝线穿透直肠黏膜,如有,应立即拆除,重新缝合。

【护理要点】

1. 术前准备 解释行会阴切开缝合术的原因、方法及目的,减轻产妇心理压力,使其主动配合医生手术。备齐用物。

2. 术后护理

(1)嘱产妇多取健侧卧位,外阴擦洗每天2次,保持会阴部清洁。

(2)严密观察伤口情况,及时发现并处理感染征象。如伤口肿痛者,可用50%硫酸镁湿热敷或红外线局部照射。若切口化脓,应提前拆除缝线引流(正常会阴后-侧伤口术后第 5 天拆线;正常正中切开术于术后第 3 天拆线),产后 7~10d 用 1:5 000高锰酸钾溶液坐浴。

(3)术后遵医嘱给了抗生素。

重点提示

会阴后-侧切开多选会阴左后-侧切开;会阴后-侧切开时于宫缩时剪开皮肤和黏膜;术后嘱患者多取健侧卧位,外阴擦洗每天 2 次;正常会阴后-侧伤口术后第 5 天拆线;正中切开术于术后第 3 天拆线。

第二节　胎头吸引术和产钳术

一、胎头吸引术

胎头吸引术是将胎头吸引器置于胎头上,形成一定负压后吸住胎头,按照胎头分娩机制,通过牵引协助胎头娩出的方法。常用的吸引器有直筒形、牛角形、扁圆形等(图 12-5)。

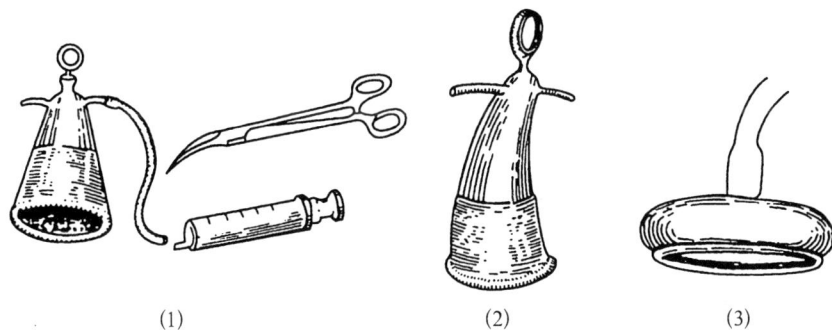

(1)　　　　　　　　　(2)　　　　　　　　　(3)

图 12-5　常用胎头吸引器
(1)直形空筒胎头吸引器;(2)牛角形空筒胎头吸引器;(3)金属扁圆形胎头吸引器

【适应证】
(1)母儿有病理情况,需缩短第二产程者,如胎儿窘迫、妊娠合并心脏病、子痫前期等。
(2)宫缩乏力,第二产程延长者。
(3)有剖宫产史或子宫有瘢痕者。
(4)持续性枕横位、枕后位者。

【禁忌证】
(1)有严重头盆不称、面先露、产道阻塞、尿瘘修补术后等,不能或不宜经阴道分娩者。
(2)宫口未开全或胎膜未破者。
(3)胎头位置高,未达阴道口。

【用物准备】

在会阴切开术的基础上还应备好的物品有:胎头吸引器1个,50ml注射器1个或电动吸引器1台,一次性吸管1根,导尿管1根,吸氧面罩1个,供氧设备,新生儿抢救药品等。

【操作步骤】

1. 体位 产妇采取膀胱截石位,外阴备皮、消毒、铺巾、导尿。

2. 阴道检查 进一步明确是否符合手术条件。

3. 会阴切开 详见本章第一节会阴切开缝合术。

4. 放置胎头吸引器 左手示指、中指掌面向下撑开阴道后壁,右手持涂好润滑油的吸引器,沿阴道后壁进入,然后用手指环形拨开阴道口四周,使整个吸引器开口端滑入阴道内,并使边缘与胎头贴紧。以手指沿吸引器边缘检查一周,了解吸引器开口端是否与胎头紧密连接,有无阴道壁或宫颈组织夹于其中,如有,应将其推开。同时,调整吸引器牵引柄,使之与胎头矢状缝一致,作为旋转胎头的标志。

5. 抽吸空气、形成负压 用注射器连接吸引器的橡皮管,抽出吸引器内150~180ml空气,或直接用电动吸引器抽吸使负压达200~300mmHg,止血钳钳夹橡皮管,等待2~3min。

6. 牵引 于宫缩时沿骨盆轴方向,按自然分娩机制牵引。若胎头位置不正,可在牵引时加以矫正。

7. 取下吸引器 胎头娩出阴道口立即清理呼吸道,去除负压,取下吸引器,协助胎肩及胎身娩出。

【护理要点】

1. 术前准备 解释行胎头吸引术的原因、方法及目的,减轻患者心理压力,主动配合医生手术。备齐用物、做好抢救新生儿的准备。

2. 术中配合 正确安置吸引器,应避开囟门;牵引时用力要均匀,按胎头分娩机制牵引,不可左右摇晃,用力过大;牵引时如有漏气或脱落应及时查找原因,如系牵引器原因脱落,可重新放置,但不宜超过2次;牵引时间不宜过长,一般不超过20min。

3. 术后护理 产后仔细检查软产道,如有裂伤,立即缝合。其他同会阴切开术。注意观察新生儿头皮产瘤位置、大小,有无血肿、损伤及颅内出血征象,有异常应及时处理。

重点提示

胎头吸引器发生滑脱,可重新放置胎头吸引术不宜超过2次,否则改行剖宫产术;牵引时间不宜过长,一般不超过20min。

二、产 钳 术

用产钳牵引胎头,协助胎儿娩出的手术称产钳术。根据放置产钳时胎头的位置,可分为低位产钳、中位产钳和高位产钳3种,以低位产钳(胎头双顶径已达坐骨棘水平以下)最常用(图12-6)。

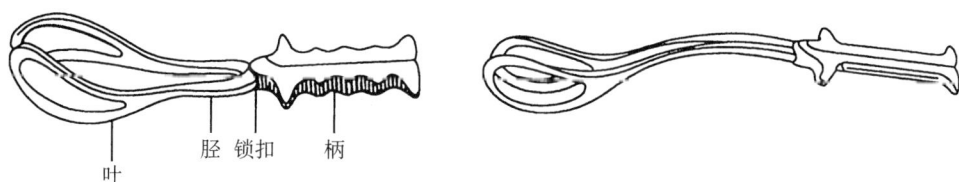

图 12-6 产钳

【适应证】

(1)同胎头吸引术。

(2)胎头吸引术失败者。

(3)臀位分娩后出头困难者。

(4)剖宫产胎头娩出困难者。

【禁忌证】

(1)同胎头吸引术。

(2)胎头颅骨最低点在坐骨棘水平及以上,有明显头盆不称者。

(3)确定为死胎、胎儿畸形者,应行穿颅术。

【用物准备】

无菌产钳 1 副,余同会阴切开缝合术。

【操作步骤】

1. 体位、阴道检查、会阴切开　同胎头吸引术。

2. 放置产钳　①放置左叶。左手持左叶钳柄,使钳叶垂直,凹面朝前,右手掌面朝前伸入阴道后壁和胎头之间,将左叶沿右手掌面伸入右手与胎头之间,在右手引导下将钳叶置于胎头左侧,最终钳叶与柄在同一水平位上,由助手固定钳叶;②放置右叶。右手持右叶,左手伸入阴道后壁和胎头之间,将右叶伸入阴道内至胎头右侧,与左钳叶对应。最终右钳叶在左钳叶之上。

3. 合拢产钳　两钳叶柄平行交叉,扣合锁扣,钳柄对合。若不能对合表示产钳位置不当,应重新放置。

4. 检查产钳位置　产钳与胎头间不应有软产道组织或脐带等,胎头矢状缝应在两钳叶正中。

5. 牵拉　于宫缩时向下、向外牵拉,当胎头着冠后应逐渐向上移动钳柄,协助完成仰伸。1 次宫缩不能完成胎头娩出,可放松锁扣,等待下次宫缩再合拢牵拉。

6. 取下产钳　当胎头娩出后即可取下产钳,应先取右叶,再取左叶。

【护理要点】

1. 术前检查　注意产钳是否完好。向产妇及家属说明行产钳术的目的,指导产妇正确运用腹压,减轻其紧张情绪。

2. 放置及取出产钳时注意事项　指导产妇全身放松,张口呼气。产钳扣合时,立即听胎心,及时发现有无脐带受压。术中注意观察产妇宫缩及胎心率变化,为下肢麻木和肌痉挛的产妇做按摩。

重点提示

低位产钳最常用;产钳术术中注意观察产妇宫缩及胎心率变化。

第三节　剖宫产术

剖宫产术是指经腹壁切开子宫取出胎儿及其附属物的手术。手术应用恰当能使母婴转危为安,但也存在出血、感染和脏器损伤的危险,故决定行剖宫产术应慎重。主要术式有子宫体部剖宫产术、子宫下段剖宫产术、腹膜外剖宫产术3种。

【适应证】

1. 产力异常　宫缩乏力致产程阻滞,处理无效者。

2. 产道异常　骨盆狭窄、头盆不称,盆腔肿瘤梗阻产道等。

3. 胎儿异常　胎儿窘迫、胎位异常、巨大儿等。

4. 妊娠合并症　前置胎盘、胎盘早剥等。

5. 其他　孕妇年龄>35岁、多年不孕等。

【禁忌证】

死胎及胎儿畸形,不应行剖宫产术终止妊娠。

【麻醉】

以连续硬膜外麻醉为主,特殊情况采用局部麻醉或全身麻醉。

【用物准备】

1. 剖宫产手术包物品　双层大包布2块,双层中包布1块,治疗巾10块,中单2块,剖腹单1块,纱布垫6块,纱布20块,不锈钢盆1个,弯盘1个,换药碗2个,精细剪刀1把,大组织剪1把,线剪1把,巾钳7把,中弯止血钳12把,卵圆钳10把,艾力斯钳8把,腹腔拉钩1个,阑尾拉钩1个,S拉钩1个,压肠板1个,大小刀柄各1个,持针器2个,刀片3个,另需针、手术衣、线、无菌手套。

2. 其他　新生儿衣物、急救物品。

【护理要点】

1. 术前准备

(1)安慰产妇,解释手术的必要性,耐心解答产妇的提问,以减轻其焦虑。

(2)备皮、备血、药物敏感试验等同一般妇科腹部手术。

(3)去手术室前复查胎心率和生命体征,备好新生儿用物及抢救物品等。

(4)术前30min放置导尿管。

2. 术后护理

(1)体位:全身麻醉患者清醒前应去枕平卧,头偏向一侧;硬膜外麻醉者去枕平卧6~8h。如果病情稳定,术后12h可取半卧位。

(2)防止出血:①监测生命体征,术后每30min测量血压、脉搏、呼吸1次并记录,平稳后改为每4~6h1次,直至正常后3d;②腹部系腹带、压沙袋6h,压迫止血,并注意观察腹部刀口有无血性渗出;③定时按摩子宫,观察子宫收缩和阴道出血量;④遵医嘱注射缩宫素。

(3)减轻疼痛:遵医嘱给予镇静、镇痛药及镇痛泵。术后禁食 1~2d,之后进流质饮食,未排气前禁忌牛奶、豆浆等产气食物,防止腹部胀痛。鼓励患者床上翻身,进行肢体活动,早日离床活动,以减轻腹胀,促进排气。做好乳房护理,热敷乳房,按需哺乳,防止乳房胀痛。

(4)尿管护理:留置尿管 24h,注意保持通畅,防止扭曲、受压,观察尿色、尿量。

(5)预防感染:保持会阴清洁,观察体温和恶露的性质、气味,遵医嘱用抗生素。

(6)指导产妇出院后落实避孕措施,至少应避孕 2 年;鼓励母乳喂养;做产后保健操;产后 42d 来医院做健康检查。

(重点提示)

　　全麻者清醒前应去枕平卧,头偏向一侧;硬膜外麻醉者去枕平卧 6~8h。如果病情稳定,术后 12h 可取半卧位;产后至少应避孕 2 年;做产后保健操,促进骨盆肌及腹肌张力恢复;产后 42d 来医院做健康检查。

讨论与思考

1. 简述会阴后-侧切开术后的护理。

2. 简述胎头吸引术的必备条件及牵引时的注意事项。

3. 简述剖宫产术后护理要点。　　　　　　　　　　　　　　　　　(张英艳)

第 *13* 章

妇科病史与检查

学习要点

1. 妇科病史的采集方法与内容。
2. 妇科检查的护理配合及注意事项。
3. 妇科常用特殊检查的操作方法和护理配合。

病史采集和体格检查是疾病诊断、治疗和预后评估的重要依据,也是妇产科临床实践的基本技能。妇科病史、检查的内容方法与其他各临床科相同,但盆腔检查是妇科所特有的检查方法。为了使妇科病史和检查能够准确、系统、全面,护士应熟悉妇科病人常见的临床表现和特有的检查方法,以便配合医生诊治并正确书写妇产科护理文书。

第一节　妇　科　病　史

一、病　史　采　集

妇科病史采集可通过观察、会谈、对患者进行身体检查、心理测试等方法获取妇女生理、心理、社会、精神、文化等方面的信息,并加以整理、综合以判断患者的全面情况。由于女性生殖系统解剖生理的特殊性,疾病常涉及患者个人或家庭隐私。在采集病史过程中应做到态度和蔼、语言亲切、关心体贴和尊重患者,并为患者保密。对危重患者在初步了解病情后,应立即抢救,以免贻误治疗。

二、病　史　内　容

1. **一般项目**　姓名、年龄、籍贯、职业、住址、民族、婚姻、入院日期、病史记录日期、病史陈述者、可靠程度。若非患者陈述,应注明陈述者与患者的关系。

2. **主诉**　即促使患者就诊的主要症状及持续时间、性质和严重程度。妇科患者常见主诉有白带增多、外阴瘙痒、阴道出血、下腹包块、停经、不孕等。

3. **现病史**　即疾病发生、发展及诊疗的全过程。以主诉为核心,按照时间顺序询问,包括发病的时间、初始症状、诱因、病情发展经过、新增症状、诊疗及护理情况,另外还需询问饮食、休息、大小便等一般情况。

4. 月经史　初潮年龄、月经周期、经期、经量、经血性状、有无痛经及其他伴随症状、末次月经(LMP)或者绝经年龄。如 12 岁初潮,周期 28~30d,经期 4~6d,50 岁绝经,可简写为 $12\frac{4\sim6}{28\sim30}50$。

5. 婚育史　结婚年龄及婚次,男方健康状况,妊娠次数,足月产、早产、流产次数,现存子女数,分娩方式,有无难产史,末次分娩或流产的时间,计划生育方式及效果。生育史可以用 4 个数字表示,如足月产 1 次,早产 1 次,流产 2 次,现存子女 2 人,可记录为 1-1-2-2,或仅用孕 4 产 2(G_4P_2)表示。

6. 既往史　以往健康情况,包括患何种疾病、有无传染病史、手术史、外伤史、输血史、药物过敏史。

7. 个人史　出生地、生活及居住地,有无烟、酒等嗜好。有无毒品使用史。

8. 家族史　父母、子女、兄弟姐妹的健康情况;有无家族遗传病史,有无与遗传有关的疾病(如高血压、糖尿病等)及传染病。

第二节　体格检查

体格检查是进行护理诊断和制定护理措施的重要依据,包括全身检查、腹部检查和盆腔检查(又称妇科检查)。

一、全身检查

测量体温、脉搏、呼吸、血压、身高和体重,注意神志、精神状态、发育、营养、体态、第二性征、毛发,检查皮肤、淋巴结、甲状腺、头、颈、乳房、心、肺、脊柱及四肢等。

二、腹部检查

应在盆腔检查前进行,观察腹部有无隆起或蛙腹状,腹壁有无瘢痕、静脉曲张、妊娠纹等。触诊肝、脾、肾有无增大及压痛,其他部位有无压痛、反跳痛、肌紧张,腹部能否扪到包块及包块的部位、大小、形态、质地、活动度、表面光滑度、有无压痛等。叩诊时注意有无移动性浊音,听诊肠鸣音有无亢进或减弱。如为孕妇还应检查宫高、腹围、胎方位、胎心音、胎动等。

三、盆腔检查

(一)外阴检查

观察外阴发育情况、阴毛多少及分布类型,观察有无畸形、溃疡、赘生物或肿块。然后分开小阴唇,暴露阴道前庭,观察尿道口、阴道口、处女膜,必要时,让患者用力向下屏气,观察有无阴道前后壁膨出、子宫脱垂或者尿失禁等。

(二)阴道窥器检查

检查者右手持阴道窥器,将其前后两页合拢,用润滑剂加以润滑(若需采集分泌物或者脱落细胞可用生理盐水润滑,以免影响检查结果),左手拇指示指将大小阴唇分开后,将窥器斜行沿阴道后壁缓慢插入阴道内,边推边将窥器转正并逐渐打开,暴露宫颈、阴道。观察阴道是否通畅,有无畸形、炎症;宫颈大小,宫颈口的形状、有无裂伤、有无炎症及接触性出血;异常者需行滴虫、假丝酵母菌、线索细胞等阴道分泌物检查。然后将窥器前后页合拢斜行取出(图 13-1)。

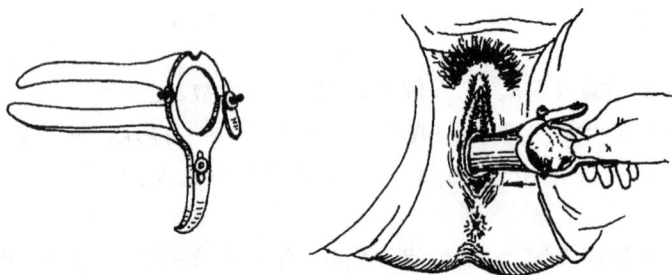

沿阴道后壁放入阴道窥器

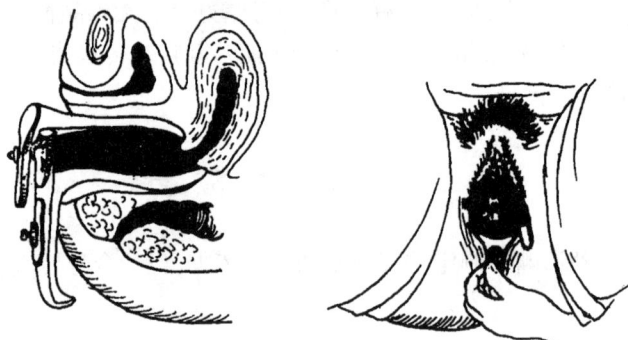

暴露宫颈

图 13-1　阴道窥器检查

(三)双合诊

检查者一手的示指和中指放入阴道内,另一手放于腹部配合检查,可触诊阴道、子宫、输卵管、卵巢、宫旁结缔组织、盆腔内壁等(图 13-2)。

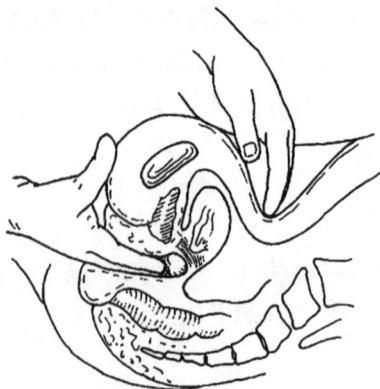

双合诊检查子宫

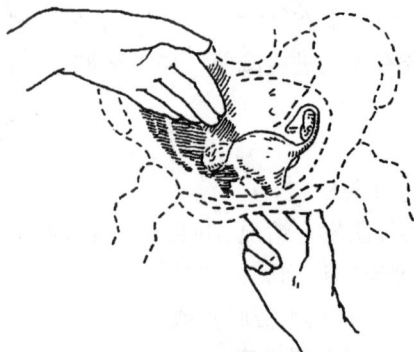

双合诊检查子宫附件

图 13-2　双合诊

（四）三合诊

检查者示指放入阴道内,中指放入直肠内,另一手放于腹部配合的检查,可以弥补双合诊的不足。主要是了解盆腔后壁、子宫后壁、直肠子宫凹陷、宫骶韧带有无病变及病变浸润的范围等(图13-3)。

（五）直肠-腹部诊

检查者示指放入直肠内,另一手放于腹部配合的检查,适用于无性生活史、经期、阴道闭锁等不宜行双合诊者。

（六）检查中的护理配合及注意事项

1. 护理人员要做到态度和蔼,言语亲切,检查时动作轻柔。

2. 检查时所用物品如臀垫、无菌手套、阴道窥器等应一人一换,防止交叉感染。

3. 检查前嘱患者排空膀胱,取膀胱截石位后进行检查。

4. 经期应避免阴道检查,而阴道异常出血须阴道检查时,检查前应严格外阴阴道消毒。

5. 患者若无性生活史,禁做阴道检查,必要时征得患者及其家属同意后可行直肠-腹部诊检查。

6. 男医生检查时应有女医护人员在场。

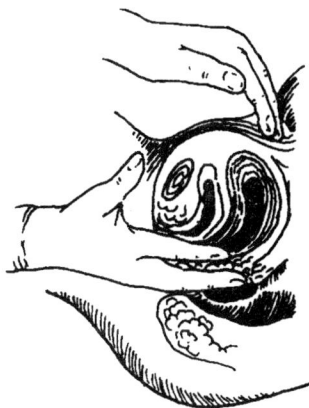

图 13-3　三合诊

第三节　妇科常用特殊检查方法和护理

一、阴道分泌物悬滴检查

1. 目的　常用于检查有无滴虫或假丝酵母菌。

2. 操作方法

(1)检查滴虫,用无菌长棉签取阴道后穹隆处白带少许,放在盛有1ml生理盐水的试管中混匀,立即镜检,找活动的阴道毛滴虫;

(2)假丝酵母菌检查,在载玻片上滴1滴温10%的氢氧化钾,将白带与之混匀,镜检,找假丝酵母菌的孢子和菌丝。

3. 护理　除妇科检查用物外,另备生理盐水,10%氢氧化钾,小玻璃试管,清洁玻片。立即送检标本。

二、生殖道脱落细胞检查

1. 目的　常用于内生殖器官肿瘤的检查、卵巢功能的检查。适用于群体性防癌普查,尤其对子宫颈癌的早期发现、早期诊断有重要价值。

2. 操作方法

(1)阴道涂片。阴道窥器扩张阴道后,一般在阴道侧壁上1/3处取材涂于玻片上,置95%乙醇中固定。结果用成熟指数、致密核指数、嗜伊红指数和角化指数代表体内雌激素水平。

(2)宫颈刮片。阴道窥器扩张阴道后,用无菌干棉签轻轻拭去宫颈表面黏液,在宫颈外口鳞-柱状上皮移行带,用宫颈刮板轻轻旋刮一周,将刮取物涂片检查。其诊断的报告形式有分级诊断(巴氏分级法)和描述性诊断(TBS分类法)两种。巴氏分级法分为Ⅰ级、Ⅱ级、Ⅲ级、Ⅳ级、Ⅴ级,近年来正逐步被更为合理的TBS分类法所取代。

(3)宫颈管涂片。用"细胞刷"置于宫颈管内,旋转360°后取出,放在有细胞保存液的小瓶中搅拌数十秒钟,加以保存固定;按阴道细胞TBS分类法做出诊断。此法对异常细胞诊断率明显提高,目前临床常用薄层细胞学检测系统(TCT)和计算机细胞扫描(CCT)进行宫颈癌的细胞学检查。流行病和分子生物学资料表明,人乳头瘤病毒(HPV)感染能够引起宫颈上皮内瘤变(CIN)及子宫颈癌的发生。宫颈管涂片可同时用于宫颈脱落细胞HPV DNA检测。

(4)宫腔抽吸涂片。严格消毒外阴、阴道及宫颈,阴道窥器暴露宫颈后用子宫探针探测子宫腔方向和深度,然后用吸管吸出宫腔内分泌物进行涂片、固定、染色检查。

3.护理

(1)采集标本前24h内,禁止性生活、阴道灌洗、阴道用药等。

(2)准备无菌干燥的阴道窥器、刮板、吸管、细胞刷、长棉签、干棉球、清洁玻片、95%乙醇或10%甲醛。

(3)涂片要薄而均匀,禁止来回涂抹损伤细胞,图片标记后用固定液固定送检。

三、宫颈活体组织检查(宫颈活检)

1.目的 用于巴氏Ⅲ级或Ⅲ级以上,或者Ⅱ级经抗感染治疗后仍为Ⅱ级者,TBS分类鳞状上皮细胞异常者,疑有宫颈癌或慢性炎症需进一步明确诊断者。

2.操作方法 于宫颈外口3点钟、6点钟、9点钟、12点钟处,或碘不着色区取材,将所取组织放入10%甲醛溶液固定、送检。取材后宫颈局部给予带有尾线的棉球或纱布压迫止血,嘱患者24h后取出。

3.护理

(1)指导患者月经干净后3~7d进行检查。月经前期、阴道炎患者不宜活检。孕妇除高度怀疑宫颈癌,一般不宜做活检。

(2)准备宫颈钳、活检钳、小刮匙、带尾纱布球、盛有10%甲醛的标本瓶、病理检查申请单。

(3)对多点钳取的组织应分别装于标本瓶中固定,做好标记后及时送检。创面用带尾无菌纱布球压迫止血,嘱患者24h后自行取出。

(4)术后应保持外阴清洁,禁止盆浴及性生活1个月,出血多时应立即复查。

四、诊断性刮宫(诊刮)

1.目的 适用于功血、闭经、不孕症检查。刮取宫腔内容物进行病理检查,确定子宫内膜的病变。

2.操作方法 手术时应先探明宫腔方向及深度,再自上而下沿宫壁刮取宫腔内容物,放入10%的甲醛溶液中固定,送检。疑有宫颈管病变者,多采取分段诊刮。若刮出物肉眼观察高度怀疑为癌组织时,应立即停止,以防出血及扩散。

3.护理

(1)多于月经来潮前1~2d或来潮后6h内进行;而不规则出血者可随时进行。但急性生殖器官炎症者不宜进行。术前禁用激素类药物。

(2)准备灭菌刮宫包(内有阴道窥器、子宫颈双爪钳、宫颈扩张器、子宫探针、刮匙、敷料钳、弯盘、有孔巾、脚套、棉球、棉签、纱布等),另备消毒液、标本瓶等。同时备好抢救药品(紧急情况抢救时使用)。

(3)术后严密观察患者有无腹痛及内出血征象,1h 后确认无异常后方可回家休息。术后禁止性生活及盆浴 2 周。

五、基础体温测定

1. 目的 测定有无排卵、排卵日期、黄体功能和早孕等。

2. 操作方法 早晨清醒后未做任何活动前(上夜班后需睡眠 6~8h),卧床用口表测体温 3~5min,从月经来潮第 1 天起,每天将测得的体温描绘在体温单上连成曲线(图 13-4)。

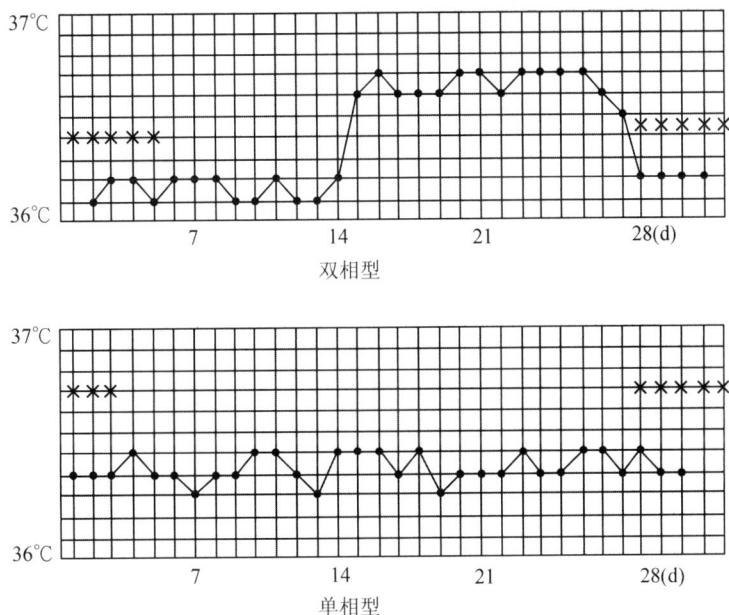

图 13-4 女性基础体温测定

3. 护理

(1)指导患者在体温单上注明月经来潮和干净的日期,可能影响体温的因素,如性生活、发热、失眠、用药等。

(2)一般需连续测量 3 个月经周期以上。

六、输卵管通畅检查

1. 目的 用以检查输卵管通畅与否,以及宫腔和输卵管的形态及输卵管的堵塞部位。适用于不孕症、输卵管复通术后、输卵管轻度粘连的诊断和治疗。常用方法有输卵管通液术、子宫输卵管碘油造影。

2. 操作方法

(1)输卵管通液术:常规消毒外阴及阴道,铺洞巾,用阴道窥器扩张阴道,暴露宫颈,再次消毒阴道及宫颈,以宫颈钳夹宫颈前唇,沿宫腔方向置入宫颈导管,并将宫颈导管、压力表、注射器与 Y 形管相连。注射器装 20ml 无菌生理盐水(内含庆大霉素 8 万 U、地塞米松 5mg、α-糜蛋白酶 1 支)缓慢推注。若顺利推注 20ml 液体无阻力,压力维持在 80mmHg 以下,提示输卵管通畅。若注射时有阻力,加压后能推入液体,说明有轻度粘连已被分离,但患者可感轻微腹痛。若勉强注入少量液体后,压力持续上升,患者感明显腹痛,停止推注后液体又回流,则提示输卵管阻塞。术毕,取出宫颈导管,再次消毒宫颈、阴道。

(2)子宫输卵管碘油造影　术前做碘过敏试验,造影前排空膀胱,做清洁灌肠。然后陪同患者到放射科,在 X 光检查下边推注造影剂边观察其分布情况。操作步骤同输卵管通液术。

3. 护理

(1)一般于月经干净后 3~7d 进行,术前 3d 禁忌性生活。

(2)用物准备:阴道窥器、宫颈钳、子宫探针、妇科长钳、子宫颈导管、血管钳、橡皮管、20ml 注射器、药杯、棉球等。另备加热至接近体温的生理盐水。

(3)如子宫输卵管造影者术中出现咳嗽,应立即停止操作,取头低足高位,并严密观察。术后留观患者 30min,嘱患者术后 2 周禁盆浴及性生活,遵医嘱应用抗生素。

七、阴道后穹隆穿刺

1. 目的　了解腹腔内有无积血、积液、积脓等。

2. 操作方法　患者取膀胱截石位,常规消毒外阴及阴道,铺无菌洞巾,用阴道窥器扩张阴道暴露宫颈,再次消毒,用宫颈钳夹持宫颈后唇向前牵拉,充分暴露阴道后穹,用 10ml 注射器接 18 号穿刺针头,于宫颈后唇、阴道后壁交界处稍下方 1cm 处后穹中央部,与宫颈管平行的方向刺入,深度 2~3cm,有落空感后回抽,抽吸完毕拔针时,要边抽吸边拔针,局部以无菌纱布压迫片刻,待血止后取出宫颈钳及阴道窥器,标本取出后静置 5min。

3. 护理

(1)准备阴道窥器、宫颈钳、卵圆钳、10ml 注射器、18 号穿刺针、无齿长镊、弯盘、小试管、无菌巾、纱布、棉签、棉球、消毒液等。

(2)穿刺时应与子宫颈管平行,以免损伤直肠或子宫。穿刺进针深度为 2~3cm。穿刺液若呈新鲜血液,放置后迅速凝固,考虑为刺伤血管,应重新穿刺。若为陈旧性暗红色血液,且放置 6min 后不凝固,考虑腹腔有内出血,应迅速遵医嘱投入抢救并做好术前准备。如抽出物为小血块,则多见于陈旧性宫外孕。抽出黄色、黄绿色、巧克力色有臭味脓液,提示盆腔及腹腔有化脓性病变。抽出粉红色、淡黄色浑浊液体,提示盆腔有炎症。抽出液均应涂片,行常规及细胞学检查。

(3)术后保持外阴清洁,24h 后取出阴道内填塞纱布。

八、影像检查

1. 超声检查　对人体损害小、无痛苦,对胎儿基本安全,诊断准确、迅速,可以重复进行,随访观察方便,已成为妇产科首选的影像学诊断方法。妇产科常用的超声检查主要是 B 型超声检查和彩色多普勒超声检查。B 型超声的检查途径有经腹壁及经阴道两种。

(1)目的:用于早孕、胎儿发育情况、胎盘定位、羊水监测,以及异位妊娠、葡萄胎、子宫肌瘤、卵巢肿瘤、输卵管积水等盆腔病变和宫内节育器的位置、形状等的诊断。

(2)护理

①经腹壁超声检查时指导患者需充盈膀胱,经阴道超声检查时指导患者排空膀胱。

②检查后帮助患者擦去耦合剂,膀胱充盈的患者嘱其尽快排空膀胱。

2. X 线检查　借助造影剂可可了解子宫腔和输卵管腔内形态,是诊断先天性子宫畸形和输卵管通畅程度常用的检查方法。X 线胸片是诊断妇科恶性肿瘤肺转移的重要手段,是诊断妊娠滋养细胞肿瘤肺转移的首选方法。妊娠期禁用。

3. 计算机体层扫描(CT)检查　CT 的基本原理是 X 线对人体不同组织的穿透能力不同,从而产生所接受的信号差异,再由计算机对数字信息进行处理,显示出图像。特点是分辨率高,能显示肿瘤的结构特点、周围侵犯及远处转移的情况,可用于各种妇科肿瘤的诊断。

4. 磁共振成像(MRI)检查　MRI 是利用人体组织中氢原子核在磁场中受到射频脉冲的激励而发生磁共振现象,产生磁共振信号,经过电子计算机处理,重建出人体某一层面图像的成像技术。优点是无放射性损伤,无骨性伪影,对软组织分辨率高,尤其适合盆腔病灶定位及病灶与相邻结构关系的确定。因其能清晰地显示肿瘤信号与正常组织的差异,故能准确判断肿瘤大小、性质及浸润和转移的情况,被广泛应用于妇科肿瘤的诊断和手术前的评估。

5. 正电子发射体层显像(PET)　PET 是通过示踪原理,以显示体内脏器或病变组织生化和代谢信息的影像技术,为功能成像。可发现 10mm 以下的肿瘤,诊断各种实体肿瘤的准确率达 90% 以上,高于传统的结构成像技术。

九、内镜检查

利用内镜可在直视下对宫腔或体腔内组织、器官进行检查,必要时可同时对病变进行治疗。妇产科常用的内镜检查有阴道镜检查、宫腔镜检查、腹腔镜检查等。

1. 阴道镜检查　阴道镜可将充分暴露的阴道和宫颈放大 10~40 倍,能准确地选择可疑部位取材做活体组织检查,提高早期宫颈癌的诊断率。

2. 宫腔镜检查　可以观察宫腔内的病变情况,并在直视下检查或进行手术治疗。适用于探查异常子宫出血和不孕症的子宫病因,行宫腔异物(如节育器)取出、输卵管粘堵术、宫腔息肉及黏膜下肌瘤摘除术。

3. 腹腔镜检查　适用于临床诊断较困难的妇科病如内生殖器发育异常、肿瘤、炎症、异位妊娠、子宫内膜异位症、子宫穿孔及原因不明的腹痛等。在腹腔镜下还可行输卵管通液术、盆腔异物取出术、异位子宫内膜粘连松解术、绝育术及小病灶电灼等手术。

4. 护理

(1)宫腔镜检查宜选择在月经干净后 1 周内。全面评估患者身体状况,协助完成各项术前检查。遵医嘱进行皮肤、阴道、肠道及尿道准备。

(2)用物准备:阴道镜、宫腔镜、腹腔镜及配套装置、人工流产手术包,以及麻醉用物和消毒用物。

(3)术后遵医嘱卧床休息,按麻醉要求采取必要体位。腹腔镜检查术后鼓励患者每天下床活动以减轻腹胀。术后 2 周内禁止盆浴和性生活,按医嘱给予抗生素预防感染。

讨论与思考

1. 患者女性,30岁,婚后2年未孕来诊。3年前人工流产后患急性输卵管炎,经抗感染治疗痊愈。婚后性生活正常,未避孕,男方精液检查无异常。妇科检查无异常,建议进一步做何种检查?

2. 简述盆腔检查前的注意事项。

3. 简述盆腔检查的方法和步骤。

4. 妇科常用特殊检查有哪些? 护士如何做好护理配合?

(杨　丽)

第14章

女性生殖系统炎症患者的护理

学习要点

1. 女性生殖器官的自然防御功能、常见病原体、传播途径。
2. 外阴炎和前庭大腺炎的护理评估、治疗要点、护理措施。
3. 四种类型阴道炎的护理评估、护理诊断、治疗要点、护理措施。
4. 子宫颈炎症的护理评估、护理措施。
5. 盆腔炎性疾病的护理评估、护理诊断、治疗要点、护理措施。
6. 淋病的护理评估、治疗要点、治愈标准。
7. 尖锐湿疣的护理评估、治疗要点。

第一节 概 述

一、女性生殖器官的自然防御功能

1. 两侧阴唇自然合拢掩盖阴道口,阴道前后壁紧贴,子宫颈内口紧闭,子宫颈管黏膜分泌黏液形成胶冻状黏液栓堵塞宫颈管,以上均可防止外界污染及病原体的侵入。

2. 雌激素使阴道上皮增生变厚,增加抵抗病原体侵入的能力,同时,上皮细胞内糖原含量增加,阴道内的乳杆菌可分解糖原产生乳酸,使阴道维持正常酸性环境(pH 4~5),可抑制部分病原体的生长繁殖。

3. 子宫内膜周期性剥脱,输卵管蠕动及纤毛向宫腔方向摆动,均有利于阻止病原体的侵入和生长繁殖。宫颈黏液、子宫内膜分泌液及输卵管分泌液内含有乳铁蛋白、溶菌酶,可抑制或清除侵入生殖道的病原体。

4. 生殖道免疫系统的作用:生殖道黏膜如宫颈和子宫黏膜聚集有不同数量的淋巴组织及散在淋巴细胞,此外,生殖道内的中性粒细胞、巨噬细胞、补体以及一些细胞因子均在局部有重要的免疫功能。

虽然生殖器官有较强的自然防御功能,但由于阴道口与尿道口和肛门相邻近,易污染,又是性交、分娩及各种宫腔操作的必经之路,特别是在月经期、分娩、手术或损伤时,生殖道防御功能降低,病原体容易侵入或原有条件致病菌生长繁殖。此外,抗生素的不合理使用及不必要的阴道灌洗,可降低生殖道防御功能或破坏阴道的微生态环境,以上均可导致炎症的发生。

二、病 原 体

引起生殖器官炎症的病原体包括多种微生物,如细菌、病毒、真菌、原虫、衣原体、螺旋体、支原体等。细菌常见的有葡萄球菌、链球菌、大肠杆菌、厌氧菌、淋病奈瑟菌、结核杆菌等。病毒以疱疹病毒、人乳头瘤病毒多见。真菌以假丝酵母菌为主。原虫以阴道毛滴虫最多见。

三、传 播 途 径

1. 沿生殖器官黏膜上行蔓延 病原体经阴道黏膜上行,沿宫颈黏膜、子宫内膜、输卵管黏膜蔓延至卵巢及盆腔、腹腔。淋病奈瑟菌、沙眼衣原体及葡萄球菌等常通过此途径扩散。

2. 经淋巴系统蔓延 病原体经外阴、阴道、宫颈及宫体损伤处的淋巴管经淋巴系统蔓延,是产褥感染、流产后感染的主要传播途径,常见的有链球菌、大肠埃希菌及厌氧菌。

3. 经血液循环播散 病原体侵入人体其他系统,再经血循环感染生殖器官,是结核杆菌感染的主要途径。

4. 直接蔓延 腹腔其他脏器感染后直接蔓延到邻近的生殖器官。如阑尾炎可引起输卵管炎。

第二节 外阴炎及前庭大腺炎

案例分析

某女士,25岁,已婚,近日来外阴肿胀、疼痛、灼热感,并伴有行走不便。妇科检查:右侧大阴唇后下方有一肿物,呈椭圆形,直径约3cm,压痛明显,局部可触及波动感。

请分析:该女士最可能的诊断是什么?治疗要点及护理措施有哪些?

【护理评估】

(一)病因

1. 外阴炎是指外阴部皮肤与黏膜的炎症,可因阴道炎性分泌物、月经血、尿液及粪便等刺激引起。此外,不注意外阴清洁、穿紧身化纤内裤等也可引起外阴炎症。

2. 因前庭大腺开口于阴道前庭小阴唇与处女膜之间的沟内,在性交、分娩、流产等情况污染外阴部时,病原体易于侵入而引起前庭大腺炎症。主要病原体为葡萄球菌、链球菌、肠球菌、大肠埃希菌、淋病奈瑟菌等。

(二)身体状况

1. 外阴炎 外阴皮肤瘙痒、疼痛、灼热感,于活动、性交、排尿、排便时加重。检查可见外阴充血水肿、糜烂,严重者形成溃疡或湿疹。慢性炎症者,外阴皮肤黏膜可增厚、粗糙、皲裂。

2. 前庭大腺炎 急性期大阴唇下方肿胀、疼痛,如形成脓肿则疼痛加剧,可伴发热,偶有腹股沟淋巴结肿大。脓肿多为单侧,大小不等,压痛明显,可触及波动感。少数患者前庭大腺脓肿消退后腺管口阻塞,分泌物积聚于腺腔形成前庭大腺囊肿,出现外阴坠胀或性交不适,有时可继发感染并反复发作。

(三) 心理状况

因外阴瘙痒、疼痛影响工作、睡眠及性生活而情绪低落、焦虑。

【护理诊断/问题】

1. 组织完整性受损　与炎症刺激、搔抓或用药不当有关。

2. 焦虑　与外阴瘙痒、疼痛影响工作、睡眠及性生活,担心治疗效果不佳有关。

【治疗及护理措施】

(一) 治疗要点

外阴炎应积极消除病因,同时局部治疗,如坐浴、中药熏洗、红外线物理治疗。前庭大腺炎急性期可局部热敷或坐浴,并选用抗生素治疗,脓肿形成后作切开引流。前庭大腺囊肿较大或反复急性发作者,可行囊肿造口术。

(二) 护理措施

1. 一般护理　指导患者注意个人卫生,穿纯棉内裤,勤换内裤,保持外阴清洁干燥。少进辛辣食物,忌饮酒。局部严禁搔抓,勿用刺激性药物或肥皂擦洗。

2. 治疗配合　急性炎症应注意休息,指导患者用 1∶5 000 高锰酸钾溶液坐浴,每日 2 次,局部可配合使用止痒、消炎、抗过敏软膏外涂或中药煎水熏洗。遵医嘱给予抗生素治疗。前庭大腺脓肿及囊肿手术治疗后局部有引流条者,需每天更换。

3. 心理护理　关心、安慰患者,告知坚持按医嘱规范治疗即可治愈,增强其信心。

4. 健康指导　加强疾病预防知识宣传,保持外阴清洁干燥,做好经期、妊娠期、分娩期及产褥期卫生。患病后及时就诊,以免加重病情或反复发作。指导患者坐浴的方法,包括浴液的配制、温度、坐浴时间及注意事项。月经期禁止坐浴。

第三节　阴 道 炎 症

✚ 案例分析

患者 31 岁,孕 1 产 1,主诉外阴瘙痒、阴道分泌物增多 1 周,伴尿急、尿痛。一周前无明显诱因出现外阴瘙痒,阴道分泌物增多呈黄色,有腥臭味。妇科检查:外阴潮红,阴道黏膜充血、水肿、阴道分泌物较多,泡沫状,有臭味。分泌物检查滴虫(+)。病人不知道自己患了什么病,更不了解该如何治疗和预防,感到焦虑不安。

请分析:该患者的护理诊断有哪些?如何进行护理?

【护理评估】

(一) 病因

1. 滴虫阴道炎　是由阴道毛滴虫引起的常见阴道炎。传播方式有两种,主要通过性交直接传播,也可通过公共浴池、游泳池、浴具、坐式马桶,或通过污染的妇科检查器具、敷料等间接传播。滴虫适宜在温度 25~40℃,pH 5.2~6.6 的潮湿环境中生长繁殖,月经前后阴道 pH 发生变化及妊娠期、产后阴道环境改变,适于滴虫生长繁殖而易发生滴虫阴道炎。

2. 外阴阴道假丝酵母菌病 80%~90%病原体为白假丝酵母菌,传播方式主要为内源性感染。白假丝酵母菌是条件致病菌,当阴道内糖原增加、酸度增高时,寄生于阴道内的假丝酵母菌迅速繁殖而引起炎症,故多见于孕妇、糖尿病患者、长期使用抗生素或皮质类固醇激素患者及接受大量雌激素治疗者。寄生于阴道、口腔及肠道的白假丝酵母菌可互相传染。

3. 萎缩性阴道炎 又称老年性阴道炎,常见于自然绝经及卵巢去势后的妇女。因卵巢功能衰退,雌激素水平降低,阴道黏膜变薄,乳杆菌不再为优势菌,阴道局部抵抗力下降,致病菌易于入侵或过度繁殖而引起阴道炎。

4. 细菌性阴道病 是由于阴道内正常菌群失调而引起的一种混合感染,但临床及病理特征无炎性改变。细菌性阴道病时,阴道内正常占优势的乳杆菌减少,而其他微生物大量繁殖,主要有加德纳菌、厌氧菌以及人型支原体,其中厌氧菌居多。促使阴道正常菌群发生变化的原因可能与频繁性交、多个性伴侣或阴道灌洗使阴道碱化有关。

(二)身体状况

阴道炎症的共同临床表现是:外阴阴道黏膜充血、分泌物增多,伴外阴瘙痒、灼热感甚至疼痛,波及尿道口出现尿频、尿痛。

1. 滴虫阴道炎 分泌物呈稀薄脓性、泡沫状,有臭味。妇科检查:阴道黏膜充血,严重者有散在出血点,甚至宫颈有出血斑点呈"草莓样"外观。因滴虫能吞噬精子,影响精子在阴道内的存活,可能导致不孕。少数妇女阴道内有滴虫存在但无炎症表现,称为带虫者。

2. 外阴阴道假丝酵母菌病 主要表现为外阴瘙痒、灼痛、性交痛,严重时坐卧不安,分泌物白色稠厚呈豆腐渣样或凝乳状。妇科检查见阴道黏膜有白色膜状物黏附,擦除膜状物后露出红肿黏膜面,严重时可见糜烂及浅表溃疡。

3. 萎缩性阴道炎 分泌物呈黄水样,严重者呈脓血性。检查见阴道黏膜萎缩、菲薄,皱襞消失,局部充血,散在出血点,有时见浅表溃疡。

4. 细菌性阴道病 10%~40%患者无临床症状。有症状者主要表现为阴道分泌物增多,有鱼腥臭味,性交后加重,可伴有外阴瘙痒或轻度烧灼感。妇科检查:阴道黏膜无充血等炎症表现,灰白色稀薄分泌物常黏附在阴道壁上,但容易从阴道壁拭去。

(三)辅助检查

应做阴道分泌物检查以明确病原体,可行悬滴法或培养法。如找到阴道毛滴虫或假丝酵母菌的芽生孢子及假菌丝,即可确诊。

(四)心理状况

患者因外阴瘙痒不适影响工作、睡眠及性生活而焦虑,因自责及担心被人歧视而有羞耻感,未婚或绝经后患者因害羞不愿就诊。

【护理诊断/问题】

1. 组织完整性受损 与病原体的侵蚀、炎性分泌物刺激等有关。

2. 焦虑 与外阴瘙痒疼痛影响正常生活及担心治疗效果不佳有关。

3. 知识缺乏 缺乏阴道炎症的预防与治疗等相关知识。

【治疗及护理措施】

(一)治疗要点

消除诱因,切断传播途径,增强阴道抵抗力,阴道局部用药或全身用药杀灭病原体。

(二)护理措施

1. 一般护理 保持外阴清洁干燥,勤洗外阴,勤换内裤。治疗期间洗涤用毛巾、浴盆、内裤等要及时烫洗或消毒,检查所用器具做好消毒隔离,以免交叉感染或重复感染。

2. 指导患者配合治疗 促进组织修复

(1)滴虫阴道炎:①全身用药。甲硝唑400mg,2/d,口服,7d为1个疗程;也可用甲硝唑或替硝唑2g,1次给药。口服甲硝唑吸收好,疗效高,但偶有食欲不振、恶心、呕吐、腹痛等不良反应,如出现头痛、皮疹、白细胞减少等不良反应时,应立即停药。②局部用药。甲硝唑阴道泡腾片200mg塞入阴道,每晚1次,7~10d为1个疗程。

(2)外阴阴道假丝酵母菌病:①积极治疗糖尿病,及时停用广谱抗生素、雌激素及皮质类固醇激素,消除诱因。②局部用药。2%~4%碳酸氢钠溶液坐浴或阴道冲洗,然后选用咪康唑、制霉菌素、克霉唑栓剂或片剂等药物置于阴道内,每晚1次。③全身用药。未婚妇女或不愿采用局部用药者,可选用口服药物,常用药物有氟康唑、伊曲康唑、酮康唑等。妊娠合并假丝酵母菌感染者应坚持局部用药,以7d疗法效果为佳,禁用口服唑类药物。

(3)萎缩性阴道炎:①补充雌激素,增加阴道抵抗力,可局部用药,如己烯雌酚或妊马雌酮软膏涂抹阴道壁;也可全身用药,如口服尼尔雌醇。②抑制细菌生长,1%乳酸或0.5%醋酸液每日冲洗阴道增加阴道酸度,用抗生素如甲硝唑200mg或诺氟沙星100mg塞于阴道深部,每晚1次,7~10d为1个疗程。

(4)细菌性阴道病:①全身用药。首选甲硝唑400mg,2/d,口服,共7d,或替硝唑2g口服,1/d,连服3d,也可选用克林霉素300mg,2/d,口服,连服7d。②局部用药。甲硝唑阴道泡腾片200mg塞入阴道,每晚1次,连用7d。

> **重点提示**
>
> ①取阴道分泌物检查前24~48h应避免性交、阴道冲洗或局部用药,所用阴道窥器不用润滑剂,分泌物应及时送检。②月经期应暂停坐浴、阴道冲洗及阴道用药。③滴虫阴道炎患者治疗期间禁止性交或使用避孕套避孕。

3. 心理护理 关心、安慰患者,解释发病原因及防治措施,解除思想顾虑,缓解焦虑情绪,增强信心。

4. 健康指导

(1)进行卫生宣教,培养良好的卫生习惯,勤洗外阴、勤换内裤,切忌局部搔抓。有糖尿病的患者需积极治疗,合理使用抗生素、雌激素及免疫抑制药,以免诱发外阴阴道假丝酵母菌病。注意性生活卫生,杜绝性乱。

(2)指导患者各种剂型药物的使用方法,告知用药液冲洗阴道后再塞药的目的、方法。

(3)解释坚持按医嘱正规治疗的重要性。滴虫阴道炎患者性伴侣应同时治疗。告知患者治疗后滴虫检查为阴性时,仍应于下次月经干净后继续治疗1个疗程以巩固疗效。一般于每次月经干净后复查白带,连续3次为阴性,方可称为治愈。

(4)应用甲硝唑期间及停药24h内、替硝唑用药期间及停药72h内禁止饮酒,哺乳期用药期间不宜哺乳。妊娠合并滴虫阴道炎应用甲硝唑能否改善产科并发症尚无定论,因此用药应慎重,最好取得患者及家属的知情同意。

第四节 子宫颈炎症

> **案例分析**
>
> 　　27 岁已婚女性,脓性白带 1 周。妇科检查:外阴、阴道黏膜正常,宫颈充血,宫颈黏膜外翻,触血(+),宫颈口有脓性分泌物附着,宫体及双侧附件无异常。
>
> 　　请分析:该患者的临床诊断是什么? 应如何处理及护理?

　　子宫颈炎症是常见的生殖道炎症,包括子宫颈阴道部炎症及子宫颈管黏膜炎症,以子宫颈管黏膜炎症多见。子宫颈阴道部为鳞状上皮,与阴道的鳞状上皮相延续,因此阴道炎症可引起宫颈阴道部炎症。子宫颈管黏膜上皮为单层柱状上皮,抵抗力差,容易发生感染。子宫颈炎症多数为急性,少数因急性炎症未能及时诊治或病原体持续感染,引起慢性子宫颈炎症。

【护理评估】

(一)病因

　　1. 急性子宫颈炎　常因分娩、流产、性交或手术操作损伤宫颈后,病原体侵入繁殖而引起子宫颈急性炎症。主要病原体:①性传播疾病病原体:淋病奈瑟菌及沙眼衣原体,主要见于性传播疾病的高危人群。②内源性病原体:部分患者与细菌性阴道病病原体及生殖道支原体感染有关。也有部分患者病原体不清楚。

　　2. 慢性子宫颈炎　病原体与急性子宫颈炎相似。病理类型有慢性子宫颈管黏膜炎、子宫颈息肉、子宫颈肥大。

(二)身体状况

　　1. 急性子宫颈炎　多数患者无症状。有症状者主要表现为阴道分泌物增多,呈黏液状、淡黄色脓性或血性分泌物。可伴有外阴瘙痒及灼热感,有时可出现经间期出血、性交后出血,合并泌尿道感染者可有尿频、尿急及尿痛。妇科检查:子宫颈充血、水肿、黏膜外翻,有黏液脓性分泌物附着或从子宫颈管流出,宫颈管黏膜质脆,易诱发出血。

　　2. 慢性子宫颈炎　多无症状,少数患者阴道分泌物增多、淡黄色或脓性,性交后出血,月经间期出血,可伴有外阴瘙痒不适。妇科检查:子宫颈呈糜烂样改变,有黄色分泌物附着或从子宫颈管流出。也可表现为子宫颈息肉或子宫颈肥大,息肉呈单个或多个,色红、质软而脆,可有蒂,蒂粗细不一。

(三)辅助检查

　　取分泌物行淋病奈瑟菌及衣原体检测,并应检测有无细菌性阴道病及滴虫阴道炎,以明确炎症的病原体。

(四)心理状况

　　因白带增多、外阴瘙痒而烦躁,因性交后出血、怀疑恶变及担心治疗效果不佳而焦虑。

【护理诊断/问题】

　　1. 组织完整性受损　与炎症及分泌物刺激有关。

　　2. 焦虑　与出现血性白带及性交后出血,担心癌变有关。

【治疗及护理措施】

(一)治疗要点

1. 急性子宫颈炎 治疗原则是抗生素治疗,根据情况采用经验性抗生素治疗或针对病原体的抗生素治疗。单纯淋病奈瑟菌性子宫颈炎常用药物为第三代头孢菌素,主张大剂量、单次给药。沙眼衣原体感染所致子宫颈炎常用药物有四环素类,如多西环素;奎诺酮类如氧氟沙星或左氧氟沙星;红霉素类如阿奇霉素或红霉素。

2. 慢性子宫颈炎 根据病变采用不同治疗方法。对糜烂样改变伴有分泌物增多、乳头状增生或接触性出血者,可进行局部物理治疗,常用方法有激光、冷冻、微波等,也可采用中药保妇康栓阴道局部用药治疗,但治疗前需进行子宫颈细胞学检查和(或)HPV 检测,必要时做阴道镜和活组织检查,以排除子宫颈上皮内瘤变和子宫颈癌。子宫颈息肉行息肉摘除术,术后送病理组织学检查。子宫颈肥大一般不需要治疗。

(二)护理措施

1. 一般护理 嘱患者宫颈分泌物检查前 24~48h 避免性生活、阴道冲洗和局部用药,检查所用窥器不用润滑剂。保持外阴清洁干燥,禁忌搔抓,勤洗外阴,勤换内裤。

2. 治疗配合 ①急性子宫颈炎患者遵医嘱给予抗生素治疗。②物理治疗的注意事项:治疗时间选择在月经干净后 3~7d;急性生殖器官炎症者禁忌物理治疗;术后可有阴道排出物较多,呈黄水样,1~2 周脱痂时可有少量出血,出血多者应及时到医院就诊;术后保持外阴清洁,2 个月内禁止性生活和盆浴,于 2 次月经干净后复查。

3. 心理护理 关心、安慰患者,解释发病原因及防治措施,解除思想顾虑,缓解焦虑情绪,增强信心。

4. 健康指导 保持良好的个人卫生习惯,注意性生活卫生。定期妇科检查,及时发现子宫颈炎症并积极治疗。对治疗后症状持续存在者,告知患者及时随诊。

第五节 盆腔炎性疾病

🩺 **案例分析**

患者 27 岁,以人工流产术后 5d、下腹疼痛 3d、疼痛加剧 2h 急诊入院。查体:体温38.4℃,脉搏 92 次/分,血压 100/75mmHg,急性病容,双手捂腹部呻吟不止,下腹部压痛、反跳痛明显,腹肌紧张。妇科检查:阴道通畅,子宫颈充血、举痛明显,后穹隆触痛但不饱满,病人腹痛拒按,盆腔触诊不满意。B 超检查:子宫直肠陷凹有液性暗区。诊断为盆腔炎性疾病,收住院。

请分析:请列出该病人的护理评估、护理诊断及护理措施。

盆腔炎性疾病(PID)是指女性上生殖道及其周围结缔组织、盆腔腹膜的炎症性疾病,主要包括子宫内膜炎、输卵管炎、输卵管卵巢脓肿、盆腔腹膜炎。炎症可局限于一个部位,也可同时累及几个部位,最常见的是输卵管炎及输卵管卵巢炎。若患者未得到及时、彻底治疗,可导致炎症反复发作、不孕、输卵管妊娠、慢性盆腔疼痛等,称为盆腔炎性疾病后遗症,既往称慢性盆腔炎。

【护理评估】

(一)病因

盆腔炎性疾病的病原体有内源性和外源性两个来源,多数患者为两者混合感染。①内源性病原体:来自寄居于阴道内的菌群,包括厌氧菌(脆弱类杆菌、消化球菌等)和需氧菌(溶血性链球菌、金黄色葡萄球菌等);②外源性病原体:主要是性传播疾病的病原体,如淋病奈瑟菌、沙眼衣原体、支原体等。盆腔炎性疾病多发生于性活跃期、有月经的妇女。病原体可经生殖道黏膜上行蔓延、经淋巴系统蔓延、血行播散、直接蔓延。

(二)身体状况

1. 盆腔炎性疾病

(1)症状:常见症状为下腹痛,呈持续性,活动或性交后加重,伴发热及阴道分泌物增多。病情严重者可有寒战、高热、头痛、食欲不振等全身症状。若月经期发病可出现月经量增多、经期延长。若有腹膜炎可出现恶心、呕吐、腹胀、腹泻等消化系统症状。若有脓肿形成可有下腹包块及局部压迫刺激症状。

(2)体征:轻者无明显体征,或仅妇科检查发现子宫颈举痛或子宫体压痛或附件区压痛。重者呈急性病容、体温升高、心率加快、下腹部压痛、反跳痛及肌紧张、肠鸣音减弱或消失。妇科检查见①阴道有脓性臭味分泌物;②子宫颈充血水肿,有脓性分泌物从子宫颈口流出,举痛明显;③阴道后穹隆触痛明显、可饱满;④子宫体稍大、有压痛、活动受限;⑤子宫两侧压痛明显,单纯输卵管炎时可触及增粗的输卵管、压痛明显,若输卵管积脓或输卵管卵巢脓肿,可触及包块且压痛明显,不活动;⑥子宫旁结缔组织炎时,可扪及子宫一侧或两侧片状增厚,或两侧宫骶韧带增粗、压痛明显。

2. 盆腔炎性疾病后遗症

(1)症状:常见症状为慢性盆腔痛,表现为下腹部坠胀、疼痛及腰骶部酸痛,常在月经前后、劳累及性交后加剧。可引起输卵管积水、输卵管卵巢囊肿(图 14-1)、不孕、输卵管妊娠及盆腔炎性疾病反复发作。

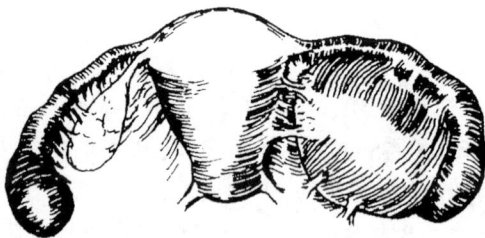

图 14-1　输卵管积水(左)、输卵管卵巢囊肿(右)

(2)体征:根据病变不同而有不同表现。①子宫后倾、活动受限或粘连固定、触痛。②一侧或两侧输卵管呈条索状增粗并有压痛。③盆腔一侧或双侧触及活动受限的囊性肿物、触痛。④子宫一侧或两侧有片状增厚及压痛,宫骶韧带增粗、变硬,有触痛。

(三)辅助检查

血液检查红细胞沉降率升高、血 C-反应蛋白升高。分泌物检查检测病原体。子宫内膜活组织检查有子宫内膜炎症。阴道超声检查显示输卵管增粗、输卵管积液、盆腔积液、输卵管卵巢肿块。腹腔镜检查发现盆腔炎性疾病征象。

(四)心理状况

发热、疼痛使病人烦躁不安,因担心治疗效果不佳或遗留后遗症而焦虑。

【护理诊断/问题】

1. 疼痛　与急性炎症或炎症后遗症有关。

2. 焦虑　与担心治疗效果不佳或遗留后遗症有关。

3. 知识缺乏　缺乏盆腔炎性疾病的预防、治疗、预后等相关知识。

【治疗及护理措施】

(一)治疗要点

1. 盆腔炎性疾病　以及时、足量的抗生素治疗为主,选择广谱抗生素并联合用药。轻症患者可门诊治疗,给予口服或肌内注射抗生素。推荐方案:氧氟沙星(或左氧氟沙星)口服,同时加服甲硝唑;或第三代头孢菌素肌内注射,同时口服甲硝唑。重症患者住院治疗,常用第二代及第三代头孢菌素药物静脉给药。对药物治疗无效、脓肿持续存在或脓肿破裂者需手术治疗。

2. 盆腔炎性疾病后遗症　应根据不同情况选择合适治疗方案,如对症治疗、中药治疗、物理疗法等综合治疗。输卵管积水应手术治疗。不孕者可借助辅助生育技术受孕。

(二)护理措施

1. 治疗配合　①遵医嘱正确使用抗生素,注意观察疗效及副作用。②抗生素控制不满意或盆腔脓肿,需经腹或腹腔镜手术治疗者,为患者提供手术前后的护理措施。③指导盆腔炎性疾病后遗症患者采取综合治疗措施,提高机体抵抗力,防止炎症反复发作。

2. 对症护理　①急性炎症应卧床休息,提倡半卧位,以利于分泌物排出或脓液积聚于子宫直肠陷凹,使炎症局限。②高热时给予物理降温。③腹胀者给予胃肠减压。④给予高热量、高蛋白、高维生素、易消化饮食,补充液体,提高机体抵抗力。⑤避免不必要的妇科检查防止炎症扩散。⑥注意观察病情变化,及时向医生汇报,并做好记录。

3. 心理护理　耐心倾听患者诉说,讲解疾病相关知识,告知经正确治疗绝大多数患者可治愈,解除顾虑,鼓励积极配合治疗。关心、体贴患者,满足其各种需求。

4. 健康指导　①注意月经期、孕期及产褥期卫生,宫腔手术后注意外阴清洁,防止病原体上行感染。②经期禁止阴道检查、性交、盆浴及游泳,以防止上行感染;注意性生活卫生,禁止性乱防止性传播疾病,提倡避孕套避孕防止性交直接传染。③有下生殖道感染者及时接受正规治疗,避免引起上生殖道炎症,急性盆腔炎性疾病要及时正规治疗,防止后遗症发生。④加强公共卫生宣传教育,提高对生殖道炎症的认识,强调预防感染的重要性。

第六节　淋　　病

淋病是由淋病奈瑟菌(简称淋菌)引起的以泌尿生殖系统化脓性感染为主要表现的性传播疾病,其发病率居我国性传播疾病的首位。淋病奈瑟菌最易侵犯泌尿、生殖系统的黏膜组织。妊娠期感染淋病后可累及羊膜腔导致胎儿感染。

【护理评估】

(一) 病因

淋病病人及淋病奈瑟菌携带者是淋病的最主要传染源。传播途径有:①直接传播,通过性交直接接触传染是最主要的传播途径;②间接传播,通过被污染的器械、衣物、便桶、用具等传染,比例很小;③产道感染,孕妇患淋病,胎儿通过软产道娩出时接触污染的阴道分泌物可被感染。

(二) 身体状况

感染初期常引起泌尿道或下生殖道炎症,患者出现尿急、尿频、尿痛、排尿困难、阴道分泌物增多、外阴瘙痒或有烧灼感等症状,分泌物呈黄色脓性。检查可见尿道口充血、触痛、有脓性分泌物,阴道黏膜及宫颈充血水肿、触痛,有脓性分泌物。如病情发展可累及上生殖道,发生急性子宫内膜炎、输卵管炎、继发性输卵管卵巢脓肿、盆腔腹膜炎、盆腔脓肿等,患者出现高热、恶心、呕吐、下腹疼痛、阴道脓性分泌物增多等症状,双合诊检查时因感染部位不同可有不同的阳性体征。

急性淋病未经治疗,或治疗不彻底、不及时可迁延为慢性淋病。淋菌可长期潜伏在尿道旁腺、前庭大腺或宫颈管黏膜,引起反复急性发作。

(三) 辅助检查

取尿道口或宫颈管等处分泌物涂片,革兰染色查找淋球菌,但此法检出率较低。取宫颈管分泌物做淋病奈瑟菌培养是诊断的最可靠方法,并可同时做药敏试验。

(四) 心理状况

因患性传播疾病担心被人歧视及害怕不能彻底治愈而常有羞愧、自责及焦虑心理。

【护理诊断/问题】

1. 焦虑　与担心治疗效果不佳有关。

2. 自尊紊乱　与患性病而有羞耻感、担心被歧视有关。

【治疗及护理措施】

(一) 治疗要点

治疗原则是及时、足量、规范应用抗生素,力求彻底治愈。目前首选药物以第 3 代头孢菌素为主。轻症病人可采用大剂量单次给药,淋菌性盆腔炎及播散性淋病患者应每日给药,保证足够治疗时间。性伴侣必须同时治疗。

(二) 护理措施

1. 治疗配合　协助取宫颈管等处分泌物涂片或培养查找淋球菌。操作时应注意保暖、保湿,并立即接种。遵医嘱正确给予抗生素治疗,常用头孢曲松钠、头孢克肟、大观霉素等。

2. 心理护理　关心、安慰病人,尊重其隐私,解除顾虑及自卑感。告知急性淋病及时规范治疗可以治愈,树立治愈的信心。

3. 健康指导　保持外阴清洁,注意休息,禁止性生活及不必要的阴道检查,性伴侣必须同时治疗。污染的物品及用具应及时清理消毒,内裤、毛巾、浴盆可煮沸 5~10min,物品器具用 1%苯酚溶液浸泡。指导病人按时随访以判断疗效,治疗结束后 2 周内,在无性接触史情况下,符合下列标准为治愈:临床症状和体征完全消失,在治疗结束后 4~7d 取宫颈管分泌物涂片及培养复查淋病奈瑟菌,连续 3 次均为阴性。

第七节　尖　锐　湿　疣

尖锐湿疣是由人乳头瘤病毒(HPV)感染引起的以鳞状上皮疣状增生为主要病变的性传播疾病。近年常见,仅次于淋病,居第二位,尖锐湿疣常与其他性传播疾病同时存在。

【护理评估】

(一)病因

人乳头瘤病毒属环状双链 DNA 病毒,目前研究共发现 100 多个型别,其中 40 个型别与生殖道感染有关,HPV 还与生殖道恶性肿瘤有关。生殖道尖锐湿疣主要与低危型 HPV6 型、11型感染有关。主要传播途径是经性交直接传播,偶有通过被污染的衣物、用具、浴盆、便盆等间接传染,分娩时胎儿通过患病母亲软产道时可被感染。

(二)身体状况

主要表现为外阴赘生物,好发部位以性交时容易受损的部位多见,如大小阴唇、尿道口、阴蒂、会阴、肛周,也可累及阴道及子宫颈。初发时为散在或呈簇状增生的粉色或白色小乳头状疣,以后逐渐增大、增多,继续增生可融合成乳头状、菜花状或鸡冠样,柔软,表面粗糙,呈白色或污灰色。病人可有外阴瘙痒、灼痛或性交痛,有时可破溃、渗出及继发感染。位于阴道和宫颈的病变可引起阴道分泌物增多及性交后出血。

【治疗及护理措施】

1. 治疗配合　目前尚无根治方法,治疗原则是去除外生疣体,改善症状和体征。病灶小、位于外阴者,可选择局部药物治疗。病灶大,可采用激光、冷冻、电灼、微波等物理方法治疗。局部治疗前先行表面麻醉以减轻疼痛,局部麻醉后用 30%~50% 三氯醋酸或 0.5% 足叶草毒素酊涂于病灶处。也可指导病人自行用药。

2. 心理护理　关心、安慰病人,尊重其隐私,解除自卑感,强调及时正规治疗的重要性,增强信心。

3. 健康指导　避免性关系混乱,注意性生活卫生,推荐使用避孕套阻断传播。保持外阴清洁,养成良好的卫生习惯。性伴侣应进行尖锐湿疣的检查并同时治疗。污染的物品及用具应及时清理消毒。指导病人按时随访以判断疗效,治疗后的 3 个月内,每 2 周随访 1 次,复发者应及时接受治疗。

讨论与思考

1. 女性生殖系统有哪些自然防御功能? 生殖器官炎症的诱因有哪些?

2. 滴虫阴道炎、外阴阴道假丝酵母菌病、萎缩性阴道炎、细菌性阴道病在病因、症状、体征、治疗方面的鉴别点有哪些? 护理措施有哪些?

3. 患者女,26 岁,以发热、下腹疼痛 4d,疼痛加重 1h 急诊入院。体格检查:体温 37.4℃,脉搏 94 次/分,血压 100/80mmHg,面色潮红,下腹部压痛、反跳痛明显。妇科检查:阴道、子宫颈充血,宫颈举痛(+),后穹隆触痛但不饱满,患者腹痛拒按,盆腔触诊不满意。B 超检查:子宫直肠陷凹有液性暗区。

（1）该患者初步诊断是什么？

（2）护理诊断有哪些？

（3）治疗原则如何？护理措施有哪些？

（刘胜霞）

第15章

女性生殖系统肿瘤患者的护理

学习要点

1. 妇科腹部手术前准备、手术后护理。
2. 子宫肌瘤的护理评估、护理诊断及护理措施。
3. 子宫颈癌的护理评估、护理诊断及护理措施。
4. 子宫内膜癌的护理评估、护理诊断及护理措施。
5. 卵巢肿瘤的护理评估、护理诊断及护理措施。

第一节 妇科腹部手术

案例分析

患者45岁女性,已婚,患"子宫颈癌",准备在硬膜外阻滞麻醉下经腹做"全子宫切除术"。

请分析:该患者手术前应做哪些准备? 术后如何护理? 出院指导中有哪些注意事项?

一、妇科腹部手术种类

妇科腹部手术按部位分为剖腹探查术、附件切除术、子宫切除术、子宫根治术、剖宫产术等;按手术方式分为开腹手术和腹腔镜下手术;按急缓程度可分为择期手术、限期手术和急诊手术。

二、手术前准备

手术是妇科疾病的主要治疗手段,术前充分的准备和术后细心的护理,能保证手术顺利进行和术后病人身体康复。

(一)心理准备

术前患者对手术及预后有紧张、焦虑、恐惧等,应将病情、施行手术的必要性、术后恢复的过程和预后,以恰当的语言告诉患者,如子宫切除术或双侧卵巢切除术后不再出现月经,取得患者及家属的信任和同意,以积极的心态接受手术。

(二)术前准备

1. 皮肤准备　备皮范围上自剑突下缘,两侧至腋中线,下至两大腿上 1/3 和外阴部皮肤。

2. 胃肠道准备　一般手术,术前晚 8h 开始禁食、4h 禁水,术前 1d 晚或术晨灌肠 2 次或口服缓泻药,如番泻叶水,患者能大便 3 次以上即可。卵巢癌可能涉及肠道的手术,术前 3d 进无渣半流质饮食并遵医嘱给予肠道抑菌药物,术前 1d 中午口服甘露醇或番泻叶水,术前晚或术晨行清洁灌肠。

3. 阴道准备　经腹全子宫切除术患者,术前 3d 每日用 1∶5 000 高锰酸钾或 0.1% 氯己定消毒阴道,术晨消毒后用 1% 甲紫涂搽宫颈和阴道后穹隆,为手术切除宫颈的标记。不切除宫颈的手术不需涂甲紫,阴道流血及未婚者不做阴道冲洗。

4. 其他　做好血型和交叉配血试验,做普鲁卡因、青霉素皮试等药敏试验。遵医嘱术前 30min 给基础麻醉药,常用药物是苯巴比妥和阿托品。

5. 留置导尿管　术前 30min 导尿,排空膀胱,留置保留尿管,以避免手术中损伤膀胱、术后尿潴留等并发症。

三、手术后护理

术后与手术室护士及麻醉师进行床边交接班,查阅手术记录。详尽了解手术经过,如麻醉类型、手术范围、术中输液量、出血量、尿量、麻醉用药情况等。

(一)防止出血

1. 监测生命体征　注意观察病人的呼吸频率和深度以及血压变化,术后每 15~30min 测血压、脉搏、呼吸 1 次并记录,平稳后改为每 4h 1 次,直至正常后 3d。术后持续出现高热,或体温正常后再次升高则提示可能有感染存在。

2. 观察伤口　腹部刀口处系腹带,沙袋压迫腹部伤口 6h,可以减轻疼痛,防止出血。并注意观察腹部伤口有无血性渗出、背部麻醉管是否拔除等。

3. 对子宫全切的患者注意观察阴道分泌物性状,以判断阴道伤口的愈合情况。

(二)减轻疼痛,促进舒适

1. 体位　全身麻醉的患者清醒前去枕平卧,头偏向一侧,一侧肩胸稍垫高,以免呕吐物、分泌物呛入气管,引起吸入性肺炎或窒息。蛛网膜下隙麻醉者去枕平卧 12h;硬膜外麻醉者去枕平卧 6~8h。如无特殊情况术后第 2 天可采取半卧位,以利于腹腔引流和使炎症局限于盆腔,减少渗出液对膈肌和脏器的刺激。

2. 疼痛　通常在手术后 24h 内最为明显。指导病人在不痛的情况下配合护理活动如深呼吸、咳嗽和翻身,必要时遵医嘱给予镇静、镇痛药及镇痛泵。

3. 饮食　术后 6~8h 可进流质饮食,忌食牛奶、豆浆及甜食,肛门排气后可进半流食,排便后进普食。进行胃肠减压的病人均应禁食。

4. 休息与活动　鼓励患者床上翻身,进行肢体活动,早日下床活动,促进胃肠蠕动减轻胀气。术后 2~3d 腹胀可自然消退,较重者可给予盐水低位灌肠、热敷腹部、肛管排气等。

(三)尿管的护理

一般手术通常留置尿管 24~48h,广泛性子宫切除术后留置尿管 10~14d。长期留置尿管者在拔管前 3d 开始夹导尿管,每 2~3h 放尿 1 次,锻炼膀胱功能,促进排尿功能恢复,拔除尿管后嘱患者 1~2h 排尿 1 次,以观察膀胱功能恢复情况。若术后每小时尿量少于 30ml,伴血压下降、脉搏细数、肛门坠胀等,应考虑有腹腔内出血。

(四)预防感染

每日消毒外阴,保持外阴清洁;注意观察腹部切口有无出血、渗液及红、肿等,定期换药;观察生命体征,必要时遵医嘱应用抗生素。

第二节　子宫肌瘤

> **案例分析**
>
> 患者 32 岁,婚后自然流产 2 次,近 2 年月经量增多,经期延长,无痛经史。妇科检查:子宫如孕 2 个半月大小,质硬,表面有结节感,无明显压痛,双侧附件阴性。
>
> 请分析:该患者的医疗诊断是什么? 列出诊断依据? 进一步需做哪些辅助检查? 治疗护理中注意事项有哪些?

子宫肌瘤是女性生殖系统最常见的良性肿瘤。多见于 30~50 岁育龄期妇女。

【护理评估】

(一)病因

根据临床发病年龄与绝经后肌瘤自行萎缩提示,可能与雌激素水平过高或长期刺激有关,近年来认为孕激素有促进肌瘤生长的作用。

(二)病理

肌瘤主要由增生的平滑肌细胞与结缔组织构成。为实质性包块,表面光滑,质硬,切面呈灰白色,可见漩涡状结构,周围有假包膜,手术时肌瘤容易剥出。

肌瘤变性:由于肌瘤的血供来自假包膜的血管,当肌瘤生长过快或肌瘤过大时,可因血供障碍而出现各种变性。包括玻璃样变、囊性变、红色变性、钙化、肉瘤样变。

> **重点提示**
>
> 玻璃样变也称透明样变,最多见;囊性变继发于玻璃样变;红色变性多发生于妊娠期或产褥期;钙化常见于浆膜下肌瘤或绝经后妇女的肌瘤;肉瘤样变属恶变,较少见。

(三)分类

按肌瘤所在部位分为宫体肌瘤(占 90%)和宫颈肌瘤(占 10%)。按肌瘤与子宫肌壁的关系可分为 3 种类型。

1. 肌壁间肌瘤　占 60%~70%,肌瘤位于子宫肌壁间,四周均被肌层包围。最常见类型。

2. 浆膜下肌瘤　约占 20%,肌瘤向子宫浆膜面生长,突出于子宫表面,肌瘤表面由浆膜层覆盖。

3. 黏膜下肌瘤 占 10%~15%,肌瘤向子宫黏膜方向突出,较少见。黏膜下肌瘤易形成蒂,可堵于子宫颈口或突出于阴道内。

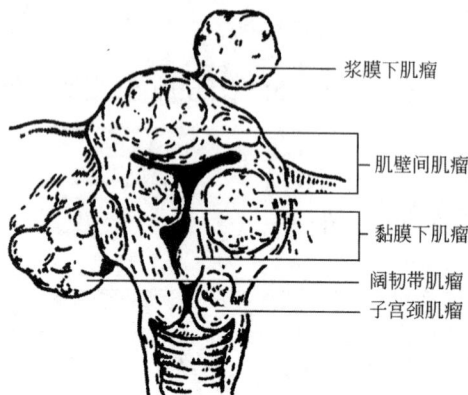

图 15-1 子宫肌瘤分类

子宫肌瘤常为多个,各种类型的肌瘤发生在同一子宫,称多发性子宫肌瘤(图 15-1)。

(四)身体状况

1. 症状 与肌瘤的部位、生长速度及肌瘤变性关系密切。

(1)月经改变:最常见表现为周期缩短、经量增多、经期延长,以肌壁间肌瘤和黏膜下肌瘤患者最多见。

(2)腹部肿块:当肌瘤>妊娠 3 个月子宫大小,在耻骨联合上方触到质硬、形态不规则的包块,尤其清晨膀胱充盈时更明显。黏膜下肌瘤巨大者可脱出阴道口,临床患者常以外阴脱出肿物就诊。

(3)白带增多:肌壁间肌瘤使宫腔面积增大,黏膜腺体分泌物增多,致白带增多;黏膜下肌瘤合并感染时多见脓性或血性白带。

(4)疼痛:当浆膜下肌瘤发生蒂扭转或肌瘤较大压迫盆腔组织及神经时,可出现急性腹痛。妊娠期及产褥期子宫肌瘤患者突然出现剧烈腹痛、发热寒战、恶心呕吐等症状,要考虑红色变性。

(5)压迫症状:较大的肌瘤压迫膀胱、直肠时出现排尿、排便困难、尿潴留等;压迫输尿管可致肾积水。

(6)不孕或流产:肌瘤压迫输卵管使其扭曲、管腔不通,或使子宫腔变形,影响受精和着床,导致不孕、流产。

(7)继发性贫血:长期月经量过多可出现乏力、面色苍白、心慌、气短等贫血症状。

2. 体征 妇科检查子宫呈不规则或均匀性增大,质硬,表面可有数个结节状的突起。浆膜下肌瘤患者可扪及与子宫相连的肿物,可活动。黏膜下肌瘤有时肌瘤突出子宫颈口或脱出在阴道内。

(五)辅助检查

B 型超声检查是最常见的辅助检查方法,能够明确肌瘤的类型、有无变性。也可通过MRI、诊断性刮宫、宫腔镜、腹腔镜、子宫输卵管造影等协助诊断。

(六)心理状况

由于月经异常、腹痛、压迫症状等使患者焦虑不安,担心贫血、不孕、肌瘤恶性变、子宫切除等。

【护理诊断/问题】

1. 活动无耐力 与长期经量过多继发贫血有关。

2. 个人应对无效 与治疗方案的选择无助感有关。

3. 知识缺乏 缺乏疾病和子宫切除术后的保健知识。

【治疗及护理措施】

（一）治疗要点

根据患者年龄、症状、肌瘤大小、生育要求等情况全面考虑。

1. 随访观察　若肌瘤小、无症状或近绝经年龄，一般不需治疗。每 3~6 个月随访 1 次。了解肌瘤的生长情况，有无症状出现或加重。

2. 药物治疗　若肌瘤<妊娠 2 个月子宫大小，症状轻，近绝经年龄以及全身情况不能手术者，可给予药物治疗。常用药物为雄激素、促性腺激素释放激素类似物、米非司酮等。

3. 手术治疗　适应于肌瘤>妊娠 2 个月子宫大小；继发贫血药物治疗无效；肌瘤蒂扭转引起的急性腹痛；压迫症状明显；肌瘤可疑有恶变等。有生育要求者选择肌瘤切除术，无生育功能要求或疑有恶变者可行子宫切除术。

4. 介入治疗　包括子宫动脉栓塞术、子宫肌瘤射频消融术、瘤体内注射治疗和聚焦超声治疗，有保留子宫、恢复快等优点。

（二）护理措施

1. 治疗配合

（1）纠正贫血：①出血多住院治疗者，严密观察生命体征。搜集会阴垫，评估并记录出血量；②协助进行血常规及凝血功能检查，查血型、交叉配血以备急用；③遵医嘱给予止血药、子宫收缩药等治疗，同时做好刮宫术止血、输液、输血、抗感染准备。

（2）对症护理：肿瘤压迫致大小便不畅时，按医嘱给予导尿，或用缓泻药软化粪便，以缓解尿潴留、便秘等症状。黏膜下肌瘤脱出阴道内者注意观察阴道分泌物的性状，保持局部清洁，防止感染，做好经阴道行肌瘤摘除术前准备。

2. 心理护理　了解患者需求，耐心向患者及家属解释子宫肌瘤是良性病变，药物治疗只要剂量掌握得当不会影响身体健康；需手术者只要保留卵巢，术后仍有激素分泌，可维持女性的体貌特征。

3. 健康指导　子宫肌瘤剥除术后，应加强定期随访。指导正确使用药物，对患者讲明所用药物的名称、剂量、方法、不良反应等，雄激素药物每月总量不超过 300mg，以免出现男性化。指导患者出院 1 个月后到门诊复查，检查伤口愈合情况。术后 3 个月内避免重体力劳动及性生活，有不适或异常症状及时就诊。

第三节　子宫颈癌

> **✚　案例分析**
>
> 患者 38 岁，既往月经周期正常，婚后生育一女孩。近 2 个月发现性生活后出血，并见血性白带。妇科检查：宫颈轻度糜烂，质中；子宫大小正常，活动，无压痛；两侧附件阴性。宫颈刮片细胞学报告巴氏 4 级。
>
> 请分析：该患者的诊断是什么？进一步确诊需做哪些检查？护士如何进行健康指导？

子宫颈癌是最常见的妇科恶性肿瘤之一，在女性恶性肿瘤中发病率仅次于乳腺癌。高发年龄为 50~55 岁。随着宫颈脱落细胞学筛查的普遍开展，宫颈癌的发病率和死亡率已有明显下降。

【护理评估】

(一)病因

1. 病因　与早婚、早育、多产、宫颈糜烂及性卫生不良有关。人乳头瘤病毒(HPV)感染是宫颈癌的主要危险因素,单纯疱疹病毒Ⅱ型、人巨细胞病毒等感染与宫颈癌也有一定关系。与阴茎癌、前列腺癌或其前妻曾患宫颈癌的高危男子有性接触妇女易患宫颈癌。

2. 病理　子宫颈癌的好发部位在宫颈外口处鳞-柱状上皮移行带区。宫颈癌多为鳞癌(占80%~85%),其次为腺癌(约占15%)。其发展过程为:正常宫颈上皮→宫颈上皮内瘤样病变(CIN)→原位癌→镜下早期浸润癌→浸润癌。

随着病变的发展,可见外生型、内生型、溃疡型和颈管型4种类型(图15-2)。

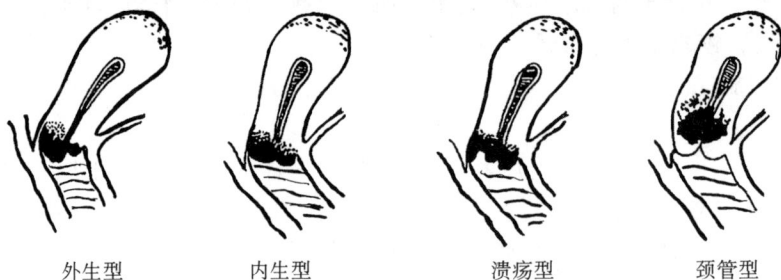

外生型　　　内生型　　　溃疡型　　　颈管型

图 15-2　宫颈癌的类型

宫颈癌以直接蔓延和淋巴转移为主,晚期可发生血行转移,较少见,可转移至肺、肾或脊柱等。

> **重点提示**
>
> ①不典型增生:细胞排列紊乱,细胞核增大、浓染、染色质分布不均等核异质改变。②原位癌:上皮全层癌变,但基底膜完整。③镜下早期浸润癌:癌细胞已穿过基底膜向间质浸润,但浸润深度不超过5mm,宽度不超过7mm。④浸润癌:癌肿向间质浸润的范围超过早期浸润癌,并融合成网状或团块状。

(二)身体状况

1. 症状

(1)阴道出血:最典型的早期症状为接触性出血,即性交后或妇科检查后出血。晚期癌侵犯间质内大血管时可引起致命性大出血。

(2)阴道排液:多数患者阴道有白色、血性、稀薄、腥臭排液,晚期因癌组织破溃,组织坏死,继发感染,有大量脓性或米汤样恶臭白带。

(3)晚期症状:癌组织压迫血管、神经,引起坐骨神经痛或腰骶部持续性疼痛;浸润膀胱可引起尿频、排尿困难及血尿;侵犯直肠可引起肛门坠胀、便秘、便血等症状。晚期可有消瘦、发热、贫血、恶病质等。

2. 体征　早期局部无明显病灶,外生型宫颈癌可见息肉状、菜花状赘生物;内生型表现为宫颈肥大、质硬、宫颈管膨大,晚期病灶浸润达骨盆壁时,形成冷冻骨盆。

3. 临床分期　采用国际妇产科联盟(FIGO)2000 年修订的方案(表 15-1)。

表 15-1　子宫颈癌临床分期

期　　别	肿瘤范围
0 期	原位癌
Ⅰ期	癌灶局限于宫颈
Ⅱ期	癌灶已超出宫颈。累及阴道但未达阴道下 1/3;有宫旁浸润但未达盆壁
Ⅱa	累及阴道,但未达阴道下 1/3,无宫旁浸润
Ⅱb	有宫旁浸润,但未达盆壁
Ⅲ期	癌肿扩散至阴道下 1/3 和(或)累及盆壁
Ⅲa	癌累及阴道下 1/3,但未达盆壁
Ⅲb	癌已达盆壁
Ⅳ期	癌浸润膀胱黏膜或直肠黏膜,或远处转移
Ⅳa	癌浸润膀胱黏膜或直肠黏膜
Ⅳb	远处转移

(三)辅助检查

1. 子宫颈刮片细胞学检查　是宫颈癌筛查的主要方法。

2. 宫颈碘试验　在碘试验不染色区取材活检,可提高诊断准确率。

3. 阴道镜检查　镜下取可疑癌变区进行宫颈活组织检查。

4. 宫颈和宫颈管活组织检查　在宫颈外口的鳞-柱状上皮交界处 3、6、9、12 点处多点取组织活检,是确诊宫颈癌及其癌前病变最可靠的依据。

5. 宫颈锥形切除　适用于宫颈刮片检查多次阳性但宫颈活检阴性者;或宫颈活检为原位癌需确诊者。

重点提示

　　有接触性出血者应做宫颈刮片细胞学检查,是筛查和早期发现宫颈癌的主要方法,结果用巴氏分级法:Ⅰ级正常;Ⅱ级炎症;Ⅲ级可疑癌;Ⅳ级高度可疑癌;Ⅴ级癌细胞阳性。

(四)心理状况

由于对宫颈癌的病理发病过程、分期、肿瘤病变范围及治疗疗效、预后等知识缺乏感到焦虑、恐惧,对生活容易失去信心和勇气。

【护理诊断/问题】

1. 恐惧　与子宫颈癌手术、危及生命有关。

2. 疼痛　与宫颈癌浸润转移或治疗创伤有关。

3. 有感染的危险　与阴道反复出血、排液、手术、机体抵抗力下降有关。

【治疗及护理措施】

(一)治疗要点

1. 手术治疗　适用于Ⅰ~Ⅱa期的患者,Ⅰa期可选择次广泛子宫全切术、Ⅰb~Ⅱa期采用广泛子宫全切术(子宫根治术)和盆腔淋巴结清扫术等。

2. 放疗　适用于术后有盆腔淋巴结转移、宫旁转移或阴道有残留病灶者。

3. 化疗　主要用于晚期或复发转移患者。常用的药物有顺铂、卡铂、异环磷酰胺、博来霉素、丝裂霉素等。

重点提示

①CINⅠ级先按炎症处理,3~6个月后复查宫颈刮片,必要时再次活检;②CINⅡ级可选用冷冻、激光或环形电切术切除病灶;③CINⅢ级行全子宫切除术。手术治疗适用于Ⅰa~Ⅱa期的患者,Ⅱb期以后不宜手术治疗。

(二)护理措施

1. 护理配合　备齐急救药品和物品,配合医生抢救,并以吸收性明胶海绵及纱布条填塞阴道,压迫止血,并做好记录。有大量米汤样或恶臭脓样阴道排液者,可用1:5 000高锰酸钾溶液灌洗阴道。持续性腰腿痛或腰骶部疼痛者可适当选用镇痛药。有贫血、感染、消瘦、发热等恶病质,应预防肺炎、压疮等并发症。

2. 心理护理　向患者及家属介绍诊治过程中可能出现的不适及有效的应对措施,帮助其消除恐惧,缓解其紧张情绪,增强治病信心。

3. 健康指导

(1)预防宣教:做好普及宫颈癌知识宣传,定期普查可早发现、早诊断、早治疗,降低发病率及死亡率。30岁以上妇女定期进行妇科普查,一般每1~2年普查1次,高危人群每半年进行妇科检查一次,已婚妇女有月经异常、接触性出血、妊娠期出血者,应及时就诊。

(2)出院指导:手术后3~6个月避免体力劳动和性生活。出院后应定期随访,第1年内1个月1次,连续3次后每3个月1次;第2年每3~6个月1次;第3~5年每6个月复查1次;从第6年开始每年复查1次。如有不适随时就诊。随访内容包括血常规检查及胸部X线检查,通过复查了解有无复发病灶的出现。

第四节　子宫内膜癌

案例分析

患者67岁,绝经11年,阴道不规则出血3个月就医。妇科检查:宫颈表面光滑,子宫稍大于绝经年龄,阴道出血量不多,质地较软;两侧附件阴性。

请分析:该患者可能的诊断是什么?进一步确诊需做哪些检查?如何进行健康指导?

子宫内膜癌又称子宫体癌,是发生于子宫体内膜层的一组上皮性恶性肿瘤,以腺癌最常见,占女性生殖道恶性肿瘤的 20%～30%。多见于绝经后妇女,近年发病率有上升趋势。子宫内膜癌生长缓慢、转移较晚、预后较好。

【护理评估】

（一）致病因素

目前认为有两种发病类型。

1. 雌激素依赖型　与雌激素长期刺激无孕酮拮抗有关,使子宫内膜发生增生症甚至癌变。多发生在子宫底部的两侧子宫角,常伴不孕、少育、绝经延迟,肥胖、高血压、糖尿病是本病的三大高危因素。

2. 非雌激素依赖型　与雌激素无明显关系,较少见,病灶周围是萎缩的子宫内膜,恶性程度高,分化差,预后不良。

病理分为局限型和弥漫型两种类型。淋巴转移为主要转移途径,其次包括直接蔓延、血行转移。

（二）身体状况

1. 症状

（1）阴道出血:绝经后出现阴道不规则出血为最主要表现,尚未绝经者出现月经紊乱如经量增多、经期延长或经间期出血。

（2）阴道排液:部分患者出现黄水样或血水样分泌物,合并感染时可出现脓性或脓血性排液,有恶臭。

（3）下腹疼痛:晚期癌肿侵犯盆腔或压迫神经,可引起下腹部及腰骶部疼痛,并向下肢放射。若癌肿累及宫颈,堵塞宫颈管致使宫腔积脓时,可出现下腹胀痛或痉挛样疼痛。

（4）全身症状:可出现贫血、消瘦、发热、恶病质及全身衰竭等症状。

2. 体征　妇科检查早期多无明显异常。随着病情发展,子宫逐渐增大,质稍软,绝经后子宫不萎缩。晚期偶见癌组织脱出宫颈口,质脆,触之易出血。当癌灶向周围浸润,子宫固定,在宫旁或盆腔内可触及不规则结节。

（三）辅助检查

1. 分段诊断性刮宫　是确诊子宫内膜癌最常用、最可靠的方法。术中先刮宫颈管,再探宫腔,然后刮取宫腔内膜。刮出物分瓶标记送病理,可明确诊断。

2. B 型超声检查　可用于鉴别诊断,可了解子宫大小、宫腔形状、宫腔内有无赘生物、子宫内膜厚度、肌层有无浸润及深度等。

3. 宫腔镜　可直接观察宫腔及颈管内有无癌灶存在,病变大小、形态,部位并取活组织病理检查。

4. 细胞学检查　可用宫腔刷或吸管取宫腔内容物,找癌细胞,阳性率达 90%。

5. 其他检查　癌血清标记物如 CA125 检测,CT、MRI 及淋巴造影检查等均可协助诊断

重点提示

子宫内膜癌的典型症状是绝经后出现阴道出血,妇科检查见子宫大质软,确诊最可靠的方法是分段诊断性刮宫。

(四)心理状况

当患者被确诊为子宫内膜癌,因对疾病发病过程、分期、肿瘤病变范围及治疗疗效、化疗药物副作用、预后等知识缺乏而感到焦虑、恐惧,对生活容易失去信心和勇气。

【护理诊断/问题】

1. 焦虑　与担心肿瘤可危及生命或手术会产生后遗症等有关。

2. 疼痛　与癌组织破溃、感染、癌瘤浸润周围组织或压迫神经有关。

3. 知识缺乏　缺乏子宫内膜癌治疗的相关知识。

【治疗及护理措施】

(一)治疗要点

首选手术治疗。不能手术或有严重合并症者,采用放射治疗;药物治疗包括孕激素、抗雌激素药物和化疗药物。

(二)护理措施

1. 生活护理　休息环境安静、舒适;饮食增加高蛋白、高维生素、易消化食物,必要时应遵医嘱静脉补充营养。

2. 护理配合　阴道排液多时,嘱患者取半卧位,指导患者勤换会阴垫,每日用 0.1% 苯扎溴铵溶液冲洗会阴 1~2 次,防止交叉感染。疼痛明显者,协助其选择舒适的体位或深呼吸;必要时遵医嘱用镇静、止痛药。

3. 用药护理

(1)孕激素治疗:常用药物有甲羟孕酮、己酸孕酮。适用于晚期癌或癌复发患者、不能手术切除,或病变早期、年轻要求保留生育功能者,应向患者说明:①一般用药剂量大,至少 10~12 周才能初步评价有无疗效,所以患者要有耐心;②在治疗过程中可能出现不良反应,如药物性肝炎、水钠潴留。但停药后会逐渐消失。

(2)抗雌激素药物:如他莫西芬治疗时可出现潮热、畏寒等类似绝经综合征的反应,及骨髓抑制反应,少数患者可出现阴道出血、恶心、呕吐等症状,应报告医生,及时对症处理。

(3)化疗药物:常用药物有顺铂、氟尿嘧啶、环磷酰胺、丝裂霉素等,单独或联合应用,为晚期或复发癌综合治疗措施之一。

4. 心理护理　应主动与患者交谈,介绍子宫内膜癌虽然是恶性肿瘤,但转移晚,预后较好,为患者提供心理支持,缓解或消除心理压力。

5. 健康指导

(1)预防措施:对围绝经期月经紊乱或不规则阴道出血的患者,每年接受防癌检查 1 次;使用雌激素替代治疗的妇女,指导其严格遵医嘱用药,定期进行肝、肾功能检查和超声检查。

(2)出院指导:手术 1 个月后适当活动,加强营养;保持会阴清洁,术后 3 个月禁止性生活及盆浴。术后 2 年内每 3~6 个月随访 1 次;3 年后每 6 个月 1 次,5 年后 1 年 1 次。随访内容包括盆腔检查、阴道细胞涂片、X 线胸片检查(6 个月至 1 年);晚期患者根据情况选用 CT、MRI 等。如有不适感觉,及时就诊检查。

第五节　卵巢肿瘤

> 🧰　**案例分析**
>
> 　　患者,女,30 岁,未婚,婚前检查发现盆腔肿块,无明显压痛,月经周期 30d,经期 5d,量中等。妇科检查:子宫正常大小,右侧附件区扪及 6cm×5cm×5cm 肿块,边界清,活动度好,质地中等。
>
> 　　请分析:该患者可能的诊断是什么? 首选的辅助检查是什么? 如何进行健康指导?

　　卵巢肿瘤是妇科常见的生殖器肿瘤,可发生于任何年龄,卵巢恶性肿瘤是女性生殖系统三大恶性肿瘤之一。预后较差,病死率居妇科恶性肿瘤的首位。

【病理特点】

1. **上皮性肿瘤**　是卵巢肿瘤中最常见的一种,分为浆液性肿瘤和黏液性肿瘤,有良性、恶性和交界性。其中黏液性囊腺瘤体积较大,浆液性囊腺癌是最常见的卵巢恶性肿瘤。

2. **生殖细胞肿瘤**　成熟畸胎瘤又称皮样囊肿,属于卵巢良性肿瘤。囊内可见油脂、毛发或骨质,瘤体较大,易发生卵巢肿瘤蒂扭转。未成熟畸胎瘤属于恶性肿瘤,多发生于青少年,其转移及复发率均高。无性细胞瘤主要发生于青春期及生育期妇女,对放疗特别敏感。内胚窦瘤属高度恶性肿瘤,多见于儿童及青少年,瘤细胞可产生甲胎蛋白(AFP)。

3. **性索间质肿瘤**　又称功能性肿瘤。颗粒细胞瘤和卵泡膜细胞瘤能分泌雌激素,有女性化作用,青春期前出现性早熟,育龄期妇女出现月经紊乱,绝经后则有不规则阴道出血。支持细胞-间质细胞瘤又称睾丸母细胞瘤,肿瘤分泌雄激素具有男性化作用。纤维瘤为较常见的卵巢良性肿瘤,若伴有胸腔积液及腹水,称梅格斯综合征,手术切除肿瘤后,胸腔积液、腹水自行消失。

4. **转移性肿瘤**　乳腺、胃、肠、泌尿生殖道等的原发性癌均可能转移到卵巢。常见有库肯勃瘤,镜下见典型的印戒细胞,能产生黏液,恶性程度高,预后极差。

【护理评估】

(一)病因

可能与肿瘤家族史、高胆固醇饮食、未婚、未育及患子宫内膜癌、乳腺癌等有关。

(二)身体状况

1. **症状**　初期无症状,常于妇科检查时发现。若肿瘤增大可出现压迫症状。卵巢恶性肿瘤生长迅速,多数患者在短期内可有腹胀、腹部肿块及腹水等。

2. **体征**　妇科检查子宫一侧或双侧触及囊性或实性肿块,表面光滑或高低不平、活动或固定。

(三) 卵巢良、恶性肿瘤的鉴别 (表 15-2)

表 15-2　卵巢良、恶性肿瘤的鉴别

鉴别内容	良性肿瘤	恶性肿瘤
病史	生长缓慢,病程长	生长迅速、病程短
年龄	生育期多见	幼女、青春期或绝经后妇女多见
一般情况	良好,多无不适	晚期出现腹胀、腹痛、腹水、消瘦、发热、恶病质
体征	多为单侧、囊性、表面光滑、活动、无腹水	多为双侧、实性、表面不规则、固定常伴血性腹水,可查到癌细胞
B 型超声	肿物边缘清晰,内为液性暗区,可有间隔光点	肿物周界不清,液性暗区内有杂乱光点、光团

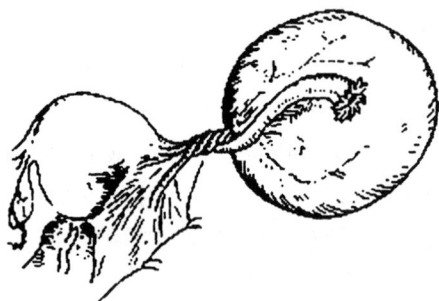

图 15-3　卵巢肿瘤蒂扭转

(四) 并发症

1. 蒂扭转　最常见,常发生于畸胎瘤,多于体位改变或妊娠期、产褥期子宫位置发生变化时发病。其典型症状是突然下腹一侧剧烈疼痛,伴有恶心、呕吐。妇科检查宫旁扪及肿块,张力较高,压痛以瘤蒂部最明显并伴有肌紧张。一经确诊应立即手术(图 15-3)。

2. 破裂　有外伤性破裂和自发性破裂两种。多因肿瘤生长过快或恶性肿瘤浸润或腹部受到撞击、分娩、性交、妇科检查及穿刺引起。典型症状为突发一侧下腹剧痛,伴恶心、呕吐,妇科检查宫旁扪及肿块,伴有腹膜刺激征。

3. 感染　较少见。多因肿瘤蒂扭转或破裂后引起,表现为发热、腹痛、腹肌紧张等腹膜炎征象。

4. 恶变　若发现肿瘤短时间内生长迅速或出现血性腹水,应考虑恶变的可能。

(五) 心理状况

由于对卵巢肿瘤类型、性质、肿瘤病变范围及手术、化疗药物副作用、预后等知识缺乏感到焦虑、恐惧,担心治疗中可能改变自己的生育状态或生命危险,对生活容易失去信心和勇气。

【辅助检查】

1. B 型超声检查　可检测肿块的位置、大小、形态和性质,与子宫的关系,可提示肿瘤的性质,并能鉴别卵巢肿瘤、腹水或结核性包裹性积液。

2. 影像学检查　CT、MRI 检查清晰显示肿块,鉴别肿瘤性质,显示有无转移等。

3. 细胞学检查　腹水或腹腔冲洗液找癌细胞,可协助诊断。

4. 腹腔镜检查　可直接观察肿块的部位、形态、大小、性质,并可取活检确定诊断。

5. 肿瘤标志物检查　检测 CA125、AFP、hCG、性激素对诊断有重要参考价值。

重点提示

CA125 升高提示卵巢上皮性癌;AFP 升高提示内胚窦瘤、未成熟畸胎瘤;hCG 升高提示卵巢绒毛膜癌;雌激素升高提示颗粒细胞瘤、卵泡膜细胞瘤。

【护理诊断/问题】

1. 焦虑　与个体健康受到威胁、担心手术预后等有关。
2. 营养失调　与低于机体需要量与摄入不足、肿瘤慢性消耗、化疗、放疗反应有关。
3. 预感性悲哀　与预感卵巢癌预后不佳有关。

【治疗及护理措施】

(一)治疗要点

首选手术治疗,卵巢恶性肿瘤辅以化疗、放疗及其他综合治疗。

1. 良性卵巢肿瘤　一经确诊,即应手术治疗。根据患者的年龄、生育要求以及对侧卵巢情况决定手术范围。年轻有生育要求的患者,行卵巢肿瘤剔除术;肿瘤体积大或发生蒂扭转者,行患侧附件切除术。绝经后妇女则行全子宫及附件切除术。

2. 恶性卵巢肿瘤　采取手术为主、辅以化疗及放疗的综合治疗。常用化疗药物为顺铂(DDP)、阿霉素(ADR)、环磷酰氨(CTX)、5-氟尿嘧啶(5-FU)等。

(二)护理措施

1. 生活护理　提供安静、舒适、整洁的环境;对长期卧床者协助其勤翻身,避免发生压疮和吸入性肺炎;营养合理,必要时可静脉补充。

2. 对症护理　压迫症状严重者,指导采取舒适的体位,观察患者腹痛、腹胀的程度和性质,如发现卵巢肿瘤的并发症及时报告医生,及早做好手术准备。

3. 心理护理　为患者提供情感支持,了解患者的疑虑和需要,向患者介绍有关的疾病知识,说明早期治疗的重要性,使患者树立信心,积极配合治疗。

4. 健康指导

(1)预防措施:高危人群不论年龄大小最好每 6 个月接受 1 次检查,以排除卵巢肿瘤。提倡高蛋白、富含维生素 A 的饮食,避免高胆固醇饮食,高危妇女口服避孕药有利于预防卵巢癌的发生。

(2)出院指导:恶性肿瘤术后易复发,应长期随访。良性肿瘤者术后的 1 个月常规进行复查,恶性肿瘤辅以化疗。随访时间:术后 1 年内每月 1 次;术后第 2 年每 3 个月 1 次;术后第 3~5 年,每 4~6 个月 1 次;5 年以上,每年 1 次。随访内容包括临床症状、体征、全身及盆腔检查,肿瘤标志物测定。

讨论与思考

1. 妇科腹部手术术后如何防止出血及感染？

2. 子宫肌瘤的分类、临床表现有哪些？

3. 如何早期发现和诊断宫颈癌？预防措施有哪些？

4. 简述宫颈癌的发展过程、病理类型及转移途径。

5. 子宫内膜癌的高危因素有哪些？临床表现有哪些？

6. 卵巢肿瘤有哪些并发症？如何处理？

7. 良、恶性卵巢肿瘤如何鉴别？

8. 患者女性,50 岁,绝经 1 年,无不规则阴道流血及其他不适。妇科检查发现子宫增大如孕 50 天,质硬。B 型超声检查诊断为子宫肌瘤。

(1)引起该病的主要病因有哪些？

(2)采取的治疗方案是什么？患者在咨询该治疗方案的原因时,护士应如何解释？

（梁　静）

第16章

妊娠滋养细胞疾病患者的护理

学习要点

1. 妊娠滋养细胞疾病的种类及其联系与区别。
2. 葡萄胎、侵蚀性葡萄胎与绒毛膜癌的治疗原则和护理措施。
3. 葡萄胎、侵蚀性葡萄胎与绒毛膜癌的随访目的、时间及内容。

妊娠滋养细胞疾病是一组来源于胎盘滋养细胞的疾病。包括葡萄胎、侵蚀性葡萄胎、绒毛膜癌(简称绒癌)。侵蚀性葡萄胎与绒癌具有恶性肿瘤的特征,二者统称为妊娠滋养细胞肿瘤。

第一节 葡 萄 胎

> **🩺 案例分析**
>
> 某女,28 岁,已婚,平素月经规则,现停经 2 月余,阴道流血 10d。妇科检查:子宫如妊娠14 周大,软、轻压痛,双侧附件区触及约 5cm 大小的囊性包块,壁薄、活动好、无压痛。血 hCG明显增高。
>
> 请分析:
>
> 1. 该孕妇可能是什么情况?
> 2. 为确诊应首先进行何项检查?
> 3. 治疗原则和护理要点是什么?

葡萄胎是一种良性滋养细胞疾病,主要因妊娠后胎盘绒毛滋养细胞增生,间质高度水肿,形成大小不一的水泡,水泡间借蒂相连成串,形如葡萄而得名,又称水泡状胎块。它可发生在任何年龄的生育期妇女,年龄<20 岁及>35 岁妊娠妇女的发病率明显升高,可能与该年龄段易发生异常受精有关。有过 1 次或 2 次葡萄胎妊娠者,再次葡萄胎的发生率分别为1% 和 15%~20%。

葡萄胎分为完全性葡萄胎和部分性葡萄胎两类,其中大多数为完全性葡萄胎。完全性葡萄胎表现为宫腔内充满水泡状组织,没有胎儿及其附属物;部分性葡萄胎表现为宫腔内有胚胎,胎盘绒毛部分水泡状变性,并有滋养细胞增生。

【护理评估】

(一)病因

葡萄胎的发病原因尚未完全清楚,目前认为可能与营养不良、病毒感染、种族因素、卵巢功能异常、细胞遗传异常及免疫功能等因素有关。

(二)身体状况

1. 停经后阴道流血 为最常见症状,一般在停经 8~12 周出现,量多少不定,可反复发作而致贫血。部分患者在阴道流血之前可出现阵发性下腹痛。

2. 子宫异常增大、变软 约半数以上患者子宫大于停经月份,质地变软,约有 1/3 患者的子宫大小与停经月份相符,极少数子宫小于停经月份,其原因可能与水泡退行性变有关。

3. 妊娠呕吐及妊娠期高血压疾病征象 较正常妊娠发生早,症状重,持续时间长。可在妊娠 20 周前出现高血压、水肿和蛋白尿,容易发展为子痫前期。

4. 卵巢黄素化囊肿 由于滋养细胞过度增生产生大量的 hCG 刺激卵巢内膜细胞,产生过度黄素化反应,形成黄素化囊肿。常为双侧,囊壁薄,表面光滑,一般无症状,偶可发生扭转。黄素化囊肿在葡萄胎清除后 2~4 个月可自行消退。

5. 腹痛 葡萄胎生长迅速使子宫过度扩张所致,表现为阵发性下腹痛,一般不剧烈,能忍受。若发生黄素化囊肿扭转或破裂,可出现急性腹痛。

6. 甲状腺功能亢进征象 约 7% 患者出现轻度甲状腺功能亢进表现。

(三)辅助检查

1. 血、尿 hCG 测定 患者的血、尿 hCG 处于高值范围且持续不降或超出正常妊娠水平。

2. B 型超声检查 是诊断葡萄胎的重要方法。B 超示子宫明显大于相应孕周,无妊娠囊或无胎体及胎心搏动,宫腔内充满不均质密集状或短条状回声,呈"落雪状",若水泡较大,则呈"蜂窝状"。

(四)心理状况

患者及家属常担心孕妇的安全、是否需要进一步治疗、对今后生育的影响,并表现出对清宫术的恐惧。对妊娠滋养细胞疾病知识的缺乏及预后的不确定性会增加患者的焦虑情绪。

【护理诊断/问题】

1. 功能障碍性悲哀 与妊娠的愿望得不到满足及对将来妊娠担心有关。

2. 有感染的危险 与长期阴道流血、贫血造成机体抵抗力下降有关。

3. 焦虑 与担心清宫手术及预后有关。

【治疗及护理措施】

(一)治疗要点

1. 清除宫腔内容物 葡萄胎的诊断一经确诊后,应立即清除宫腔内容物。

2. 子宫切除术 年龄超过 40 岁的患者,可直接切除子宫,保留附件。

3. 卵巢黄素化囊肿的处理 一般情况下不需处理,但当发生囊肿扭转时应手术治疗。

4. 预防性化疗 对具有高危因素和随访有困难的患者,可考虑预防性化疗,以防继发滋养细胞肿瘤,但不能代替随访。

重点提示

葡萄胎恶变的高危因素:①年龄大于 40 岁;②刮宫前 hCG 值异常升高;③刮宫后,hCG 值不呈进行性下降;④子宫明显大于停经月份;⑤黄素化囊肿直径大于 6cm;⑥滋养细胞高度增生或伴有不典型增生、出现可疑的转移灶。

(二)护理措施

1. 心理护理　详细评估患者对疾病的心理承受能力,鼓励患者表达不能得到良好妊娠结局的悲伤,对疾病、治疗手段的认识,确定其主要的心理问题。通过护理活动与患者建立良好的护患关系,向患者及家属讲解葡萄胎的性质、治疗、预后等疾病知识,说明尽快清宫的必要性,告知患者治愈 2 年后可正常生育,让患者以平静的心理接受手术。

2. 严密观察病情,预防感染　观察和评估腹痛及流血情况,流血多者注意血压、脉搏、呼吸等生命体征。保持外阴清洁,勤换消毒会阴垫,并注意观察阴道排出物,发现有水泡状组织,应送病理检查。

3. 清宫术的护理　术前配血备用,建立静脉通路,并准备好缩宫素和抢救药品及物品,以防大出血造成的休克。术前一般用 5% 葡萄糖液静脉滴注。术中充分扩张宫颈,选用大号吸引管吸引,开始吸宫后加缩宫素 10U 于液体中滴注。宫颈管未扩张者不能用缩宫素,以防将水泡挤入血管,导致肺栓塞或转移。子宫>妊娠 12 周者不宜 1 次吸刮干净,一般于 1 周后再次清宫,每次刮出物选取靠近宫壁的组织送病理检查。

4. 随访指导　葡萄胎恶变率为 10%～25%,正常情况下,葡萄胎排空后血清 hCG 稳定下降,首次降到阴性的平均时间为 9 周,最长不超过 14 周。如果葡萄胎排空后 hCG 持续异常,应考虑为滋养细胞肿瘤,因此必须重视刮宫后的定期随访。随访内容如下。

(1)hCG 定量测定,葡萄胎清宫后每周检查 1 次,直至连续 3 次正常,随后每月 1 次至少持续半年,此后可每 2 个月一次共持续 6 个月,自第一次阴性后共计 1 年。

(2)在随访血、尿 hCG 的同时,应注意有无异常阴道流血、咳嗽、咯血及其他转移症状,定期做妇科检查及 B 超检查观察子宫复旧、黄素化囊肿消退情况,必要时行胸片或胸部 CT 检查。

5. 健康指导

(1)营养:告知患者进高蛋白、高维生素、易消化食物,保证睡眠充足。

(2)预防感染:保持外阴清洁,每日清洗外阴。葡萄胎清宫后禁止性生活 1 个月。

(3)避孕宣教:告知患者应坚持避孕 1 年,首选避孕套,一般不选宫内节育器及避孕药,以免混淆子宫出血的原因。

第二节　妊娠滋养细胞肿瘤

> **案例分析**
>
> 某女,32 岁,已婚,1 年前曾人工流产并行绝育术。近 3 个月阴道不规则流血。妇科检查:子宫增大,双侧附件未见异常,尿 hCG(+)。胸片见右肺有直径 1cm 的两个阴影,边缘模糊。
>
> 请分析:该患者发生了什么状况,如何处理?

侵蚀性葡萄胎是指葡萄胎组织侵入到子宫肌层引起组织破坏或转移至子宫以外。侵蚀性葡萄胎继发于葡萄胎之后。具有恶性肿瘤行为,但恶性程度不高,多数仅造成局部侵犯,仅 4%患者发生远处转移,预后良好。绒毛膜癌是一种高度恶性肿瘤,早期就可通过血行转移至全身,破坏组织或器官,引起出血坏死。在化疗药物问世之前,其死亡率高达 90%以上。随着诊断技术的发展及化学治疗的发展,绒毛膜癌的预后已得到极大改善,是目前化疗治愈率最高的恶性肿瘤。

【护理评估】

(一)病因

妊娠滋养细胞肿瘤发生的确切原因目前尚不完全清楚,通过大量研究,显示其可能与营养状况、染色体异常、病毒感染及社会经济状况等因素有关。

(二)身体状况

1. 原发灶表现

(1)阴道流血　葡萄胎清除后或流产、足月产后出现不规则阴道流血,量多少不定,或月经恢复数月后又出现阴道流血。长期流血者可继发贫血。

(2)子宫复旧不全或不均匀增大　葡萄胎排空后 4~6 周子宫未恢复正常大小,质软,也可表现为子宫不均匀增大。

(3)卵巢黄素化囊肿　在葡萄胎排空、流产或足月产后,卵巢黄素化囊肿持续存在。

(4)腹痛　病灶穿破子宫浆膜层,可出现急性腹痛和腹腔内出血症状。黄素化囊肿发生扭转或破裂也可出现急性腹痛。

(5)假孕症状　表现为乳房增大,乳头、乳晕着色,有初乳样分泌物,外阴、阴道、宫颈着色,生殖道质地变软。

2. 转移灶表现　主要经血行播散,最常见的转移部位是肺,其次是阴道、盆腔、肝、脑等。各转移部位的共同特点是局部出血。

(1)肺转移　常见症状为咳嗽、血痰或反复咯血、胸痛、呼吸困难。常急性发作,少数情况下可出现肺动脉高压和急性肺衰竭。

(2)阴道、宫颈转移　转移灶常位于阴道前壁。局部呈现紫蓝色结节,破溃后可大出血。

(3)肝转移　预后不良,表现为上腹部或肝区疼痛,若病灶穿破肝包膜可出现腹腔内出血。

(4)脑转移　预后凶险,为主要的死亡原因。按病理进展可分为 3 期:①瘤栓期:表现为一过性脑缺血症状,如暂时性失语、失明、突然跌倒等。②脑瘤期:表现为头痛、喷射性呕吐、偏瘫、抽搐直至昏迷。③脑疝期:表现为颅内压升高,脑疝形成,压迫生命中枢而死亡。

重点提示

侵蚀性葡萄胎发生在葡萄胎之后,绒毛膜癌50%发生在葡萄胎之后,少数发生在流产、足月产、异位妊娠后。继发于葡萄胎排空后半年以内的妊娠滋养细胞肿瘤多数为侵蚀性葡萄胎,1年以上者多为绒毛膜癌,半年至1年者绒毛膜癌和侵蚀性葡萄胎均有可能,时间越长,绒毛膜癌的可能性越大。

(三)辅助检查

1. 血、尿 hCG 测定　患者往往于葡萄胎排空后 9 周以上,或流产、足月产、异位妊娠后 4 周以上,hCG 持续高水平或一度下降又上升,已排除妊娠物残留或妊娠者,结合临床表现可诊断为妊娠滋养细胞肿瘤。

2. 胸部 X 线摄片　诊断肺转移有价值,典型表现为棉球状或团块状阴影。

3. CT 和磁共振成像　CT 对发现肺部较小病灶和脑等部位的转移灶,有较高的诊断价值。磁共振成像主要用于脑、肝和盆腔病灶的诊断。

4. 超声检查　在声像图上,子宫正常大小或不同程度增大,肌层内可见高回声团块,无包膜,也可表现为整个子宫弥漫性增高回声。

5. 组织病理学检查　在子宫肌层或转移灶中见到绒毛结构为侵蚀性葡萄胎,只见团、片状高度异型滋养细胞而无绒毛结构者为绒毛膜癌。

(四)心理状况

由于不规则阴道流血和转移灶症状,担心疾病的预后和化疗副作用,以及多次化疗带来经济负担,患者和家属不能接受现实,感到恐惧和悲哀,失去治疗信心。子宫切除者担心女性特征改变或不能生育而绝望,迫切希望得到家人的关心和理解。

【护理诊断/问题】

1. 恐惧　与担心疾病预后不良及化疗副作用有关。

2. 潜在并发症　肺转移、阴道转移、脑转移。

3. 活动无耐力　与化疗副作用有关。

【治疗及护理措施】

(一)治疗要点

1. 以化疗为主,手术和放疗为辅

2. 年轻未生育者尽可能不切除子宫,以保留生育能力　如不得已切除子宫者仍可保留正常的卵巢。手术前先化疗,待病情基本控制后再手术。

3. 多次化疗未能吸收的孤立的肺转移耐药病灶,可行肺叶切除　对肝、脑有转移的重症患者,除以上治疗外,可加用放射治疗。

(二)护理措施

1. 心理护理　评估患者及家属对疾病的心理反应,鼓励说出心理的痛苦,介绍有关的化疗药物及护理措施,告知患者滋养细胞肿瘤是目前化疗效果最好的疾病,减轻其心理压力和恐惧感,树立战胜疾病的信心,配合治疗。

2. **严密观察病情** 观察患者有无阴道流血、腹痛及转移症状。记录出血量,对于出血多者应密切观察患者生命体征。剧烈腹痛可能是肿瘤穿破子宫的信号,应做好手术准备,常规备皮、配血,准备好抢救物品及药品。

3. **转移患者的护理**

(1)阴道转移:①以卧床休息为主,活动时勿用力过猛过重,以免因摩擦引起结节破溃出血。减少增加腹压的动作,如呕吐、咳嗽,应及时给予有效的处理,保持大便通畅,必要时给予缓泻剂;②避免不必要的阴道检查,禁行阴道冲洗,防止碰破结节引起大出血;③若发生破溃大出血,应立即通知医生并配合抢救,用纱垫或长纱条填塞阴道压迫止血,并输血输液防治休克,填塞的纱条应于24~48h内取出,保持外阴清洁预防感染。

(2)肺转移:①卧床休息,呼吸困难者半卧位并吸氧;②按医嘱给予镇静药及化疗药;③大量咯血有窒息、休克甚至死亡的危险,给予头低侧卧位并保持呼吸道通畅,轻击背部,排出积血。

(3)脑转移:①病室环境。将患者置于单间并有专人护理,暗化光线,防止强光引起患者烦躁、紧张、头痛而加重病情。抽搐的患者应安置床挡,防止发生意外。②病情观察。患者可出现一过性脑缺血症状,如猝然摔倒、一过性肢体失灵、失语、失明等。亦可发生颅压增高,或颅内出血,出现剧烈头痛、喷射性呕吐、偏瘫、昏迷等,护士应随时观察病情变化,以便能及时发现病情变化进行抢救。③皮肤护理。保持皮肤清洁干燥,偏瘫、昏迷的患者要定时翻身,防止压疮的发生。④防治脑水肿。准确记录出入量,严格控制补液总量和速度。⑤抽搐患者的护理。患者抽搐时应立即用开口器,以防舌咬伤,同时通知医生进行抢救。保持呼吸道通畅,定时排痰,有义齿的患者取下义齿。抽搐后,应去枕平卧,头偏向一侧,防止呕吐患者误吸呕吐物。昏迷患者要定时翻身叩背,并做好口腔及皮肤护理,防止肺部并发症及压疮的发生。

4. **化疗患者的护理**

(1)准确测体重:一般在每个疗程的用药前和用药中各测1次体重,根据体重计算和调节用药剂量。

(2)正确使用药物:根据医嘱严格三查七对,正确溶解和稀释药物,并做到现配现用,一般常温下不超过1h。要求避光的药物,使用时用避光罩或黑布包好。

(3)合理使用静脉血管并注意保护:从远端开始,有计划的穿刺,用药前先注少量生理盐水,确认针头在静脉中后再注入化疗药物。如有药物外渗需立即用生理盐水皮下注射加以稀释,并用冰袋冷敷。化疗结束前用生理盐水冲管,以降低穿刺部位拔针后的残留浓度,减少刺激,保护血管。

(4)药物副作用及护理:①消化道反应。可出现食欲不振、恶心呕吐,在化疗前后给予镇吐药,合理安排用药时间,减少呕吐。指导患者清淡饮食、少食多餐、分散注意力等。呕吐严重时应补充液体,以防电解质紊乱。②口腔护理。发现口腔黏膜充血,可局部喷洒西瓜霜等粉剂;如有黏膜溃疡,用抗生素与维生素 B_{12} 混合,涂于溃疡面,促进愈合,或用冰硼散、甲紫等局部涂抹。若因疼痛难以进食,可在进食前15min给予丁卡因溶液涂敷溃疡面。使用软毛刷刷牙,进食前后用消毒液漱口。③造血功能抑制。按医嘱定期测白细胞计数,如低于 $3.0×10^9/L$ 应联系医生考虑停药,对于白细胞低于正常的患者要采取预防感染的措施,严格无菌操作。如白细胞低于 $1.0×10^9/L$,机体几乎已没有自身抵抗力,要进行保护性隔离。

5. **健康指导** 鼓励患者进高蛋白、高维生素、易消化的食物,以增强机体抵抗力。出现转移病灶时,应卧床休息,待病情缓解后再适当活动。保持外阴清洁,预防感染。节制性生活,做好避孕指导。出院后严密随访,前两年的随访同葡萄胎,以后需每年 1 次,持续 3~5 年,随访内容同葡萄胎。

讨论与思考

1. 某女,28 岁。平素月经规则,现停经 60d,阴道流血 10d。妇科检查:子宫如孕 30d 大小,软,无压痛,双侧附件区均触及 5cm 囊性包块,壁薄,活动好,无压痛。血 hCG 增高明显。最可能的诊断是什么?为确诊应首先进行的检查是什么?合适的治疗是什么?

2. 某女,40 岁。人工流产术后阴道持续流血 7 个月,咳嗽、痰中带血 1 周。妇科检查:外阴正常,阴道口见少许血迹,子宫如 40d 孕大,质软,X 线胸片双肺有散在絮状阴影,可能性最大的诊断是什么?下一步处理原则是什么?如何进行护理?

(王小雪)

第 17 章

外阴、阴道手术患者的护理

学习要点

1. 外阴阴道手术前的皮肤、肠道及阴道准备。
2. 外阴阴道手术后的护理措施。
3. 外阴鳞状细胞癌最常见的年龄和部位、主要转移途径及术后护理措施。
4. 子宫脱垂最主要的病因、临床分度及护理措施。

第一节 外阴、阴道手术患者的一般护理

外阴、阴道手术是妇科应用较为广泛的手术。外阴手术主要有外阴癌根治术、前庭大腺切开引流术、处女膜切开术等。阴道手术主要有阴道成形术、经阴道子宫切除术、会阴阴道创伤及陈旧性会阴裂伤修补术、阴道前后壁修补术、黏膜下子宫肌瘤摘除术等。

一、术 前 护 理

1. **心理准备** 由于手术部位的特殊性常会加重患者的心理负担,应充分理解患者,耐心解答疑问,鼓励其表达内心的感受,针对具体情况进行指导,帮助选择积极的应对措施。注意保护其隐私,澄清其误解,消除患者的紧张焦虑,使其主动配合手术治疗。

2. **皮肤准备** 通常于手术前 1d 进行皮肤准备。备皮范围上至耻骨联合以上 10cm,两侧至腋中线,下至外阴部、腹股沟、臀部及大腿内侧上 1/3、肛门周围。如外阴有湿疹、炎症者,需治愈后再行手术。

3. **肠道准备** 由于手术野与肛门位置邻近,术后排便容易污染,术前应做好肠道准备。可能涉及肠道的手术应嘱患者术前 3d 开始减少渣饮食,并按医嘱口服肠道抗生素,如新霉素、庆大霉素。手术前 1d 禁食,给予静脉补液。手术前 1d 晚及手术日晨进行清洁灌肠。

4. **阴道准备** 阴道不是无菌环境,为防止术后感染,应在手术前 3d 开始做阴道准备。一般行阴道冲洗或坐浴,每日 2 次,常用 1∶5 000 的高锰酸钾、0.02% 的聚维酮碘(碘伏)等。手术日晨消毒阴道,应特别注意消毒阴道穹隆,用大棉签蘸干,必要时涂甲紫做标记。

5. **膀胱准备** 术前嘱患者排空膀胱,根据手术需要,术中、术后留置导尿管。

6. 健康指导　耐心讲解疾病的相关知识,手术名称及过程,解释术前准备的目的、内容、主动配合的重要性和方法。解释常用体位及术后维持相应体位的重要性、保持外阴清洁的重要性、拆线时间等。指导患者练习床上使用便器及肢体锻炼的方法,以预防术后并发症。

> **重点提示**
>
> 外阴阴道手术前备皮范围上至耻骨联合以上 10cm,两侧至腋中线,下至外阴部、腹股沟、臀部及大腿内侧上 1/3、肛门周围。应在手术前 3d 开始做阴道准备。

二、术 后 护 理

1. 体位　根据手术不同采取相应体位。处女膜闭锁手术后取半卧位,以利于经血排出。外阴癌根治术后患者应采取平卧位,两腿外展屈膝,膝下垫软枕,以减少腹股沟及外阴部的张力。阴道前后壁修补术后患者平卧位为宜,禁止半卧位,从而减轻局部张力,利于伤口愈合。

2. 切口的护理　外阴阴道肌肉组织少、张力较大,术后切口不易愈合,应随时观察切口的情况,注意有无渗血、渗液、红肿,有无皮肤或皮下组织坏死,注意阴道分泌物的量、性质、颜色及有无异味。有些手术需加压包扎或阴道内留置纱条压迫止血,应在术后 12~24h 内取出,取出时注意核对数目。每天为患者外阴擦洗 2 次,排便后也应擦洗。嘱患者勤换会阴垫及内裤,保持外阴清洁干燥。有引流者要保持引流管通畅,严密观察引流物的性状和量。

3. 缓解疼痛　充分理解、关心患者,针对个体差异采取不同方法缓解疼痛,如避免过多打扰患者休息,保持环境安静、变换体位减轻伤口张力、转移注意力等。必要时遵医嘱给予镇痛药。

4. 尿管护理　根据手术范围及病情留置尿管 2~14d,应加强尿管护理,防止尿管堵塞和尿路感染。尿管拔除前 1d 应每 4h 开放 1 次,训练膀胱功能。拔尿管后嘱患者尽早排尿,如有排尿困难应采取措施帮助排尿。

5. 肠道护理　控制患者术后首次排便的时间,以减轻排便时对伤口的牵拉,避免对伤口的污染。术后 3d 进无渣流质饮食,术后 5d 进少渣半流质饮食,遵医嘱应用樟脑酊抑制肠蠕动。术后第 5 日遵医嘱给予缓泻药如液状石蜡 30ml,使粪便软化,避免排便困难影响切口愈合。

6. 出院指导　保持外阴清洁,禁止盆浴和性生活,避免重体力劳动及增加腹压的动作。一般应休息 3 个月,逐渐增加活动量。出院后 1 个月、3 个月应到医院复查,经医生检查确定伤口完全愈合后方可恢复性生活。出现病情变化需及时就诊。

第二节　外阴鳞状细胞癌

外阴恶性肿瘤较少见,占女性生殖道恶性肿瘤的 3%~5%,鳞状细胞癌最多见,约占 90%,主要发生于绝经后妇女,近年发病率有增高趋势。癌灶可生长在外阴任何部位,但大多数发生于大阴唇。转移途径以直接蔓延和淋巴转移为主,血行转移极少见,仅发生在晚期。

【护理评估】

(一)病因

病因尚不明确,可能有关的因素:①与人乳头状瘤病毒(HPV16、18、31 型)感染和吸烟相关;②与外阴慢性非瘤性皮肤黏膜病变相关,如外阴鳞状上皮增生、硬化性苔藓。

(二)身体状况

早期主要表现为不易治愈的外阴皮肤瘙痒,检查可见外阴肿物,如结节状、菜花状、溃疡状。肿瘤易合并感染,较晚期癌肿向深部浸润可出现疼痛、渗液、出血。肿瘤侵犯尿道或直肠时可出现尿频、尿痛、血尿,便秘、便血等症状。

(三)辅助检查

通过外阴局部活组织病理检查以明确诊断。

(四)心理状况

外阴癌为恶性肿瘤,患者常感到恐惧、悲观、绝望。外阴根治术使身体完整性受到影响而出现自尊低下、自我形象紊乱等心理问题。

【护理诊断/问题】

1. 组织完整性受损 与外阴皮肤溃疡、感染及手术有关。

2. 有感染的危险 与皮肤完整性受损、手术及留置导尿管有关。

3. 自我形象紊乱 与外阴广泛切除有关。

4. 恐惧 与害怕死亡、需手术治疗有关。

【治疗及护理措施】

(一)治疗要点

手术是治疗外阴鳞状细胞癌的主要手段,手术方案应个体化。晚期可辅以放疗及化疗综合治疗。

(二)护理措施

1. 手术前、后护理 参见本章第一节。

2. 防止感染 利用支架支撑被盖,避免压迫、接触伤口,减少感染机会。每天消毒外阴 2 次,保持外阴清洁。保持伤口处敷料清洁干燥,每日更换敷料 2 次,如渗出过多随时更换。术后第 2 天起用红外线照射会阴、腹股沟部,以利于切口愈合。遵医嘱应用抗生素。

3. 减轻疼痛及防止出血 严密观察引流物性状及伤口局部情况。采取平卧位,双腿外展屈膝位,膝下垫软枕,减少腹股沟及外阴部的张力,减轻疼痛。遵医嘱应用镇痛药。

4. 心理护理 鼓励患者表达内心的感受,针对具体问题给予耐心的解释,消除其对手术及预后的忧虑和恐惧。做好术前指导工作,取得患者和家属的配合。

5. 健康指导 加强卫生宣传教育,积极治疗外阴瘙痒,定期进行防癌普查,如外阴出现结节、溃疡或白色病变,应及时治疗。嘱患者术后注意休息,加强营养,定期复查。

第三节　子宫脱垂

> **案例分析**
>
> 　　患者,女,64 岁,孕 4 产 3。自觉腰酸下坠感 2 年多,阴道口脱出肿物已有 1 年,休息时能还纳阴道内。近半个月来,经卧床休息也不能回纳,大笑、咳嗽时有小便流出,伴尿频。妇科检查:会阴陈旧性裂伤,宫颈脱出于阴道口外,宫体在阴道内,阴道前壁膨出,两侧附件未触及。
> 　　请分析:该患者子宫脱垂的程度为几度? 护理措施有哪些?

　　子宫从正常位置沿阴道下降,子宫颈外口达坐骨棘水平以下,甚至子宫全部脱出阴道口外,称子宫脱垂(图 17-1)。常伴有阴道前后壁膨出。

【护理评估】

(一)病因

　　分娩损伤是子宫脱垂最主要的病因。产褥期过早参加体力劳动、先天性盆底组织发育不良、长期腹压增加、绝经后盆底组织萎缩退化,也可导致或加重子宫脱垂。

(二)身体状况

　　1. 症状

　　(1)下腹坠胀感及腰背酸痛:常在久站、久蹲或劳累后症状明显加重。

　　(2)肿物自阴道脱出:常在腹压增加时,阴道口有一肿物脱出,轻者卧床休息后肿物能自行回缩,重者卧床休息后亦不能回缩,需用手还纳至阴道内,患者行动极为不便。

　　(3)大小便异常:如伴有膀胱、尿道膨出可发生排尿困难、尿潴留、张力性尿失禁,继发尿路感染时可出现尿频、尿急、尿痛。伴有直肠膨出者可有便秘、排便困难。

　　2. 体征　可见子宫不同程度脱垂,宫颈肥大并延长,常伴有阴道前后壁膨出。临床以患者平卧并用力向下屏气时子宫下降的最低点为标准,将子宫脱垂分为Ⅲ度(图 17-2)。

　　(1)Ⅰ度轻:宫颈外口距处女膜缘<4cm,未达处女膜缘;Ⅰ度重:宫颈外口已达处女膜缘,检查时在阴道口可见宫颈。

　　(2)Ⅱ度轻:宫颈已脱出阴道口,宫体在阴道内;Ⅱ度重:宫颈及部分宫体已脱出阴道口。

　　(3)Ⅲ度:宫颈及宫体全部脱出阴道口外。

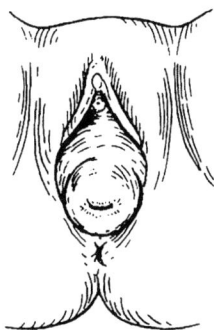

图 17-1　子宫脱垂

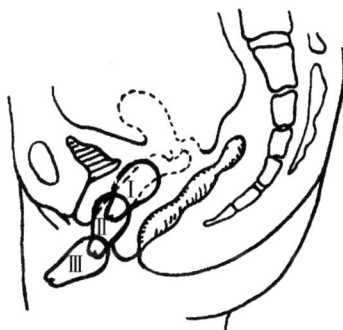

图 17-2　子宫脱垂的分度

(三)心理状况

由于长期下腹坠胀和腰背酸痛、行动不便、大小便异常及性生活受到影响,患者常有焦虑和情绪低落。因保守治疗效果不佳而悲观失望。

【护理诊断/问题】

1. 组织完整性受损　与子宫长期脱出在阴道口外有关。

2. 焦虑　与子宫脱垂影响正常生活有关。

3. 慢性疼痛　与子宫位置改变及盆腔充血有关。

【治疗及护理措施】

(一)治疗要点

根据患者病情、年龄、全身情况及生育要求等,可采用非手术治疗和手术治疗。手术方法有阴道前后壁修补术、阴道前后壁修补术加主韧带缩短及宫颈部分切除术、经阴道子宫全切除术等。

(二)护理措施

1. 非手术治疗患者的护理

(1)改善一般状况:加强营养,合理安排工作和休息,避免重体力劳动,保持大小便通畅,保持外阴清洁。

(2)盆底肌肉锻炼:嘱患者做收缩肛门运动,即用力收缩盆底肌肉 3s 以上后放松,每次 10~15min,每日 2~3 次,以增强盆底组织的支持力。

(3)指导患者正确使用子宫托:选择大小适宜的子宫托,以放置后既不脱出又无不适感为度,并教会患者正确使用。每天早晨起床后放入,临睡前取出,并洗净放置于清洁杯内,以备次日晨再用,久置不取压迫生殖道可导致糜烂、溃疡,甚至引起生殖道瘘。放子宫托后分别于 1 个月、3 个月、6 个月到医院检查 1 次,以后每 3~6 个月随访 1 次。

2. 手术治疗患者的护理　按照阴道手术前护理常规进行术前准备。术后卧床休息 7~10d,以平卧位为宜,禁止半卧位,避免增加腹压的动作,如长时间蹲位、站立、咳嗽等。留置尿管 10~14d,做好留置尿管的护理,防止尿管堵塞及尿路感染。其他同一般会阴部手术后病人。

3. 心理护理　理解患者的疾苦,做好心理疏导,讲解子宫脱垂的预防和治疗措施及预后,使其树立信心,积极配合治疗。

4. 健康指导　定期妇科检查,指导进行肛提肌锻炼,以加强盆底组织的支持力,减缓退行性改变。产褥期应避免过早参加体力劳动,避免长时间站立、蹲位和经常性的重体力劳动。积极预防和治疗使腹压增高的疾病,如慢性咳嗽、习惯性便秘等。

重点提示

分娩损伤是子宫脱垂最主要的病因;临床以患者平卧并用力向下屏气时子宫下降的最低点为标准,将子宫脱垂分为Ⅰ度轻、Ⅰ度重、Ⅱ度轻、Ⅱ度重和Ⅲ度;可采用非手术治疗(子宫托)和手术治疗;子宫脱垂患者术后以平卧位为宜,禁止半卧位;留置尿管时间为 10~14d。

讨论与思考

1. 外阴阴道手术患者的术前准备有哪些？怎样进行皮肤准备及阴道准备？
2. 外阴阴道手术患者手术后的护理措施有哪些？怎样做好手术切口的护理？
3. 子宫脱垂最主要的病因是什么？临床如何进行分度？护理措施有哪些？

（刘胜霞）

第18章

月经失调患者的护理

学习要点

1. 功血的护理评估、治疗要点及护理措施。

2. 闭经的护理评估。

3. 痛经的护理评估及护理措施。

4. 绝经综合征的护理评估及护理措施。

第一节 功能失调性子宫出血

➕ **案例分析**

女性,13岁,1年前月经初潮,3个月前开始出现月经紊乱,月经周期15~40d,经期3~10d,经量时多时少,无痛经。妇科检查未见异常。

分析:该女性可能出现了什么问题? 治疗原则及护理要点有哪些?

功能失调性子宫出血,简称功血,是由于调节生殖的神经内分泌机制失常引起的异常子宫出血,无全身及生殖器官器质性病变。功血可发生在月经初潮至绝经的任何年龄,但多见于青春期和绝经过度期。

【护理评估】

(一)病因及分类

根据有无排卵分为:无排卵性功血及排卵性功血

1. 无排卵性功血 最为常见,多发于青春期和绝经过度期的妇女,卵巢无排卵,导致子宫内膜受单一雌激素影响而无孕激素对抗,引起雌激素突破性或撤退性出血。

(1)青春期下丘脑-垂体-卵巢轴之间的相互调节功能尚未发育成熟,与卵巢间尚未建立稳定的协调关系;

(2)绝经过渡期妇女因卵巢功能衰退,剩余卵泡对垂体促性腺激素反应低下,不能发育成熟因而无排卵。

2. 排卵性功血　少见,多发于育龄期妇女,卵巢有排卵,但黄体功能异常,可由神经内分泌调节功能紊乱引起,卵巢发育不良、高泌乳素血症、内分泌疾病以及代谢异常也可导致。可分为黄体功能不足和子宫内膜不规则脱落 2 种类型。

(二) 身体状况

1. 症状

(1)无排卵性功血:常见症状是子宫不规则出血,特点是月经周期紊乱,经期长短不一,出血量多少不定。出血期间一般无腹痛或其他不适。

(2)有排卵性功血:①黄体功能不足表现为月经周期缩短,月经频发。有时月经周期正常,但卵泡期延长、黄体期缩短,导致不孕或流产;②子宫内膜不规则脱落表现为月经周期正常,但经期延长,长达 9~10d,出血量多且淋漓不净。

2. 体征　出血量多或时间长者有继发贫血。妇科检查和全身检查,无器质性病变。

(三) 辅助检查

1. 诊断性刮宫　目的是止血和明确子宫内膜病理诊断。

(1)在月经来潮前或月经来潮 6h 内刮宫,无排卵性功血者,可见子宫内膜呈增生期或增生过长,无分泌期表现;黄体功能不足者,可见子宫内膜显示分泌不良反应。

(2)在月经周期第 5~6 天进行刮宫,子宫内膜不规则脱落者,显示增生期和分泌期内膜共存。

2. 基础体温(BBT)测定　用于判断有无排卵及黄体功能。

(1)无排卵性功血者 BBT 呈单相型。

(2)黄体功能不足者 BBT 呈双相型,但排卵后体温上升缓慢,幅度偏低,持续时间≤11d;子宫内膜不规则脱落者 BBT 呈双相型,但下降缓慢。

3. 宫颈黏液结晶检查　月经前取宫颈黏液涂片镜检为羊齿状结晶,提示无排卵。

4. 盆腔 B 型超声检查　明确有无宫腔及其他生殖道器质性病变。

【护理诊断/问题】

1. 有感染的危险　与阴道出血及继发贫血导致机体抵抗力下降有关。

2. 潜在并发症　贫血、失血性休克。

3. 焦虑　与月经紊乱及治疗效果不佳有关。

4. 知识缺乏　缺乏正确使用性激素的知识。

【治疗要点及护理措施】

(一) 治疗要点

1. 无排卵性功血

(1)青春期功血:止血、调整周期、促进排卵。

(2)绝经过度期功血:止血、调整周期、减少出血,防止子宫内膜癌变。

2. 有排卵性功血

(1)黄体功能不足:给予氯米芬、hCG 及黄体酮,促进卵泡发育,刺激黄体功能及黄体功能替代。

(2)子宫内膜不规则脱落:给予孕激素和 hCG,调节下丘脑-垂体-卵巢轴的反馈功能,使黄体及时萎缩,内膜完整脱落。

(二)护理措施

1. 防治贫血和出血性休克

(1)注意休息,减少活动;多进高蛋白和含铁丰富的食物,必要时补充铁剂;

(2)遵医嘱给予性激素和止血药止血,对已婚者可进行诊断性刮宫止血;

(3)注意观察生命体征、阴道出血量,对于大出血者,还应注意观察有无休克的早期表现,并做好抗休克的准备。

2. 预防感染 保持外阴清洁干燥,做好会阴护理;观察体温、子宫有无压痛及阴道排出物的性状;出血期间禁止性生活和盆浴;遵医嘱应用抗生素。

3. 心理护理 向患者讲解月经调节受到很多因素的影响,鼓励患者说出相关信息,并给予有针对性的指导,使其能合理调整情绪和全身健康状况,树立战胜疾病的信心,尽快恢复健康。

4. 指导正确用药

(1)止血:①采用性激素止血。a. 雌激素,主要适用于青春期功血。己烯雌酚 1~2mg,每6~8h 1 次,血止后每 3d 减 1/3 量,至维持量每日 1mg,从血止后第 21 天停药,服药的第 11 天开始加用甲羟孕酮 8~10mg,与雌激素同时停药。一般在停药后 3~7d 发生撤退性出血。b. 孕激素,适用于体内已有一定雌激素水平、血红蛋白水平>80g/L、生命体征稳定的患者。常用的有醋酸甲羟孕酮、黄体酮和炔诺酮。醋酸甲羟孕酮常用于少量淋漓出血且近期无大量出血者,黄体酮 20mg,每天肌内注射 1 次,连用 3~5d。炔诺酮适用于出血较多者,5mg 每 8h 1 次,2~3d 血止后,每 3d 减量 1/3,至维持量每天 2.5mg,至血止后 21d 停药,一般在停药后 3~7d 发生撤退性出血。c. 雄激素,主要用于围绝经期功血。每月用量不超过 300mg。d. 联合用药,效果优于单一用药。②刮宫术可迅速止血,并有诊断价值。适用于绝经过渡期及病程长的生育年龄患者。③止血药,氨甲环酸、维生素 K 等。

(2)调整周期:模拟雌激素、孕激素在下丘脑-垂体-卵巢轴调节下的周期性变化,促使子宫内膜发生周期性变化和脱落。常用方法有①雌激素、孕激素序贯法,即人工周期,适用于青春期以及育龄期内源性雌激素水平较低者。自出血第 5 天起服用雌激素,如妊马雌酮 1.25mg 或戊酸雌二醇 2mg 或己烯雌酚 1mg,每晚 1 次,连服 20d,服药第 11 天起加服孕激素,醋酸甲羟孕酮 10mg,每天 1 次,连服 10d 停药,停药后 7d 内撤退性出血,连用 3 个周期。②雌激素、孕激素联合法,适用于绝经过渡期以及育龄期内源性雌激素水平较高者。可用口服避孕药,于出血第 5 天起服用,每晚 1 片,连服 20d 停药,停药后 7d 内撤退性出血,连用 3 个周期。

(3)促进排卵:主要适用于青春期和育龄期功血。常用药物有氯米芬(CC)、尿促性素(HMG)、人绒毛膜促性腺激素(hCG)等。

> **重点提示**
>
> 性激素使用注意事项
>
> 1. 遵医嘱用药,按时按量,不得随意停药或漏服。
>
> 2. 口服雌激素可出现恶心、呕吐、头晕、乏力等,宜饭后或睡前服用。
>
> 3. 药物减量需在血止后才能开始,每 3d 减量 1 次,每次减量不超过原剂量 1/3,直至维持量。

5. 健康指导

（1）指导青春期和绝经过渡期的患者，注意调节情绪，加强营养和锻炼，保持身心健康。

（2）经期注意个人卫生，禁止盆浴及性生活，保持外阴清洁，防止继发感染。

（3）严格遵医嘱用药，坚持规范治疗。

（4）指导患者自测 BBT，预测卵巢有无排卵，如无排卵，应及时就诊。

第二节　闭　　经

闭经是妇科常见的症状，分为原发性闭经和继发性闭经。原发性闭经是指年龄超过 15 岁，第二性征已发育，或年龄超过 13 岁，第二性征尚未发育，且无月经来潮者。继发性闭经是指正常月经建立后月经停止 6 个月，或按自身原有月经周期计算停止 3 个周期以上者。闭经又分为生理性闭经和病理性闭经，青春期前、妊娠期、哺乳期及绝经后的月经不来潮均属生理现象。

【护理评估】

（一）病因及分类

月经的调节有赖于下丘脑-垂体-卵巢轴的神经内分泌调节，以及靶器官子宫内膜对性激素的周期性反应，上述任何一个环节发生障碍均可能导致闭经。按病变部位，闭经可分为以下 4 类。

1. 子宫性闭经　闭经的原因在子宫。此种闭经月经调节轴功能正常，第二性征发育也正常，但子宫内膜对卵巢激素不能产生正常的反应而致闭经。常见于先天性无子宫、子宫内膜损伤、子宫切除后或子宫腔内放射治疗后。

2. 卵巢性闭经　闭经的原因在卵巢。卵巢的性激素水平低落，子宫内膜不发生周期性变化而致闭经，如先天性无卵巢及卵巢发育不全、卵巢功能早衰、卵巢切除、卵巢肿瘤或卵巢组织被破坏等。

3. 垂体性闭经　闭经的原因在垂体。由于垂体器质性病变或功能失调可影响促性腺激素的分泌，继而影响卵巢激素的分泌而引起闭经，如席汉综合征、垂体肿瘤等。

4. 下丘脑性闭经　最常见，以功能障碍为主。由于下丘脑功能失调影响垂体，进而影响卵巢而引起闭经，如精神创伤、环境改变、盼子心切、剧烈运动、体重下降和营养缺乏、用药等。

5. 其他的内分泌功能异常　肾上腺、甲状腺、胰腺等功能异常也可引起闭经。

（二）身体状况

观察精神状态、发育情况、营养状况，必要时测量体重、身高、四肢与躯干比例等。检查乳腺发育是否正常、有无乳汁分泌，内外生殖器官有无发育异常。

（三）辅助检查

1. 功能试验

（1）孕激素试验：肌内注射黄体酮 20mg，连用 5d 后停药，出现撤退性出血（阳性）提示子宫内膜已受一定水平雌激素作用；反之，应进行雌激素、孕激素序贯试验。

（2）雌、孕激素序贯试验：用药方法如雌激素、孕激素序贯法，停药后发生撤退性出血（阳性），提示子宫内膜正常，闭经原因是雌激素水平低；反之为阴性，提示子宫内膜有病变，可诊断为子宫性闭经。

（3）垂体兴奋试验：了解垂体对 GnRH 的反应性。注射 LHRH 后 LH 升高,说明垂体功能正常,病变在下丘脑;若反复试验 LH 不升高,说明垂体功能减退。

2. 激素测定　甾体类激素、FSH、LH、PRL 以及促甲状腺激素测定,以协助诊断。

3. 影像学检查　盆腔 B 超,子宫输卵管造影,CT 或 MRI,了解生殖系统形态及病变情况。

4. 宫腔镜及腹腔镜检查　确诊子宫及盆腔病变。

【护理诊断/问题】

1. 焦虑　与担心闭经影响性生活、生育能力或功能早衰有关。

2. 功能障碍性悲哀　与长期治疗效果不佳,担心丧失女性形象有关。

【治疗要点及护理措施】

1. 治疗要点　纠正全身健康状况,采取心理治疗、病因治疗和激素治疗。

2. 护理措施

（1）心理护理：向患者说明闭经病因的复杂性和闭经诊疗周期较长,强调只有坚持规范的治疗才会有较好的疗效,同时强调闭经的发生与精神因素密切相关,指导患者消除精神紧张和焦虑,树立信心,以平和的心态按时接受各种检查和治疗。

（2）指导正确用药：常用性激素替代疗法治疗。应严格遵医嘱用药,按时按量,不得随意减量、停药或漏服,并注意观察使用性激素的不良反应。

（3）健康指导：向患者讲解闭经的原因,指导患者合理膳食,加强营养,适当运动,增强体质,积极治疗全身性疾病。告知患者闭经的检查、诊断和治疗周期较长,一定要树立信心,坚持规范治疗。

第三节　痛　　经

痛经是指行经前后或月经期出现耻区疼痛、坠胀,伴腰酸或其他不适,严重影响生活质量,是妇科常见的症状。痛经分原发性和继发性两种。原发性痛经指生殖器官无器质性病变的痛经,也称功能性痛经;继发性痛经则指生殖器官有器质性病变的痛经,如子宫内膜异位症、盆腔炎、肿瘤等。本节仅叙述原发性痛经。

【护理评估】

（一）病因

原发性痛经主要与月经时子宫内膜前列腺素（PG）含量增高有关。此外,还受到精神因素、子宫颈管狭窄、遗传因素、个体痛阈、剧烈运动、寒冷等多种因素影响。

（二）身体状况

主要症状为下腹疼痛。多见于青春期,常在初潮后 1~2 年发病。多自月经来潮后开始,最早可出现在月经来潮前 12h,行经第 1d 疼痛最剧烈,持续 2~3d 后缓解。疼痛呈痉挛性,多位于下腹正中,可放射至腰骶部和股内侧。可伴随恶心、呕吐、腹泻等症状,严重者可出现头晕、乏力、面色苍白甚至晕厥。妇科检查无生殖器官异常。

（三）辅助检查

B 型超声、腹腔镜等有助于排除器质性病变。

【护理诊断/问题】

1. 疼痛　与子宫痉挛收缩、精神紧张、个体痛阈低等有关。

2. 焦虑　与长期痛经有关。

【治疗要点及护理措施】

1. 治疗要点　以对症治疗为主,避免刺激及疲劳。必要时应用镇痛、镇静、解痉药。

2. 护理措施

(1)心理护理:向患者耐心、细致地解释月经期出现轻微耻区疼痛、腰痛等不适属于生理现象,避免患者过度紧张,加重痛经。

(2)缓解疼痛:①注意休息,避免过度劳累或重体力劳动,进食热的食物;②腹部局部热敷或按摩;③必要时遵医嘱用药,常用布洛芬或酮洛芬,要求避孕的痛经妇女也可口服避孕药,未婚少女行雌激素、孕激素序贯疗法均可减轻症状。严重者可用解痉类药物,如阿托品。

(3)健康指导:进行生殖健康教育,正确理解月经生理现象,解除不必要的思想顾虑,保持良好心态,经期注意卫生,保持外阴清洁,注意保暖,避免受凉,避免剧烈运动或重体力活动。

第四节　绝经综合征

　　案例分析

　　患者,女,48 岁,半年来出现月经紊乱,表现为月经量时多时少,周期不定。自觉心烦、急躁,易出汗、"脸红",记忆力减退。怀疑自己得了"不好"的病,要求医生给自己做全面详细的检查。

　　请分析:该女性可能是什么问题? 请给出治疗要点及主要的护理措施。

　　绝经是指月经完全停止 1 年以上。绝经前后最明显的变化是卵巢功能衰退,随后表现为下丘脑垂体功能退化。此期间卵巢逐渐停止排卵,主要表现为雌激素水平明显下降,同时伴孕酮水平降低。绝期综合征是指妇女绝经前后因性激素波动或减少所致的一系列躯体和精神心理症状。

【护理评估】

(一)身体状况

1. 月经改变　主要表现为月经紊乱。

2. 血管舒缩症状　典型的表现是阵发性潮热。表现为面部、颈区及胸部皮肤反复出现短暂发红、出汗,一般持续 1~3min,发作次数因人而异,夜间或应激状态易促发,可持续 1~2 年,有时更长。

3. 自主神经失调症状　可出现心悸、眩晕、耳鸣、失眠等症状。

4. 精神、神经症状　往往注意力不集中甚至记忆力减退;情绪波动大,易激动、易怒,也可出现情绪低落甚至抑郁等多种表现。

5. 泌尿、生殖道症状　出现阴道干燥、性交困难,反复出现阴道及泌尿系统炎症。

6. 其他　绝经后女性还易发生动脉硬化、冠心病、骨质疏松、老年性痴呆等疾病。

(二)辅助检查

妇科检查,宫颈刮片,分段诊断性刮宫病理学检查,血、尿常规,心电图,B 型超声检查,排除器质性病变。

【护理诊断/问题】

1. 焦虑　与月经紊乱、潮热、失眠、精神神经症状有关。

2. 自我形象紊乱　与精神神经症状有关。

3. 知识缺乏　缺乏保健及治疗的相关知识。

【治疗要点及护理措施】

1. 治疗要点　明确诊断后应加强保健措施,必要时给予谷维素、性激素等药物缓解症状。

2. 护理措施

(1)心理护理:多与患者沟通、交流,使其理解绝经是正常生理过程,能以乐观积极的态度应对围绝经期的到来;鼓励患者参与社会活动,多与家人、朋友沟通;向患者家属及其社会支持力量介绍围绝经期妇女生理及心理变化,使他们理解患者,并给予支持与鼓励,从而缓解精神神经症状。

(2)指导正确用药:①性激素治疗。a. 适应证,主要用于缓解潮热、泌尿生殖道感染等症状,也可以有效预防骨质疏松。b. 禁忌证,有或疑有乳腺癌、子宫内膜癌、原因不明的子宫出血、重症肝病、血栓性静脉炎等。c. 用药方法,可口服雌激素、孕激素建立人工周期(详见本章第一节功血);或雌激素、孕激素联合用药;子宫切除者可经阴道给予雌激素,缓解局部症状。d. 不良反应,雌激素可致乳胀、白带多、色素沉着等;孕激素可致抑郁、易怒、乳房痛等;雄激素可致多毛、痤疮、体重增加等;性激素替代治疗还可出现子宫异常出血,增加生殖器官肿瘤的危险。②非激素类药物。维生素 D、钙剂、盐酸帕罗西汀等。

(3)健康指导:指导患者合理膳食,加强营养,增加钙与维生素 D 的摄入,适当户外运动,增强体质;指导患者合理用药,注意观察药物的不良反应,定期检查。

讨论与思考

1. 无排卵性功血的患者如何建立人工周期?

2. 何谓原发性闭经?

3. 绝经综合征患者主要的临床表现有哪些?

(常　燕)

第**19**章

妇科其他疾病患者的护理

学习要点

1. 女性不孕症的主要病因。
2. 子宫内膜异位症的护理评估及护理措施。

第一节 不 孕 症

> ➕ **案例分析**
>
> 　　26 岁女性,结婚 5 年未孕,夫妻同居,性生活正常。既往身体健康。16 岁初潮,月经 3～7d/1～2 月,量时多时少,无痛经。丈夫体健,精液常规正常。女方全身检查正常,妇科检查见外阴发育正常,阴道通畅,黏膜无充血,宫颈光滑,子宫前位,大小正常,质软、活动度好,双侧附件未触及异常。基础体温测定单相型。输卵管通液术显示输卵管通畅。病人情绪低落、焦虑。
>
> 　　请分析:该病人不孕的原因可能是什么?请提出护理诊断,应采取哪些护理措施?

　　凡婚后未避孕、有正常性生活、同居 1 年未受孕者,称不孕症。婚后未避孕而从未妊娠者称原发性不孕;曾有过妊娠而后未避孕连续 1 年不孕者称继发性不孕。

【护理评估】

(一)病因

1. 女性不孕因素(占 40%)

(1)输卵管因素:最常见慢性输卵管炎引起输卵管闭塞导致不孕。

(2)下丘脑-垂体-卵巢轴功能紊乱或卵巢病变,如多囊卵巢综合征、卵巢功能早衰。

(3)子宫发育异常或子宫内膜病变:影响受精卵着床或发育,宫颈病变影响精子通过。

(4)外阴阴道发育异常、宫颈黏液量和性状改变、严重阴道炎等均可影响精子活力和进入宫腔的数量。

2. 男性不育因素(占 30% ~40%) 与精液异常、输精障碍或免疫因素有关。

3. 男女双方因素(占 10% ~20%) 男女双方精神紧张、焦虑,影响正常性生活,缺乏性生活知识,免疫因素等。

(二)辅助检查

1. 男方精液检查 正常精液量 2~6ml,pH 7.0~7.8,在室温中放置 5~30min 液化,精子密度(20~200)×10^9/L,精子活率>50%,正常形态精子占 66% ~88%。

2. 女方检查

(1)B 型超声检查:监测卵泡发育及生殖器官有无异常。

(2)卵巢功能检查:测卵巢有无排卵,包括基础体温测定、阴道脱落细胞涂片、宫颈黏液检查、月经前子宫内膜检查、女性激素测定等。

(3)输卵管功能检查:包括输卵管通液术、子宫输卵管碘化油造影术等。

(4)其他:性交后精子穿透力试验,免疫检查及宫腔镜、腹腔镜检查。

(三)心理状况

受传统思想影响,不孕可能直接影响家庭和社会的稳定。不孕的诊治给夫妇双方带来了生理、心理及经济方面的困扰,家庭、社会把不孕的责任更多地归咎为女性,使之易出现内疚、抑郁、悲伤、丧失自尊及希望。不孕症的诊治过程漫长而复杂,女性不断经历着检查、服药、手术等费时而痛苦的过程。

【护理诊断/问题】

1. 知识缺乏 缺乏性生殖常识。

2. 自尊紊乱 与不孕及诊治过程中复杂的检查及治疗有关。

【治疗及护理措施】

(一)治疗要点

针对不孕症的病因进行治疗,正确选择辅助生殖技术。常用的辅助生殖技术有:

1. 人工授精 指用器械将精液注入宫颈管或宫腔内取代性交使女性妊娠的方法。适用于男方患性功能障碍、少精症、精子质量差及女方生殖道畸形。

2. 体外受精及胚胎移植 又称试管婴儿,是将卵子放入试管内培养一个阶段与精子受精后,发育成早期胚泡,将胚泡移植到宫腔并着床发育成胎儿的全过程。主要适用于女性输卵管因素引起的不孕症。

(二)护理措施

1. 加强知识教育 讲解性生殖常识,告知患者提高妊娠率的技巧,如在排卵前 2~3d 至排卵后 1~2d 性交,戒烟、酒,夫妇多沟通,保持健康心态等。

2. 提供心理支持 对于盼子心切,精神高度紧张者,给予心理疏导,纠正因精神紧张所致的排卵障碍。如治疗失败,指导正确应对不孕现实,与其讨论通过收养子女、人工授精、试管婴儿等方式拥有子女,解除消极情绪,从其他方面体现自身价值。

3. 协助检查治疗 检查前说明检查的目的、意义和注意事项,根据不同治疗方案,提供支持和帮助,解释诊断性检查及治疗可能引起的不适,取得患者的配合。

4. 健康指导 接受婚前教育,学习性生殖常识;注意经期卫生,减少生殖道感染;做好计划生育工作,减少人工流产手术,防止继发性不孕。

第二节　子宫内膜异位症

> ✚ **案例分析**
>
> 　　28 岁女性,3 年前行人工流产术 1 次。此后月经尚规律,但每次月经来潮均出现下腹及腰骶部疼痛,且逐渐加重,疼痛可放射至会阴、肛门,常于月经来潮前 1~2d 开始,经期第 1 日最剧,月经干净后消失。未避孕,但未再妊娠。多次测 BBT 呈双相型。妇科检查:子宫后倾固定,盆腔后部扪及触痛性结节,双侧附件压痛。输卵管碘油造影显示双侧输卵管不通。
>
> 　　请分析:评估该病人,提出护理诊断,应采取那哪些护理措施?

　　子宫内膜异位症是指具有生长功能的子宫内膜组织出现在子宫体腔以外的部位。多见于 25~45 岁妇女,发病率为 3%~10%。异位的子宫内膜可以生长在机体的不同部位,以卵巢最常见,其次为子宫直肠凹陷和子宫骶骨韧带。

【护理评估】

(一)病因

　　病因尚培养阐明,经血逆流引起子宫内膜种植是其主要诱发因素,一般见于严重子宫后倾、宫颈管粘连、阴道闭锁、经期剧烈运动、性生活及盆腔检查等。输卵管通畅检查也可诱发子宫内膜异位症。

(二)病理

　　异位的子宫内膜与正常的子宫内膜功能相似,也能随卵巢激素的变化而发生周期性出血,形成大小不等的紫蓝色实质性结节或包块。卵巢内的异位内膜,因反复出血而形成单个或多个囊肿,内含褐色陈旧血液,称卵巢子宫内膜异位囊肿,因似巧克力状故又称卵巢巧克力囊肿。

(三)身体状况

1. 症状

　　(1)痛经:最常见,表现为继发性、进行性加重。疼痛多位于耻区或腰骶区,可放射至阴道、会阴或股,常在月经来潮前 1~2d 开始,经期第 1 天最剧,以后逐渐缓解,月经干净后消失。如子宫内膜异位至子宫直肠凹陷时,可有肛门坠痛或性交痛。

　　(2)月经失调:表现为经量增多、经期延长。

　　(3)不孕:不孕率高达 40%。原因可能与盆腔内广泛粘连,输卵管和卵巢功能异常有关。

2. 体征　妇科检查时子宫后倾固定,子宫直肠陷凹、子宫骶骨韧带、输卵管和卵巢等部位可扪及痛性结节或包块。

(四)辅助检查

　　超声检查确定病变部位;腹腔镜检查是目前诊断子宫内膜异位症最佳方法,在腹腔镜下对可疑病变进行活检,即可确诊。

重点提示

①子宫内膜异位症的典型临床表现是继发性、进行性痛经。②目前诊断子宫内膜异位症的最佳方法是腹腔镜检查。

(五)心理状况

由于长期进行性加重的痛经而焦虑,并发症状的存在会导致家庭矛盾和社会压力．

【护理诊断/问题】

1. 疼痛 与病灶引起的痛经有关。

2. 焦虑 与不孕、病程长、药物不良反应及担心疗效有关。

【治疗及护理措施】

(一)治疗要点

1. 对症治疗 症状轻者镇痛治疗,常用吲哚美辛、布洛芬、孕激素、避孕药、达那唑等。

2. 手术治疗 适用于药物治疗无效者。

(二)护理措施

1. 缓解疼痛 月经期避免剧烈运动,注意保暖,保持心情愉快,避免精神紧张,必要时遵医嘱应用镇痛药;对有生育要求的患者可劝其受孕,以抑制病变,缓解疼痛;观察疼痛出现的部位、性质、与月经的关系,有无肛门坠胀和进行性加重。

2. 心理护理 向患者解释痛经的原因、疾病的特点和治疗方法,使其增强战胜疾病的信心;告知患者激素治疗时可出现人工闭经、低热、恶心、食欲缺乏等表现,停药后可以逐渐恢复,要遵从医嘱坚持规范用药,以免引起突破性出血和月经紊乱。

3. 健康指导

(1)有严重子宫后倾、阴道闭锁、宫颈狭窄的患者及时手术治疗,以免经血逆流入盆腔,引起子宫内膜的异位种植。

(2)经前期禁止进行输卵管通畅检查。经期应避免剧烈运动、性生活及盆腔检查。

(3)鼓励产妇及早开始产后体操锻炼,防止子宫后倾。

讨论与思考

1. 不孕症的概念及病因是什么?

2. 简述不孕症的护理措施?

3. 子宫内膜异位症的临床症状是什么?

4. 子宫内膜异位症的辅助检查方法及护理措施?

(杨 洋)

第20章

计划生育妇女的护理

学习要点

1. 宫内节育器的避孕原理、禁忌证、放置时间、并发症及护理措施。
2. 药物避孕的避孕原理、禁忌证、不良反应及护理措施。
3. 人工流产的适应证、禁忌证、并发症及护理措施。

人口与计划生育是我国可持续发展的关键问题。计划生育是我国的一项基本国策,其具体内容包括:①晚婚晚育,较法定结婚和生育年龄晚 3 年以上。②节育,指提倡一对夫妇生育两个子女,主要措施包括避孕与绝育,以避孕为主,辅以绝育及避孕失败补救措施。③优生、优育,提高人口素质。

第一节 避 孕

避孕是在不影响身心健康及正常性生活的条件下,运用科学的方法,使妇女暂时不受孕。常用的避孕方法有工具避孕、药物避孕、安全期避孕等。

一、工具避孕

利用器具防止精子和卵子结合,或改变子宫腔内的环境,以达避孕的目的。

(一)宫内节育器(IUD)

是一种安全、有效、简便、经济、可逆的避孕工具。

1. 种类

(1)惰性宫内节育器:由惰性原料,如金属、塑料、硅胶、尼龙等制成,带器妊娠率和脱落率高,已停止生产。

(2)活性宫内节育器:第二代节育器,内含有活性物质,如金属、激素、药物及磁性物质等,国内的商品有带铜 IUD 和含孕酮 IUD 两种。

常见的宫内节育器如下(图 20-1)。

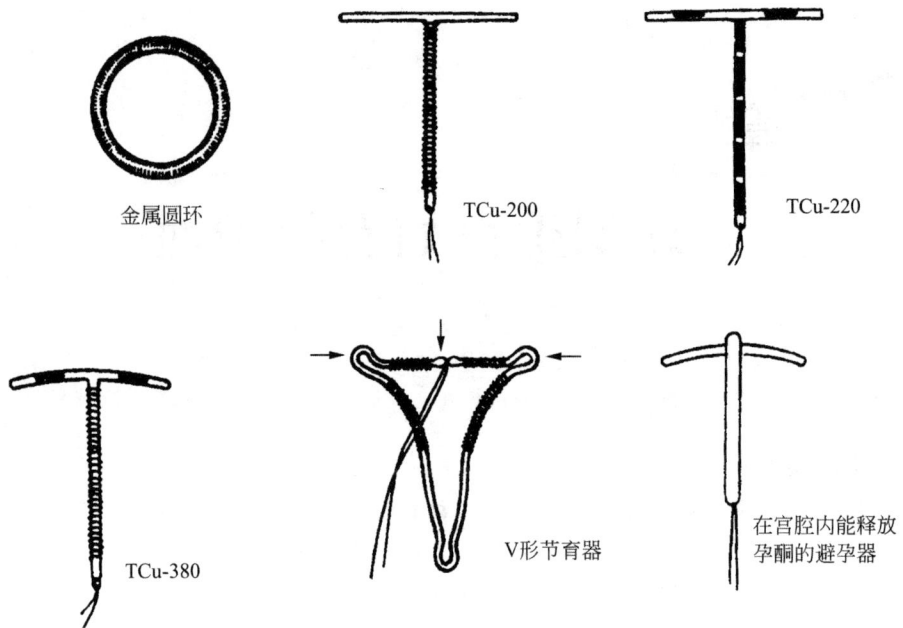

金属圆环　　TCu-200　　TCu-220

TCu-380　　V形节育器　　在宫腔内能释放孕酮的避孕器

图 20-1　宫内节育器

2. 避孕原理　IUD 通过改变宫腔内环境、影响精子运行、干扰着床而起作用。

3. 宫内节育器放置术　见实训八。

4. 宫内节育器取出术　见实训八。

5. 宫内节育器的不良反应、并发症及处理

(1)出血:常发生于放置后 1 年内,最初 3 个月尤甚。表现为月经过多、经期延长或周期中点滴出血。可予止血对症治疗。

(2)腰酸腹胀:节育器与宫腔大小或形态不符,可致子宫过度收缩而引起腰酸或下腹坠胀,轻症不需处理,重症可休息或给予解痉药物。

(3)子宫穿孔:多由于操作不当,子宫位置、大小未查清所导致。术中受术者感下腹疼痛,应报告医生,及时停止操作。损伤小者,住院观察;损伤较大者,应立即剖腹探查。

(4)感染:由于术中无菌操作不严,术后不注意卫生引起。轻症仅感下腹胀痛;重症者出现发热、腹痛等全身感染症状;应积极抗感染治疗,必要时取出宫内节育器。

(5)节育器异位:由于子宫穿孔、节育器过大等原因造成节育器异位至子宫腔外。患者可有经常性耻区胀痛或无症状,在复查或取出时发现异位。

(6)节育器脱落或带器妊娠:常发生在带器后第 1 年,尤其在 3 个月内。应在查明脱落原因后选择合适的节育器重新放置;带器妊娠者应劝其终止妊娠,同时取出节育器。

【护理诊断/问题】

1. 焦虑　与担心节育器的不良反应及并发症有关。

2. 知识缺乏　缺乏节育器取出与放置的相关知识。

3. 有感染的危险　与禁忌证掌握不严、术中不注意无菌操作及术后不注意卫生有关。

【护理措施】

1. 心理护理　向受术者交代清楚节育器放置与取出的原因、安全性及术后注意事项,解除其思想顾虑,取得术中配合。

2. 术前护理　向受术者说明取器前要做必要的检查、手术时间并告知术前 3d 禁止性生活;做好手术用物准备及节育器的消毒。

3. 术中护理　配合帮助患者摆好体位,外阴清洁、消毒,打开手术包,注意患者反应及不适,及时报告医生,协助医生处理;协助医生将放置或取出的宫内节育器予患者确认,并告知放置 IUD 的种类、使用年限、随访时间。

4. 术后护理　嘱患者术后休息 3d,1 周内禁止负重;禁盆浴及性生活 2 周;3 个月内行经或大便时注意有无节育器脱落;术后 1 个月、3 个月、6 个月、12 个月各随访 1 次,以后每年随访 1 次;如有发热、腹痛、阴道出血多或淋漓不净随时就诊。

(二)避孕套

避孕套是一种由优质乳胶薄膜制成的男用避孕工具,使用避孕套避孕成功率可达 93% ~ 95%,具有防止性传播疾病的作用,且一般无禁忌证,故应用甚广。避孕套的直径有 29mm、31mm、33mm、35mm 4 种,顶端呈小囊状。使用时要选择合适的型号,吹气检查证实确无漏孔后,排去小囊的空气后使用。射精后在阴茎尚未软缩时,即捏住套口和阴茎一起取出。

二、药 物 避 孕

国内应用的避孕药多为人工合成的甾体激素避孕药,主要成分为雌激素和孕激素。

1. 作用机制　抑制排卵;改变宫颈黏液黏稠度,阻止精子穿过;使子宫内膜出现分泌不良反应,不利于受精卵着床;改变输卵管的功能。

2. 适应证　生育年龄的健康妇女,要求避孕又无避孕药禁忌证者均可选用。

3. 禁忌证　严重心血管疾病、急慢性肝炎或肾炎、血液病或血栓性疾病、内分泌疾病(糖尿病、甲状腺功能亢进)、子宫肌瘤、恶性肿瘤、乳房肿块、哺乳、产后 6 个月内或月经未复潮者、月经稀少、年龄>45 岁、年龄>35 岁吸烟者、精神病患者。

4. 常见避孕药种类及用法　见表 20-1。

5. 避孕药物的不良反应及其处理

(1)类早孕反应:由于雌激素刺激胃黏膜引起头晕、乏力、食欲缺乏甚至恶心等类早孕反应,严重者甚至呕吐。轻者不需要处理,可自行减轻或消失。重者口服维生素 B_6 山莨菪碱 10mg。

(2)月经改变:一般服药后月经规则,经量减少,经期缩短,对月经量过多、痛经患者可起到治疗作用。如出现闭经则应停药,改用其他避孕方法,并查找原因给予对应处理。若在服药前半周期出血,则每晚加服炔雌醇 0.005 ~ 0.015mg,与避孕药同服至 22d 停药。若在服药后半周期出血,每晚加服避孕药 0.5 ~ 1 片,同服至 22d 停药。若出血量多如月经,即应停药,待出血第 5 天再开始下 1 个周期用药。

(3)体重增加、色素沉着:少数人服药后出现体重增加、色素沉着。

【护理诊断/问题】

1. 知识缺乏　与不了解避孕药使用方法、不良反应及使用时的注意事项有关。

2. 焦虑　与担心药物不良反应、避孕失败等有关。

表 20-1　常用甾体激素药种类及用法

类别	名称	雌激素含量（mg）	孕激素含量（mg）	用药方法
口服避孕药短效片	复方炔诺酮片（避孕片 1 号）（1/4 量）	炔雌醇 0.035	炔诺酮 0.5	自月经周期第 5 天始每晚服 1 片，连服 22d，如果漏服，次日晨补服 1 片
	复方甲地孕酮片（避孕片 2 号）（1/4 量）	炔雌醇 0.035	甲地孕酮 1.0	
	复方左炔诺孕酮片	炔雌醇 0.03	左炔诺孕酮 0.15	
	复方去氧孕烯片	炔雌醇 0.03	去氧孕烯 0.15	
口服避孕药长效片	复方炔雌醚片	炔雌醚 3.0	氯地孕酮 12.0	自月经周期第 5 天服 1 片，间隔 20d 后再服 1 片，以后每隔 30d 服 1 片
	复方炔诺孕酮二号片（复甲 2 号）	炔雌醚 2.0	炔诺孕酮 10.0	
	三合一炔雌醚片	炔雌醚 2.0	氯地孕酮 6.0	
			炔诺酮 6.0	
探亲避孕药	炔诺酮探亲避孕片		炔诺酮 5.0	探亲当晚服 1 片，连服 14d，超过 14d 改服短效避孕药
	甲地孕酮探亲避孕片 1 号		甲地孕酮 2.0	
	炔诺孕酮探亲避孕片		炔诺孕酮 3.0	
长效针	单方庚炔诺酮注射液		庚炔诺酮 200.0	月经周期第 5 天和第 12 天各肌内注射 1 支，以后每月月经周期第 10～12 天肌内注射 1 支
	复方己酸孕酮	戊酸雌二醇 2.0	己酸孕酮 250.0	
	复方甲地孕酮避孕针	17β-雌二醇 5.0	甲地孕酮 25.0	

3. 舒适度减弱　与类早孕反应、阴道不规则出血等有关。

【护理措施】

1. 一般护理　指导服药者少食多餐，多进富含营养、易消化食物，禁食过甜、味道过浓食品。

2. 心理护理　热情对待患者，详细介绍避孕药的使用方法及其优缺点，帮助患者自主地、无顾虑地选择满意的避孕方法。

3. 用药护理　指导正确选择避孕药并告知服药者正确使用方法，强调按时服药的重要性，避免漏服，以防避孕失败或发生突破性出血。长效避孕针剂使用时，一定要将药液吸尽，以免影响避孕效果。对有禁忌证的患者应耐心帮其选择合适的避孕方法。短效避孕药自月经周期第 5 天始每晚服 1 片，连服 22d 不能间断，如发生漏服，12h 内必须补服，一般停药2～3d 阴道出血（月经），若停药 7d 无阴道出血，于当晚开始第 2 周期用药。若再次无阴道出血，应停药检查原因。

4. 健康指导

（1）指导服药者将避孕药放在阴凉、干燥以及儿童取不到的地方。

（2）告知长期使用长效避孕针或避孕药的妇女，若需停用，应在停药后继续服用短效避孕药 3 个月作为过渡，以免引起月经紊乱。

（3）指导使用长效避孕针者，须观察 15min，无异常方可离开。

（4）服药期间禁用巴比妥、利福平等以免加速药物代谢，影响避孕效果。

（5）告知服药者准备生育时，应在停药后 6 个月受孕；哺乳期妇女不宜使用避孕药。

（6）长期用药者，应每年随访 1 次，若有异常随时就诊。

三、其他避孕方法

(一) 紧急避孕

指无保护性性生活后或避孕失败后几小时或几日内,妇女为防止非意愿性妊娠的发生而采用的补救避孕法。包括放置宫内节育器和口服紧急避孕药。

1. 带铜宫内节育器　在无防护措施的同房后 120h 之内,放入带铜 IUD。其优点为 1 次放置后可作为长期避孕方法使用。

2. 紧急避孕药　在无防护措施的同房后 72h 之内服用紧急避孕药。主要有:①左炔诺孕酮片,无防护措施的同房后 72h 之内口服 1 片(0.75mg),12h 后重复 1 次。②米非司酮,无防护措施的同房后 120h 之内口服 1 片(25mg)。不宜将紧急避孕药物作为常规避孕方法经常使用、反复使用。

(二) 安全期避孕

排卵前后 4~5d 为易妊娠期,其余的时间不易受孕被视为安全期。由于妇女排卵过程可受情绪、健康状况或外界环境等因素影响而推迟或提前,还可能发生额外排卵,因此,安全期避孕法并不十分可靠,失败率高达 20%。

(三) 外用避孕药

通过阴道给药,以杀精或改变精子功能达到避孕的目的。

第二节　输卵管绝育术

绝育是用手术或药物方法,达到永久不孕的目的。女性绝育的主要方法为输卵管绝育术,是通过切断、结扎、电凝、钳夹、环套输卵管或用药物粘堵、栓堵输卵管管腔,使精子与卵子不能相遇而达到绝育。最常用的为经腹输卵管结扎术。

1. 适应证　夫妻双方不愿再生育、自愿接受手术且无禁忌证者;患有严重心脏病、肝脏病等全身性疾病不宜生育者;遗产性疾病不宜生育者。

2. 禁忌证　各种疾病急性期,腹部皮肤有感染灶或急、慢性盆腔感染;24 小时内两次测量体温≥37.5℃;全身状况不良不能耐受手术者;严重的神经官能症。

第三节　终止妊娠

终止妊娠方法包括药物流产、手术流产、中期妊娠引产,是避孕失败的补救措施。

一、药物流产

【护理评估】

1. 适应证　停经≤49d,确诊为宫内妊娠,本人自愿、年龄≤40 岁以下的健康妇女;人工流产术高危因素;对手术流产有恐惧和顾虑心理者。

2. 禁忌证　肾上腺疾病、糖尿病等内分泌疾病,肝、肾功能异常,心血管疾病,青光眼、胃肠功能紊乱、哮喘、高血压及过敏体质,带器妊娠可疑宫外孕,妊娠剧吐等。

【护理诊断/问题】

1. 知识缺乏 与对药物流产知识不了解有关。

2. 焦虑 与担心药物流产效果,对疼痛恐惧有关。

【护理措施】

1. 用药方法 详细告知患者用药的方法、效果、注意事项及可能出现的不良反应,使其做好充分的思想准备,消除紧张心理,以最佳心态接受药物治疗。米非司酮25mg,每日2次口服,连服3d,第4日上午口服米索前列醇600μg。

2. 用药前后注意事项 用药必须空腹、按时,不能漏服,服药期内不可同时服用拮抗前列腺素的药物。用药者在开始出现阴道出血后,大小便时需用专用的便器,排出物及时送给医护人员确诊后,方可离开医院。胚囊排出后3周仍有阴道出血或发热、腹痛应及时到医院就诊。

3. 健康指导 注意外阴清洁,1个月内禁性生活和盆浴,月经恢复后及时落实避孕措施。

二、手术流产

用手术方法终止14周以内的妊娠,包括负压吸宫术和钳刮术。负压吸宫术适用于孕6~10周以内者,钳刮术适用于妊娠11~14周者。

【护理评估】

1. 适应证 因避孕失败要求终止妊娠者或因各种疾病不宜继续妊娠者。

2. 禁忌证 ①各种疾病的急性期或严重的全身性疾患,需待治疗好转后住院手术;②生殖器官急性炎症;③手术当日两次体温在37.5℃以上。

【护理诊断/问题】

1. 焦虑 与对人工流产术知识不了解,害怕疼痛及担心术后恢复有关。

2. 有感染的危险 与术中不注意无菌操作及术后不注意卫生等有关。

3. 潜在并发症 吸宫不全、子宫穿孔等。

【护理措施】

1. 术前护理

(1)心理护理:向患者介绍手术经过及术中需要的配合,教会患者缓解紧张和不适的方法,解除其思想顾虑。

(2)做好用物准备,并嘱患者排空膀胱,取膀胱截石位,常规消毒外阴、阴道。

(3)行钳刮术者,协助医生于术前24h阴道置入导尿管或宫颈扩张棒。

2. 术中护理

(1)检查手术包的消毒有效期,逐层打开,置入消毒棉球于弯盘。

(2)调整好照明灯,协助医生将橡皮管连接于吸引器,及时供应术中所需器械、敷料及药物等。

(3)术中陪伴、关心、体贴患者,指导术时配合,使手术顺利进行。

(4)术中密切观察患者面色、腹痛等情况,及时发现并发症并报告医生。

3. 术后护理

(1)护送患者至观察室休息1~2h,注意腹痛及阴道出血,无异常方可离开。

(2)协助医生检查吸出物,有无绒毛或胚胎组织,是否与妊娠周数相符,有异常情况需将组织送病理检查。

4　并发症及其护理

(1)人工流产综合征:术中由于宫颈管或子宫受到机械性刺激,反射性引起迷走神经兴奋,导致患者头晕、恶心,继而出现面色苍白、出冷汗、血压下降等症状,称人工流产综合征。一旦发生立即给予氧气吸入,静脉注射阿托品 0.5~1mg,必要时暂停手术操作。

(2)子宫穿孔:多由于术者动作粗暴或子宫大小、位置未查清所致。一旦发生,轻者注射子宫收缩药并同时予抗感染治疗。严重的应立即剖腹探查。

(3)吸宫不全及感染:术后仍有部分胚胎组织残留和(或)并发感染。如无感染及时行清宫术,如有感染,予抗生素抗感染治疗,待炎症控制后再行清宫术。

(4)其他:术中出血、漏吸、羊水栓塞等。

5. 健康指导

(1)术后要保持外阴清洁,1 个月内禁止盆浴及性生活。

(2)吸宫术后休息 2 周,钳刮术术后休息 2~4 周,1 个月后随访。

(3)术后如有发热、腹痛、阴道出血多或 10d 后仍有阴道出血,要及时到医院就诊。

讨论与思考

1. 常见的避孕方法有哪些及其避孕机制是什么?

2. 宫内节育器放置术常见并发症有哪些? 如何护理?

3. 如何配合医生处理人工流产手术中常见并发症?

4. 如何接待行药物流产者及对其如何护理?

(常　燕)

第*21*章

妇 女 保 健

学习要点

1. 妇女各期保健要点。
2. 妇女病普查、普治的内容。

第一节 概 述

妇女保健是我国人民卫生事业的一个重要组成部分,其宗旨是维持和促进妇女的身心健康。

一、妇女保健工作的目的和意义

妇女保健工作以预防为主,保健为中心,基层为重点,做到紧密结合临床工作,防、治并举。通过开展以生殖健康为核心的贯穿人生整个过程的保健工作,促进妇女身心健康,降低孕产妇及围生儿病死率,减少患病率和伤残率,控制性传播及某些疾病的发生,提高我国妇女的健康水平。

妇女占了人口总数的 50%,在家庭和社会中起着重要作用,肩负着社会主义现代化建设和生育下一代的双重任务。因此,做好妇女保健工作,保护妇女的身心健康,不仅直接关系到后代健康、家庭幸福,而且关系到我国整个民族素质的提高和计划生育基本国策的贯彻和实施。

二、妇女保健的组织机构

(一)妇女卫生行政机构

卫生部设妇幼卫生司,各省、市、自治区卫生厅(局)设妇幼卫生处,地市卫生局设妇幼卫生科,县卫生局设妇幼保健所,配有妇幼干部。各级行政机构既各负其责又受上一级的领导。

(二)妇女保健专业机构

妇女保健专业机构包括妇产医院,各级妇幼保健院、所、站等。妇幼保健机构的日常业务工作是以临床为基础,将保健、医疗、科研、培训结合起来。健全妇幼保健网是开展妇幼保健工作的必要条件。

第二节　妇女保健工作的任务

妇女保健工作的任务包括:做好妇女各期保健,提高产科质量,积极防治妇女常见病、多发病;定期进行妇女常见病、多发病的普查,建立并健全妇女劳动保护制度;提供优生、优育,落实计划生育政策等。

一、妇女各期保健

1. 青春期　针对青春期女性生理、心理及社会特点,对有关健康行为方面的问题提供保健指导,包括青春期生理、心理卫生和性知识教育。

2. 围婚期　是指围绕结婚前后,为保障婚配双方及其后代健康所进行的一系列保健工作,包括婚前体格检查、异常情况分类指导、婚育知识宣教和婚育保障指导,有利于优生、优育。

3. 生育期　通过对妊娠期、产时、产褥期现象的正确处理,减少因孕育导致的各种疾病;做好计划生育指导,根据妇女的具体情况采取不同措施,避免节育引起的问题;通过对妇女病普查及早发现和治疗疾病,为老年期高质量的生活打下基础。

4. 围生期　是指产前、产时、产后的一段时期,我国对围生期的划分是妊娠满28周至出生后7d之内。

(1)妊娠前保健:指导夫妻双方选择最佳受孕时间。长时间使用避孕药者应改为工具避孕6个月后再受孕;积极治疗对妊娠有影响的疾病;有不良孕产史、遗传病、传染病者接受产前咨询;有严重疾病可能对母儿造成危害者给予医学指导。

(2)妊娠期保健:加强母儿监护,预防和减少妊娠期并发症,确保孕妇和胎儿的安全。

(3)分娩期保健:持续性给予孕妇生理上、精神上的帮助和支持,缓解疼痛和焦虑,做到"五防"(防滞产、防感染、防产伤、防产后出血、防新生儿窒息)、"一加强"(加强对高危妊娠的产时监护和产程处理)。

(4)产褥期保健:预防产后出血、感染。提供健康教育,促进家庭适应和产后亲子关系的建立,进行产后检查和计划生育指导。

(5)哺乳期保健:促进和支持母乳喂养。对哺乳期妇女进行定期访视;评估母乳喂养及婴儿生长发育情况;指导母亲在哺乳期合理用药及采取正确的避孕措施。

5. 围绝经期　介绍围绝经期生理卫生常识,常见病和多发病,指导合理饮食,保持乐观情绪,定期接受妇科检查,遇有异常情况应及时就诊;保持外阴清洁以预防感染;对绝经后阴道出血者尽快明确诊断以排除恶性病变。坚持进行缩肛运动,每天2次,每次10分钟,可预防子宫脱垂和张力性尿失禁。

6. 老年期　鼓励老年期妇女适当参加社会活动,继续从事力所能及的工作,保持良好的情绪状态。注意营养平衡,以防止体重增长过多及心血管疾病的发生。

二、妇女病普查、普治

对 30 岁以上已婚妇女定期开展普查、普治工作，中老年妇女以防癌为重点，普查时间一般为 2~3 年 1 次。早期发现并及时治疗无明显临床症状的妇女常见病、多发病。通过对普查资料的流行病学分析，可寻找病因、制定防治措施，降低发病率、提高治愈率。

三、妇女劳动保护

我国政府十分重视保护劳动妇女和下一代的健康，制定了一系列法规，以确保女职工在劳动中的安全和健康。如《女职工劳动保护规定》《女职工保健工作暂行规定》《女职工生育待遇若干问题的通知》《中华人民共和国妇女权益保障法》《中华人民共和国母婴保健法》《中华人民共和国母婴保健法实施办法》等。对于妇女劳动保护法规，各级妇幼保健部门有责任和义务协助有关部门具体实施并进行监督，同时各级卫生部门、工会、妇联组织也有权对执行情况进行监督。

四、优生优育与计划生育指导

认真推行优生优育工作，开展遗传咨询服务。对出生缺陷、遗传病做到早诊断、早处理。开展围生期保健工作，使孕、产妇得到系统管理。对胎儿生长发育状况及高危孕妇加强监护，防治妊娠合并症及并发症。提倡住院分娩，普及科学接生，正确处理产程，减少并发症的发生。提高新生儿窒息的抢救水平，降低围生儿和孕、产妇的病死率。对育龄妇女开展计划生育的健康教育和技术咨询，严格掌握节育手术的适应证和禁忌证，减少预防手术并发症的发生，确保受术者的健康。

讨论与思考

1. 妇女病普查、普治的对象是哪些人？妇女常见病、多发病有哪些？
2. 为保护女职工在劳动中的安全和健康，我国有哪些具体规定？

（常　燕）

第22章

妇产科常用护理技术

学习要点

妇产科常用护理技术的目的、物品准备、操作步骤、注意事项。

第一节　会阴擦洗

【目的及适应证】

保持病人会阴部清洁；促进会阴伤口的愈合；防止生殖系统、泌尿系统逆行性感染。常用于妇产科手术后留置导尿管者、产后会阴有伤口者、产后1周内的产妇、外阴阴道手术后、急性外阴炎病人、长期卧床病人等。

【用物准备】

1. 一次性会阴垫或橡皮布1块，冲洗壶1个，便盆1只。

2. 会阴擦洗包1个，内含消毒治疗巾1块，无菌镊子或止血钳2把，无菌弯盘2只，无菌干纱布2块，无菌棉球若干。

3. 消毒液500ml（如0.1%苯扎溴铵、0.05%聚维酮碘或1:5 000高锰酸钾溶液）。

【操作步骤】

1. 向病人做好解释工作，用屏风与其他病人遮挡。嘱病人排空膀胱，脱下一侧裤腿，取膀胱截石位，暴露会阴部。冬季注意保暖。

2. 在病人臀下垫一次性会阴垫或橡皮单，会阴擦洗包置于床旁。

3. 左手持镊子夹取干净的药液棉球，右手持镊子从下方夹取棉球进行会阴擦洗。擦洗顺序：第1遍自上而下，由外向内，依次为阴阜、大腿内上1/3、大小阴唇、会阴、肛周、肛门，初步擦净会阴部的血迹和分泌物。第2遍由内向外，或以伤口为中心进行擦洗。第3遍顺序同第2遍。一个棉球限用1次。最后用干纱布擦干。

4. 收拾物品，整理床铺，臀下换上无菌会阴垫。

重点提示

会阴擦洗的顺序:第一遍自上而下,由外向内;第二遍由内向外或以伤口为中心;第三遍同第二遍。

【注意事项】

1. 擦洗棉球温度适宜,动作轻柔,顺序准确。

2. 擦洗时注意观察会阴伤口情况,有无红肿、分泌物,发现异常及时记录并报告医生。

3. 对留置导尿管的病人,要将尿道口周围擦洗干净,并注意观察导尿管是否通畅,有无脱落、打结等情况。

4. 每次会阴擦洗前后,护理人员均应洗净双手。会阴伤口有感染者应最后擦洗,避免交叉感染。

5. 会阴擦洗一般每日 2 次,大便后随时擦洗。

6. 如行会阴冲洗,先将便盆置于病人臀下,以消毒干纱布遮挡阴道口,然后左手持冲洗壶、右手用镊子夹持消毒棉球,一边冲洗一边擦洗,顺序同会阴擦洗第一遍。冲洗完毕,取下阴道口纱布,干纱布擦干局部,撤掉便盆,换上无菌会阴垫,整理床铺。

第二节　阴道灌洗

【目的及适应证】

促进局部血液循环,减少阴道分泌物,有清洁、收敛、消炎、热疗的作用,有利于炎症的消退。常用于各种阴道炎、慢性宫颈炎的局部治疗;子宫切除术及阴道手术术前的常规准备。

【用物准备】

1. 所用物品　带橡皮管(管上带调节阀)的灌洗筒一个,冲洗头一个,窥阴器一个,弯盘一个,便盆一个,长镊子 2 把,无菌干纱布若干,橡皮单 1 块,一次性手套 1 副,输液架 1 个。

2. 灌洗液　常用灌洗液有:0.05%聚维酮碘溶液,0.1%苯扎溴铵溶液,1:5 000高锰酸钾溶液,2%~4%碳酸氢钠溶液、1%乳酸溶液、0.5%醋酸溶液等,根据病情需要选用。

【操作步骤】

1. 向病人做好解释工作,以取得配合。病人排空膀胱后,脱下一条裤腿,取膀胱截石位仰卧于检查床上,臀下垫橡皮单和便盆。

2. 根据病情需要配置灌洗液 500~1 000ml,水温 41~43℃,将灌洗桶挂于输液架上,桶高距检查床 60~70cm。

3. 操作者戴手套,右手持冲洗头,先冲洗外阴部,然后用左手分开小阴唇,将冲洗头缓缓插入至阴道后穹隆,边冲洗边上下左右移动冲洗头。或用窥阴器暴露宫颈后再冲洗,边冲洗边转动窥阴器,将整个阴道侧壁及阴道穹隆冲洗干净。最后将窥阴器向下按压,流出阴道内的残留液。当灌洗液剩约 100ml 时,夹住皮管取出冲洗头,再次冲洗外阴,然后扶病人坐起,使阴道内残留液体流出。

4. 干纱布擦净外阴,撤去便盆,整理用物。

【注意事项】

1. 灌洗桶与床沿的距离不应超过 70cm,避免压力过大,水流过快,灌洗液与局部作用不充分或污物进入子宫腔。

2. 灌洗液温度以 41~43℃为宜,动作要轻柔,灌洗头不要插入过深,避免损伤阴道壁和宫颈组织。

3. 使用窥阴器灌洗时,应轻轻转动窥阴器,使得灌洗液能够到达阴道各部。

4. 妇产科手术 2 周或产后 10d 后的病人,若合并阴道分泌物混浊、有臭味、伤口愈合不良等,可行低位灌洗,灌洗桶距床沿不超过 30cm,以免损伤阴道伤口或污物进入子宫腔。

5. 未婚女性可用导尿管进行灌洗,不能用窥阴器。

6. 月经期、阴道出血、产后 10d 内、人工流产术后宫颈内口未关闭者,不宜行阴道灌洗。宫颈癌有活动性出血者禁止阴道灌洗。

> **重点提示**
>
> 　灌洗桶距床沿的高度不超过 70cm(低位灌洗不超过 30cm);水温 41~43℃;月经期、阴道出血、产后 10d 内、人工流产术后宫颈内口未关闭者,不宜行阴道灌洗。宫颈癌有活动性出血者禁止阴道灌洗,可行会阴擦洗。

第三节　会阴湿热敷

【目的及适应证】

促进局部血液循环,促进局部组织生长和修复,达到止痛、消炎、促进伤口愈合的目的。常用于会阴水肿、会阴血肿的吸收期、会阴伤口硬结等病人。

【用物准备】

会阴擦洗包 1 个,一次性会阴垫或橡皮单 1 块,棉垫 1 块,医用凡士林适量,煮沸的 50% 硫酸镁溶液,热水袋或电热包或红外线灯 1 个。

【操作步骤】

1. 向病人做好解释工作,以取得配合。嘱病人排空膀胱,脱下一条裤腿,取膀胱截石位,臀下垫一次性会阴垫或橡皮单,注意保暖。

2. 行会阴擦洗擦去局部污垢。

3. 在病变部位涂一薄层凡士林,盖上无菌纱布,然后敷上浸有 50% 硫酸镁的湿热纱布,再盖上棉垫保温,可将热水袋或电热包或红外线灯置于棉垫外,加强保温效果。

4. 一般 3~5min 更换一次湿热纱布(有保温措施的,可适当延长更换时间),一次热敷时间为 15~30min,每日 2~3 次。

5. 热敷结束,整理床单和用物,为病人更换新的会阴垫。

【注意事项】

1. 湿热敷的面积一般为病灶的 2 倍。

2. 湿热敷的温度一般为 41~48℃,注意防止烫伤,对休克、昏迷、术后感觉不灵敏的病人尤应注意。

重点提示

会阴湿热敷的面积为病灶的 2 倍,温度一般为 41~48℃,注意防止烫伤。

第四节　阴道及宫颈上药

【目的及适应证】

使药物直接作用于病变部位,达到治疗的目的。常用于各种阴道炎、子宫颈炎及子宫全切术后阴道残端炎的治疗。

【用物准备】

同阴道灌洗用物,另备带线棉球 1 个,消毒长棉签 1 个,干棉球若干,各种剂型药物,喷雾器等。

【操作步骤】

1. 向病人做解释工作,以取得配合。嘱病人排空膀胱,脱去一条裤腿,以膀胱截石位仰卧于检查床上。

2. 行阴道灌洗后,擦干宫颈及阴道穹隆,根据病情及药物剂型采取不同的上药方法。

(1)纳入法:栓剂、丸剂、片剂、胶囊等可直接将药物置于阴道,用带线棉球堵住,线尾露于阴道口外,12h 后自行取出。也可指导病人自行放置,睡前戴无菌手套,以示指将药物推入阴道后壁直至示指完全伸入为止。常用于阴道炎、宫颈炎的治疗。

(2)涂擦法:药液或膏剂可用长棉签均匀涂擦于阴道或宫颈病变部位。常用于阴道炎、宫颈炎的治疗。

(3)喷洒法:粉剂可用喷雾器直接喷洒于阴道或宫颈,常用于阴道炎的治疗。

(4)宫颈棉球上药法:窥阴器暴露宫颈,长镊子夹持蘸药的带线棉球压迫宫颈表面,片刻后取出窥阴器和长镊子,将带线棉球留于阴道内,尾线露出于阴道口外,12~24h 后自行取出。适用于宫颈急性或亚急性炎症伴出血者。

【注意事项】

1. 上药的棉签必须捻紧,涂药时向一个方向转动,避免棉花脱落。

2. 栓剂、片剂、胶囊等最好在晚上临睡前上药,避免其脱出,影响疗效。

3. 未婚女性上药时不可使用窥阴器,可用长棉签轻轻涂擦。

4. 月经期或阴道流血时不宜上药,用药期间禁止性生活。

第五节　坐　　浴

【目的及适应证】

借助水温和药物的作用,促进局部血液循环,减少炎性渗出,缓解疼痛,有利于组织修复。常用于各种妇科炎症的局部治疗、外阴阴道手术的术前准备。常用的有:①热浴,水温在 41～43℃,可先熏蒸后坐浴,适用于急性炎症有渗出者,临床最多用;②温浴,水温在 35～37℃,适用于慢性盆腔炎、外阴阴道手术的术前准备;③冷浴,水温在 14～15℃,适用于膀胱阴道松弛、性功能障碍等,持续 2～5min 即可。

【用物准备】

坐浴盆 1 个,30cm 高的坐浴架 1 个,无菌纱布若干,坐浴液 2 000ml(常用药液同阴道灌洗,根据病情选用)。

【操作步骤】

根据病情配制好坐浴液 2 000ml,置于坐浴架上。嘱病人排空膀胱,将臀部和外阴部浸泡于坐浴液中,一般 20min 左右。结束后用干纱布擦干外阴,整理用物,消毒坐浴盆。

【注意事项】

1. 坐浴液应严格按浓度配制,浓度过低影响疗效,过高易损伤黏膜。

2. 坐浴前先将外阴及肛周擦洗干净,坐浴时臀部完全浸泡于药液中。

3. 坐浴水温要适宜,热浴保持在 41～43℃。

4. 月经期、阴道流血、孕妇及产后 7d 内禁止坐浴。

讨论与思考

1. 简述会阴擦洗的顺序、范围。

2. 阴道灌洗的注意事项是什么?

3. 叙述会阴湿热敷的护理操作要点。

(张建红)

实 训 指 导

实训一　女性生殖系统解剖技能训练

【目的】

1. 掌握正常女性骨盆的结构和分界及骨性标志。

2. 掌握正常女性内、外生殖器解剖结构。

3. 了解内生殖器与邻近器官的关系。

【训前准备】

1. 正常女性骨盆模型、内外生殖器模型、女性内生殖器与邻近器官模型。

2. 女性内、外生殖器、骨盆解剖挂图。

【方法与步骤】

1. 模型示教

(1)女性骨盆

骨盆的结构:骶骨、尾骨、左右两块髋骨位置及组成。

骨盆的分界线:前为耻骨联合上缘中点,两侧为髂耻线,后为骶岬上缘中点。

骨性标志:髂前上棘、髂嵴、耻骨弓、骶骨岬、坐骨结节、坐骨棘、坐骨切迹、骶尾关节、骶髂关节、髂耻粗隆、耻骨联合。

(2)女性生殖器

外生殖器:阴阜、大阴唇、小阴唇、阴蒂、阴道前庭解剖结构。

内生殖器:阴道、子宫、输卵管、卵巢解剖结构。

内生殖器邻近器官:膀胱、尿道、输尿管、直肠、阑尾位置。

2. 分组训练　学生分组用模型辨认骨盆及内、外生殖器解剖结构及其邻近器官,教师巡回矫正反馈。

【总结】

1. 实训结果检测　抽查学生指认内、外生殖器及邻近器官部位,说出骨盆的结构、分界及各个平面径线,学生评价,教师点评,将检测结果作为小组成绩。

2. 作业　完成实践报告,总结学习体会。

(杨　洋)

实训二　产前检查技能训练

【目的】

1. 掌握骨盆外测量的方法及各径线的正常值。

2. 掌握腹部四步触诊的目的、方法及步骤。

3. 培养学生关爱、体贴孕妇的态度,在实践中能体现团队协作精神。

【训前准备】

1. 物品准备　骨盆模型、孕妇模型、检查床、骨盆测量器、记录纸、笔、多媒体教学资料。

2. 检查者准备　协助孕妇摆好体位。

【方法与步骤】

1. 观看多媒体教学资料

2. 教师示教

(1) 骨盆外测量

1) 髂棘间径:取伸腿仰卧位,测量两侧髂前上棘外缘间的距离,正常值为23~26cm。

2) 髂嵴间径:取伸腿仰卧位,测量两侧髂嵴外缘间最宽的距离,正常值为25~28cm。

3) 骶耻外径:取左侧卧位,右腿伸直左腿屈曲,测量耻骨联合上缘中点至第5腰椎棘突下(相当于腰骶部米氏菱形窝的上角或髂嵴最高点与脊柱交点下1.5cm处)的距离,正常值为18~20cm。是骨盆外测量中最重要的径线。

4) 坐骨结节间径:又称出口横径。取仰卧位,两腿屈曲双手抱膝。测量两侧坐骨结节内侧缘间的距离,正常值为8.5~9.5cm,平均9cm。

5) 耻骨弓角度:用两手拇指尖斜着对拢,放于耻骨联合下缘,左、右两手拇指平放在耻骨降支的上面,测量两拇指之间的角度即为耻骨弓角度。正常为90°。

(2) 腹部四步触诊法

通过四步触诊检查了解子宫大小、胎产式、胎先露、胎方位及胎先露是否衔接。前三步检查时检查者面向孕妇,第四步检查时面向孕妇足部。

第一步:判断宫底的高度及宫底部的胎儿部分。检查者双手置于孕妇的子宫底部,了解子宫外形,手测宫底高度,估计宫底高度与孕周是否相符,再以双手指腹交替轻推,分辨宫底处的胎儿部分,圆而硬有浮球感的为胎头,宽而软且形状不规则为胎臀。

第二步:分辨胎背及四肢的位置。检查者两手分别置于孕妇的腹部左右两侧,一手固定,另一手轻轻深按检查,两手交替进行触诊,若触及平坦饱满的部分为胎背,高低不平的部分为胎儿的肢体。

第三步:了解胎先露及先露是否衔接。检查者右手拇指与其余四指分开,置于孕妇的耻骨联合上方握住胎先露部,查清是胎头或胎臀,并左右推动确定胎先露是否衔接,若胎先露部可以左右移动,表示尚未衔接入盆;若已衔接,则胎先露部不能被推动。

第四步:核对先露部及其入盆程度。检查者面向孕妇的足端,两手分别置于胎先露部的两侧,向骨盆入口方向轻轻摇晃并向下深按,复核先露部的诊断是否正确,并确定先露部入盆的程度。

3. 学生分组训练

【总结】

1. 实训结果检测　每个实训小组中抽出一名学生演示,由学生评价,教师对学生操作进行讲评,将结果作为小组实训成绩。

2. 作业　完成实训报告,总结实训体会。

(韩桂芬)

实训三　正常分娩妇女的护理训练

【目的】

1. 能独立进行接产前准备工作(外阴冲洗、消毒、铺巾)。

2. 在模型上初步掌握接产的操作方法、保护会阴的技巧、胎盘胎膜的检查,学会对新生儿清理呼吸道、结扎脐带、穿衣及打包。

3. 操作过程中树立严格的无菌观念,体现对产妇的关心、爱护。

【训前准备】

产妇模型、新生儿模型、会阴冲洗盘 1 只,无菌冲洗罐 2 个(内装温开水、消毒液)、消毒镊子、无菌持物桶 1 个(装卵圆钳 3 把)、无菌弯盘 1 只(内装无菌纱布或大棉球)、产包、带盖方形储盒 1 个(内装软皂液棉球若干)、便盆 1 个、消毒液(75% 乙醇、0.2% 呋喃西林或 0.05% 碘伏溶液)、棉球若干、新生儿衣被、手腕带 2 条、出生记录单等。吸痰管 1 副或洗耳球 1 个。

【方法与步骤】

1. 观看多媒体教学资料

2. 教师示教

(1)会阴冲洗消毒:产妇取膀胱截石位仰卧产床上,臀下放置便盆。

第 1 遍:操作者手持 1 把无菌卵圆钳,夹消毒纱布 1 块或大棉球 1 个蘸软皂液,擦洗外阴部,顺序是大阴唇、小阴唇、阴阜、阴蒂、大腿内上 1/3、会阴及肛门周围。

第 2 遍:操作者一手持第 2 把无菌卵圆钳,夹消毒纱布 1 块或大棉球 1 个置阴道口,另一手持装有温开水的无菌冲洗罐冲洗外阴部的皂液,注意防止液体进入阴道。顺序是由上至下,由外向内。

第 3 遍:操作者手持第 3 把无菌卵圆钳夹消毒纱布 1 块或较大棉球 1 个遮挡阴道口,用消毒液冲洗消毒外阴部,防止消毒液进入阴道。顺序和方法同上,最后移去便盆。

(2)铺无菌巾:接生者按无菌操作常规洗手、戴手套、穿手术衣后,打开产包,铺好消毒巾准备接生。先铺臀下,继之覆盖大腿(先近侧后远侧),最后盖下腹,露出外阴部。

(3)接生的护理配合(详见教材正文第 4 章第四节)

1)保护会阴,协助胎儿娩出

2)清理新生儿呼吸道

3)新生儿阿普加评分

4)脐带处理

5)协助胎盘胎膜娩出

6)检查胎盘胎膜

7)检查软产道

8)产后 2h 观察护理

3. 学生分组练习,教师巡回指导

【注意事项】

1. 态度认真,注意用关心体贴的语气指导产妇配合。

2. 操作规范,程序正确,注意无菌观念。

3. 实践结束后,重新打好产包,将所有物品归位,养成良好的工作习惯。

【总结】

1. 实训结果检测　选举小组内学生代表模拟操作,由学生进行评价,教师最后确认,并将结果作为操作成绩。

2. 作业　写出实践体会,完成实践报告。

(梁　静)

实训四　异常孕产妇的护理(一)

【目的】

1. 通过案例分析或临床见习,学会运用护理程序对妊娠期并发症、妊娠期合并症妇女进行护理评估,并对收集的资料进行分析、整理,列出护理诊断,制定相应的护理目标和护理措施。

2. 实践过程中能够体现出关心、爱护患者的良好医德和团结协作精神。

【准备】

1. 选择典型病例

2. 联系医院病房,组织学生临床见习

【方法与步骤】

1. 病例展示(或到医院病房见习典型案例)

病例1:某女,36 岁,今晨起大便时突然下腹疼痛,急来医院就诊,面色苍白,脉细速。血压 80/50mmHg,腹部检查明显压痛和反跳痛,叩诊有移动性浊音。妇科检查:可触及阴道后穹饱满、触痛、宫颈举痛、子宫稍大,一侧附件可触及边界不清、压痛明显的包块。询问病史:停经 43d,G_3P_1,急查尿 hCG(+)。

病例2:某初孕妇,23 岁,因停经 37 周,心悸、气短 2 周,阵发性呼吸困难 3d 入院。妊娠期定期产前检查未发现异常,2 周前无诱因出现心悸、气短、乏力,休息后略好转。近 3d 上述症状加重,夜间醒来需到窗口呼吸新鲜空气,来诊收入院。既往有风湿性心脏病。

体格检查:体温 36.4℃、脉搏 112 次/分、呼吸 24 次/分、血压 120/80mmHg。神清,口唇轻度发绀。心界向左扩大,心尖区可闻及舒张期中、晚期隆隆样杂音,双肺底可听到持续性湿啰音。产科检查:宫高 31cm,腹围 89cm,胎位 LOA,胎心率 132 次/分。头先露,已入盆。骨盆外测量正常。

辅助检查:血常规:血红蛋白 113g/L,白细胞 $13.2×10^9$/L,尿常规正常。心电图为窦性心动过速,P 波增宽,电轴右偏。超声心动图诊断为风湿性心脏病、二尖瓣狭窄。

2. 学生分组讨论　对每个病例进行护理评估,列出护理诊断,制定护理目标和护理措施。

【总结】

1. 实训结果检测　每组学生派代表汇报小组讨论结果,说出该案例的护理诊断、护理目标和护理措施,老师对小组讨论结果进行点评,并将结果作为小组成绩。

2. 作业　完成实验报告,制定护理计划,总结学习体会。

(吴　芳)

实训五　异常孕产妇的护理(二)

【目的】

1. 学会运用护理程序方法对异常分娩和分娩期并发症妇女进行护理评估,并对收集的资料进行分析、整理,列出护理诊断,制定相应的护理目标和护理措施。

2. 实践过程中能够体现出关心、爱护患者的良好医德和团结协作精神。

【准备】

1. 选择典型病例

2. 联系医院病房,组织学生临床见习

【方法与步骤】

1. 病例展示(或到医院病房见习典型案例)

病例1　某女士,25 岁,孕 1 产 0,宫内妊娠 38^{+6}周,阵发性腹痛 18h 入院。该孕妇近 2d 来一直睡眠差,进食少。查体:血压 124/86mmHg,心率 86 次/分,心肺正常。产科检查:宫缩 20~30s/5~6min,胎心率 140 次/分,先露 S^{-1},宫口开大 1cm,胎位 LOA,胎膜未破。

病例2　某女士,G1P0,孕 37 周,骨盆外测量:骶耻外径 18.5cm,髂前上棘间径 23cm,坐骨结节间径 7.5cm,坐骨结节间径与出口后矢状径之和 14cm,肛门检查:骶骨板弯曲好,骨盆内聚,坐骨棘间径约 9cm,胎儿估计 3000g,头浮,胎心率 140 次/分。

病例3　初产妇,孕足月,规律宫缩 16h,肛门检查宫口开大 6cm,宫缩转弱,每 25~30s/5~6min,两小时后,宫口仍开大 6cm,S$^{-0.5}$。

病例4　初产妇,35 岁,妊娠 40 周,规律宫缩 18h,宫口开大 3cm,胎头 S^{-1},胎头大囟门位于骨盆右前方,胎心率 108 次/分。

病例5　经产妇,35 岁,孕 3 产 2,停经 39^{+4}周。今日下午 2 点左右在家自然分娩。产后胎盘滞留,接生员多次想取出胎盘而未成功,当时出血较多(估计出血量 1500ml),即用急救车送至县医院。检查:脉搏 118/min、呼吸 28/min、血压 80/40mmHg。神清,面色苍白,心肺正常,肝脾未及,双下肢水肿(+)。产科情况为宫底脐上 2 横指,子宫有收缩感,轻压痛,外阴可见活动性出血,脐带断端夹一止血钳。辅助检查:血常规血红蛋白 60g/L,凝血功能检查正常。

病例6　某孕妇,36 岁,身高 145cm,孕 2 产 1,现妊娠 40 周。10h 前出现规律腹痛,到私人诊所分娩,4h 前宫口开全并见胎儿头发,1h 后胎儿仍未娩出。接产人员将 10U 宫缩药加入 5% 葡萄糖液 500ml 内静脉点滴,30min 后产妇感下腹疼痛难忍,查体见下腹出现一凹陷,胎心率 108 次/分。接产人员用力按压产妇腹部,试图协助胎儿娩出,但产妇突然感到剧烈疼痛,大呼一声,随即腹痛感减轻,继之出现持续性腹痛,全身冷汗。急测血压 80/40mmHg,脉搏 12 次/分,呼吸 24 次/分。产妇脸色苍白,表情淡漠,全腹压痛明显,腹壁下可触及胎儿肢体,未闻及胎心音,阴道有少量流血。

病例7　某产妇,28 岁,孕 1 产 1,足月分娩,分娩中第二产程延长,行会阴侧切助产一男婴,体重 3900g,胎盘于产后 40min 自然娩出,产后观察:产妇阴道流出暗红色血,伴有血块,触摸子宫大而软,宫底升高,产妇出现眩晕、打哈欠、口渴、烦躁不安;继之出现四肢湿冷、面色苍白、脉搏 110 次/分,血压 80/50mmHg,呼吸急促等表现。

2. 学生分组讨论　对每个病例进行护理评估,列出护理诊断,制定护理目标和护理措施。

【总结】

1. 实训结果检测　每组学生派代表汇报小组讨论结果,说出该病例的护理诊断、护理目标和护理措施,教师对小组讨论结果进行点评,并将结果作为小组成绩。

2. 作业　完成实验报告,制定护理计划,总结学习体会。

（张英艳）

实训六　新生儿窒息复苏

【目的】

1. 能在模型上进行新生儿窒息复苏术的模拟操作和护理。

2. 实践过程中能够体现出关心、爱护患者的良好医德和团队协作精神。

【训前准备】

1. 物品准备　新生儿模型、气管插管、吸痰管、吸氧面罩、远红外线保温台、急救药品等。

2. 操作人员准备　洗手、戴口罩、衣帽整齐,戴无菌手套。

【方法与步骤】

1. 观看多媒体教学资料

2. 教师示教　运用新生儿模型进行。

(1)初步复苏　详见第11章第二节课本内容。

(2)新生儿窒息复苏流程图(附图)。

3. 学生分组训练　学生分组利用新生儿模型进行新生儿复苏的训练,要求边叙述边操作,并体现出对新生儿的关心体贴。教师巡回指导,矫正反馈。

【总结】

1. 实践结果检测　每组随机抽取1人操作,由学生评价、教师确认,并将结果作为小组成绩。

2. 作业　完成实践报告,总结学习体会。

新生儿窒息复苏步骤和程序

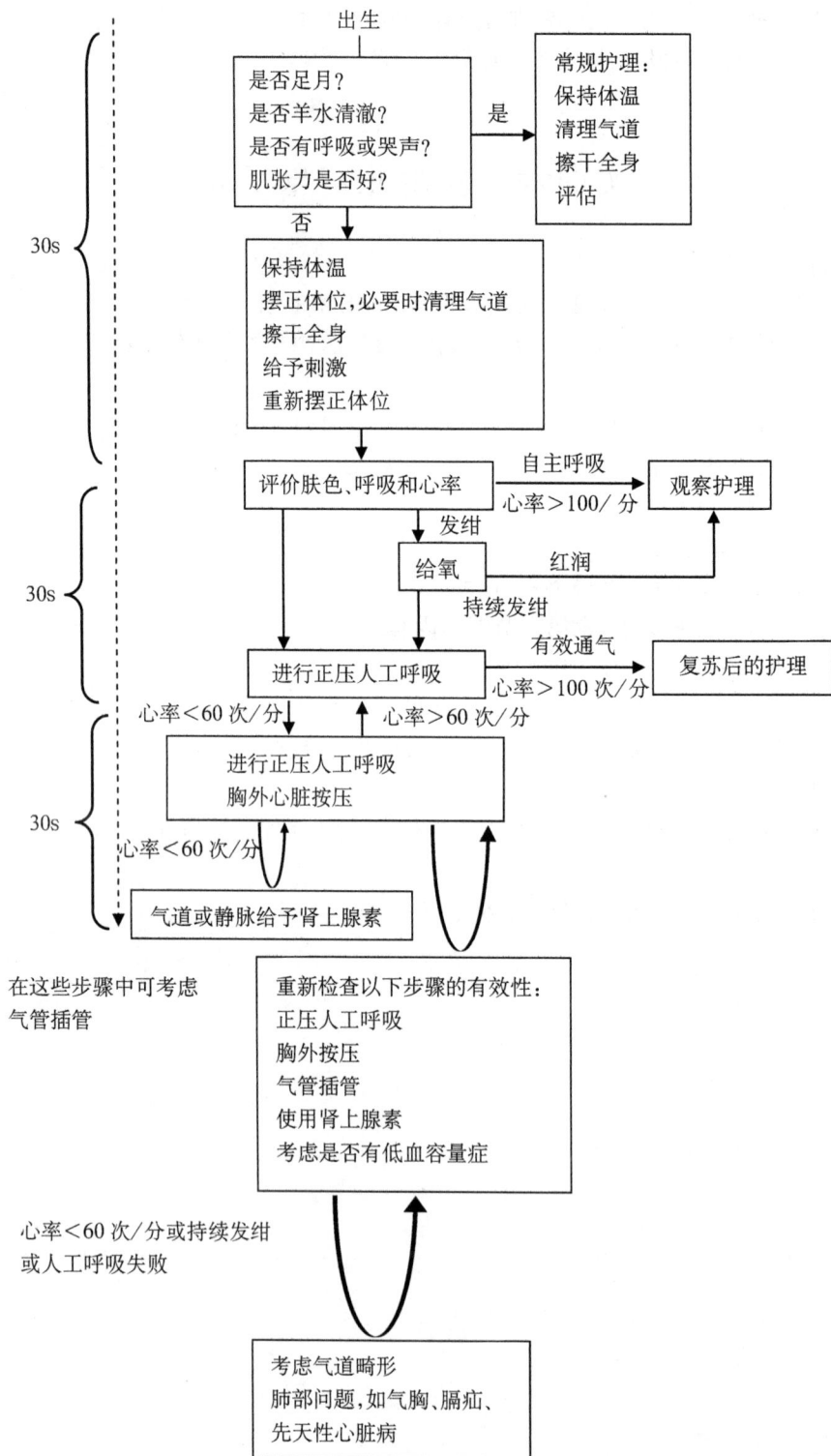

出生

是否足月？
是否羊水清澈？
是否有呼吸或哭声？
肌张力是否好？

是 → 常规护理：
保持体温
清理气道
擦干全身
评估

否

30s

保持体温
摆正体位，必要时清理气道
擦干全身
给予刺激
重新摆正体位

评价肤色、呼吸和心率 —— 自主呼吸 心率>100/分 → 观察护理

发绀

给氧 —— 红润 →

持续发绀

30s

进行正压人工呼吸 —— 有效通气 心率>100 次/分 → 复苏后的护理

心率<60 次/分 心率>60 次/分

进行正压人工呼吸
胸外心脏按压

30s

心率<60 次/分

气道或静脉给予肾上腺素

在这些步骤中可考虑
气管插管

重新检查以下步骤的有效性：
正压人工呼吸
胸外按压
气管插管
使用肾上腺素
考虑是否有低血容量症

心率<60 次/分或持续发绀
或人工呼吸失败

考虑气道畸形
肺部问题，如气胸、膈疝、
先天性心脏病

（吴　芳）

实训七　妇科常用检查方法和护理

【目的】

1. 学会妇科检查的物品准备和护理配合。

2. 初步学会常用妇科检查的方法、操作步骤。

3. 培养学生关心、爱护患者的人文精神。

【训前准备】

1. 物品准备　妇科检查模型、阴道窥器、润滑油、无菌手套、消毒容器、长镊、卵圆钳、长棉签、碘伏棉球、生理盐水、宫颈刮板、细胞刷、一次性臀垫、一次性垫单、器具浸泡桶、污物桶、照明灯、屏风、妇科检查床等。

2. 检查者准备　衣帽整洁,洗手,戴口罩。

【方法与步骤】

1. 观看多媒体教学资料

2. 教师示教　运用模型进行示范教学。首先嘱患者排空膀胱,协助其脱去一侧裤腿,平卧于检查台上取膀胱截石位,两手平放于身旁,使腹肌放松。检查者站立于患者两腿之间,面向受检者。

(1)外阴检查:观察外阴发育情况、阴毛多少及分布类型。观察有无畸形、溃疡、赘生物或肿块。戴无菌手套,分开小阴唇,暴露阴道前庭,观察尿道口、阴道口、处女膜。让患者用力向下屏气,观察有无阴道前后壁膨出、子宫脱垂或者尿失禁等。

(2)阴道窥器检查:右手持阴道窥器,将其前后两页合拢,用润滑剂加以润滑,左手拇指示指将大小阴唇分开后,将窥器斜行沿阴道后壁缓慢插入阴道内,边推边将窥器转正并逐渐打开,暴露宫颈、阴道及穹隆部。若行宫颈刮片及阴道分泌物检查时,应于此时采集标本。检查完毕合拢窥器上下两叶后取出。

检查目的:①观察阴道的黏膜颜色、皱襞,有无溃疡、囊肿等,注意阴道分泌物的量、颜色、性状,有无臭味;②观察宫颈的大小、色泽、形状,有无糜烂、裂伤、息肉、肿物和出血。

(3)双合诊:检查者右手的示指和中指放入阴道内,左手放于腹部配合检查,可触诊阴道、子宫、输卵管、卵巢、宫旁结缔组织、盆腔内壁。

(4)三合诊:检查者戴无菌手套的右手中指涂润滑油插入直肠,示指放入阴道,左手放于下腹部配合检查。了解盆腔后壁、子宫后壁、直肠子宫凹陷、宫骶韧带有无病变及病变浸润的范围等。

(5)直肠-腹部诊:检查者将一手示指伸入直肠,另一手在腹部配合检查。与双合诊检查目的相同,主要用于无性生活史或阴道闭锁者。

(6)检查后记录:依次为外阴、阴道、子宫颈、子宫、附件(左右两侧情况分别记录)。

3. 学生分组训练　学生分组利用模型进行训练,要求边叙述边操作,并体现出对受检者的关心体贴。教师巡回指导,矫正反馈。

【总结】

1. 实训结果检测　随机抽取学生模拟操作,并有其余学生进行评价,教师最后确认。

2. 作业　写出实践体会,完成实践报告。

(杨　丽)

实训八　妇科疾病患者的护理

【目的】

1. 学会运用护理程序方法对妇科疾病妇女进行护理评估,并对收集的资料进行分析、整理,列出护理诊断,制定相应的护理目标和护理措施。

2. 实践过程中能够体现出关心、爱护患者的良好医德和团结协作精神。

【准备】

1. 选择典型病例

2. 联系医院病房,组织学生临床见习

【方法与步骤】

1. 病例展示(或到医院病房见习典型案例)

病例1　某女,56岁,孕1产0,外阴痒1周,白带乳块状,妇科检查:外阴正常,阴道黏膜表面有白色片状薄膜,子宫及附件无压痛。实验室检查:血红蛋白108g/L,白细胞总数 $4.5×10^9$/L,中性0.7,淋巴0.3,阴道分泌物镜检发现真菌菌丝。

病例2　某女,45岁,月经增多、经期延长已2年,伴头晕、心悸。皮肤黏膜较苍白。妇科检查:子宫如孕3个月大,B型超声检查提示子宫肌瘤。实验室检查:血红蛋白80g/L,白细胞总数 $4.0×10^9$/L,中性0.6,淋巴0.4。

病例3　某女,26岁,平时月经规则,现停经2月余,阴道流血10天。妇科检查:子宫如妊娠14周大,软,轻压痛,双侧附件区触及5cm囊性包块,壁薄活动好,无压痛。血 hCG 增高明显。

病例4　某女士,30岁。孕2产0。诉:13岁来月经,28~30岁1次,每次6天,量中等,无痛经。但从2年前第二次人流后出现痛经,而且逐渐加重,现在无法忍受,必须肌内注射哌替啶(杜冷丁)方能缓解。经量增多,经期延长,至今未孕。妇科检查:子宫后位固定,略大;直肠子宫凹陷触痛明显。右侧附件处可触及与子宫相连的不活动的包块,有轻压痛。实验室检查:血红蛋白98g/L,白细胞总数 $5.0×10^9$/L,中性0.7,淋巴0.3。

病例5　某女士,34岁,自诉有肿物脱出阴道2年,经常有下坠感和腰骶酸痛。追问病史,2年前有难产史、孕期中度贫血史及便秘史。妇科检查:外阴正常,嘱病人屏气用力,可见宫颈已脱出阴道口,宫体仍在阴道内。

病例6　某女士,30岁。发育良好,婚后2年未孕。嘱病人自测基础体温3个月,呈双相。妇科检查:子宫大小正常,左侧附件处稍增厚,略有压痛。实验室检查:子宫内膜病理为分泌期改变。男方精液常规检查为正常。子宫输卵管碘油造影:左侧输卵管不通。

2. 学生分组讨论　对每个病例进行护理评估,列出护理诊断,制定护理目标和护理措施。

【总结】

1. 实训结果检测　每组学生派代表汇报小组讨论结果,说出该病例的护理诊断、护理目标和护理措施,教师对小组讨论结果进行点评,并将结果作为小组成绩。

2. 作业　完成实验报告,制定护理计划,总结学习体会。

(王小雪)

实训九　计划生育妇女的护理

【目的】

1. 掌握宫内节育器放置、取出术及人工流产术的术前准备、术中配合及术后护理,熟悉手术的注意事项。

2. 通过实践提高学生的动手能力及无菌技术水平。

【训前准备】

1. 用物准备

(1)宫内节育器放置、取出术手术包:窥阴器 1 个、消毒钳 2 把、宫颈钳 1 把、子宫探针 1 根、放置器 1 个或取环钩 1 个、宫颈扩张器(4~6 号)、弯盘及小药杯各 1 个、棉签 2 根、纱布及棉球若干、洞巾 1 块。节育器的消毒:金属宫内节育器可用煮沸或高压灭菌,或用 75% 乙醇浸泡 30min 消毒。塑料或混合型宫内节育器可在放置前用 75% 乙醇或 1‰苯扎溴铵(新洁尔灭)浸泡 30min,使用时需用无菌水冲洗。已消毒包装的节育器使用前注意检查有无破损或过期。

(2)人工流产手术包:窥阴器 1 个、消毒钳 1 把、宫颈钳 1 把、子宫探针 1 根、宫颈扩张器(4~9 号)、吸管(6~8 号)、小刮匙 1 把、有齿卵圆钳 1 把、橡皮管 1 根、弯盘及小药杯各 1 个、棉签 2 根、纱布及棉球若干、洞巾 1 块。另备负压吸引器、无菌手套、缩宫素,16~18 号导尿管 1 根。

(3)计划生育模型。

2. 操作人员准备　穿工作服,戴口罩、帽子;操作前洗手、戴无菌手套。

【方法与步骤】

1. 观看多媒体教学资料

2. 教师运用模型示教

(1)宫内节育器放置术

外阴部常规消毒铺巾,检查子宫大小、位置及附件情况;阴道窥器暴露宫颈后再次消毒,以宫颈钳夹持宫颈前唇;探测宫腔深度,宫颈管较紧者应以宫颈扩张器顺序扩至 5.5~6 号;用放置器将节育器推送入宫腔,其上缘必须抵达宫底部,带有尾丝者在距宫颈口 2cm 处剪断;观察无出血即可取出宫颈钳及阴道窥器。

(2)宫内节育器取出术

有尾丝者,用血管钳夹住后轻轻牵引取出。无尾丝者,先用子宫探针查清 IUD 位置,以长直血管钳放入宫颈管内夹住 IUD 纵杆牵引取出;多年前放置的金属单环,以取环钩钩住环下缘牵引取出,切忌粗暴用力。取器困难者可在 B 型超声监护下操作,也可暂予观察,下次月经后再取。

(3)手术流产

1)负压吸宫术:适用于孕 6~10 周以内者。①常规消毒检查后,用宫颈扩张器逐号扩张宫颈至比选用吸管大 0.5~1 号;②将橡皮管连接负压吸引器与吸管,调节负压至 400~500mmHg;③吸管进入宫腔,转动吸管吸取胚胎组织,直至宫腔缩小,宫壁变粗糙;④关闭负压,退出吸管;⑤复测宫腔深度,确定宫腔已缩小,取出宫颈钳;⑥消毒宫颈,退出窥阴器,术毕。

2)钳刮术:适用于妊娠 11~14 周者。①~④同负压吸宫术的①~④;⑤卵圆钳入宫腔夹破胎膜,羊水流出后,继续钳夹胎儿及胎盘组织,术中可辅助吸刮,至感觉宫腔缩小,宫壁粗糙规则,余步骤同负压吸宫术的⑤、⑥。

3. 学生分组训练　学生分组利用模型进行训练,要求边叙述边操作。教师巡回指导,矫正反馈。

【总结】

1. 实训结果检测　每组抽取 1~2 名学生模拟操作,其余学生进行评价,教师最后确认。

2. 作业　写出实践体会,完成实践报告。

（常　燕）

实训十　妇产科常用护理技术

【目的】

1. 学生能在模型上进行会阴擦洗/冲洗、阴道灌洗、会阴湿热敷、阴道及宫颈上药、坐浴的模拟操作。

2. 实践过程中能够体现团结协作精神及关心爱护病人的职业道德。

【训前准备】

1. 物品准备　妇科检查模型、相应的物品和药品(详见第 22 章)。

2. 操作人员准备　服装整齐,洗净双手、戴口罩、帽子。

【方法与步骤】

1. 观看多媒体教学资料

2. 教师示教　教师利用教学模型示教并讲解会阴擦洗/冲洗、阴道灌洗、会阴湿热敷、阴道及宫颈上药、坐浴等妇产科常用护理技术的操作方法、步骤(详见第 22 章)及注意事项。

3. 学生分组训练　学生分组利用模型进行妇产科常用护理技术的训练,要求边叙述边操作。教师巡回指导,矫正反馈。

【注意事项】

1. 态度认真严肃,注意用关心体贴的语气和病人交流。

2. 操作规范,程序正确,注意爱护实验设备。

3. 实践结束后,将所有物品归位,养成良好的工作习惯。

【总结】

1. 实践结果检测　每组随机抽取 1 人操作,由学生评价、教师确认,并将结果作为小组成绩。

2. 作业　完成实践报告,总结学习体会。

（张建红）

《妇产科护理》数字化辅助教学资料

一、网络教学资料

1. 网址 www.ecsponline.com/topic.php？topic_id＝29

2. 内容

（1）教学大纲及学时安排

（2）教学用 PPT 课件

二、手机版数字化辅助学习资料

1. 网址（二维码）

2. 内容

（1）知识点/考点标注

（2）练习题：每本教材一套，含问答题、填空题、选择题等多种形式

（3）模拟试卷

三、相关选择题答案

第1章　绪论

（略）

第2章　女性生殖系统解剖和生理

1. D　2. A　3. D　4. B　5. D　6. C　7. E　8. E　9. C　10. C　11. A　12. D　13. E
14. B　15. B　16. D　17. E

第3章　妊娠期妇女的护理

1. D　2. D　3. E　4. E　5. A　6. A　7. E　8. D　9. D　10. C　11. E　12. E　13. B
14. D　15. E　16. C　17. C　18. D　19. C　20. D　21. B　22. C　23. E　24. B　25. E　26. D
27. B　28. B　29. B　30. D　31. C　32. C　33. B　34. E　35. A　36. D　37. D　38. D
39. B　40. C　41. C　42. A　43. C　44. C　45. D　46. D　47. C

第4章　分娩期妇女的护理

1. A　2. D　3. A　4. A　5. C　6. B　7. B　8. A　9. B　10. D　11. B　12. B　13. E
14. D　15. C　16. B　17. B　18. A　19. B　20. D　21. C　22. A

第5章　产褥期妇女的护理

1. C　2. C　3. A　4. D　5. B　6. E　7. B　8. D　9. D　10. D　11. C　12. E　13. D
14. C

第6章　妊娠期并发症妇女的护理

1. B　2. A　3. D　4. D　5. E　6. D　7. E　8. D　9. E　10. A　11. E　12. D　13. D
14. C　15. C　16. E　17. E　18. D　19. A　20. B　21. C　22. B

第7章　妊娠合并症妇女的护理

1. E　2. C　3. B　4. B　5. C　6. D　7. E　8. C　9. A　10. C

第8章　异常分娩妇女的护理

1. D　2. C　3. C　4. D　5. B　6. E　7. A　8. A　9. B　10. D　11. B　12. E　13. E
14. B　15. C　16. A　17. B　18. E　19. E　20. B　21. A　22. B　23. E　24. C　25. C
26. C

第9章　分娩期并发症妇女的护理

1. C　2. D　3. B　4. E　5. C　6. B　7. A　8. A　9. B　10. B　11. D　12. A　13. B
14. D　15. D　16. C　17. E　18. A　19. D　20. B　21. D　22. D　23. E　24. D　25. A　26. A
27. E　28. E　29. D　30. D　31. C　32. D　33. E　34. A　35. C　36. E　37. C　38. E
39. D　40. C　41. D　42. B　43. A　44. D　45. D　46. C　47. C　48. E　49. C　50. D　51. C
52. A　53. E　54. A　55. C　56. E　57. D　58. A

第10章　异常产褥妇女的护理

1. B　2. B　3. D　4. D　5. D　6. B　7. D　8. B　9. A　10. A

第11章　胎儿窘迫和新生儿窒息的护理

1. C　2. C　3. D　4. E　5. D　6. A　7. A　8. D　9. A　10. A　11. B

第12章　产科手术妇女的护理

1. B　2. A　3. B　4. D　5. B　6. B　7. B　8. B　9. A　10. D

第13章　妇科病史与检查

1. D　2. D　3. D　4. B　5. A　6. A　7. D　8. A　9. B　10. C　11. B　12. C　13. E
14. E　15. C　16. A　17. E　18. B　19. B　20. C

第14章　女性生殖系统炎症患者的护理

1. A　2. E　3. A　4. E　5. A　6. D　7. A　8. D　9. D　10. D　11. B　12. D　13. A
14. C　15. A　16. A　17. C　18. A　19. D　20. B　21. A　22. C　23. B　24. E　25. D

第15章　女性生殖系统肿瘤患者的护理

1. D　2. B　3. D　4. D　5. C　6. B　7. E　8. D　9. A　10. E　11. E　12. C　13. D
14. B　15. D　16. B　17. A　18. E　19. D　20. B　21. E　22. D　23. A　24. E　25. E　26. B
27. E　28. D　29. C　30. B　31. A　32. C　33. C　34. B　35. D　36. C　37. D　38. C
39. C　40. C　41. D　42. D　43. D　44. B　45. C　46. C　47. C　48. C　49. D　50. B　51. E

第16章　妊娠滋养细胞疾病患者的护理

1. B　2. C　3. B　4. D　5. C　6. D　7. D　8. A　9. B　10. E　11. D　12. E　13. C
14. B　15. E　16. C　17. A

第17章　外阴、阴道手术患者的护理

1. E　2. C　3. B　4. C　5. A　6. D　7. C　8. A　9. C　10. D　11. B　12. D　13. A
14. B　15. D　16. C

第18章　月经失调患者的护理

1. C　2. E　3. C　4. D　5. E　6. C　7. B　8. B　9. D　10. A　11. D　12. E　13. D
14. B　15. A　16. B　17. D

第 19 章　妇科其他疾病患者的护理

1. D　2. C　3. B　4. B　5. E　6. B　7. C　8. E　9. D　10. D

第 20 章　计划生育妇女的护理

1. B　2. D　3. A　4. C　5. E　6. B　7. E　8. E　9. C　10. C　11. C　12. D　13. B

14. E　15. A　16. B　17. C　18. C　19. E

第 21 章　妇女保健

(略)

第 22 章　妇产科常用护理技术

1. B　2. B　3. E　4. A　5. D　6. C　7. E　8. E　9. C　10. C　11. D　12. D　13. C

14. E